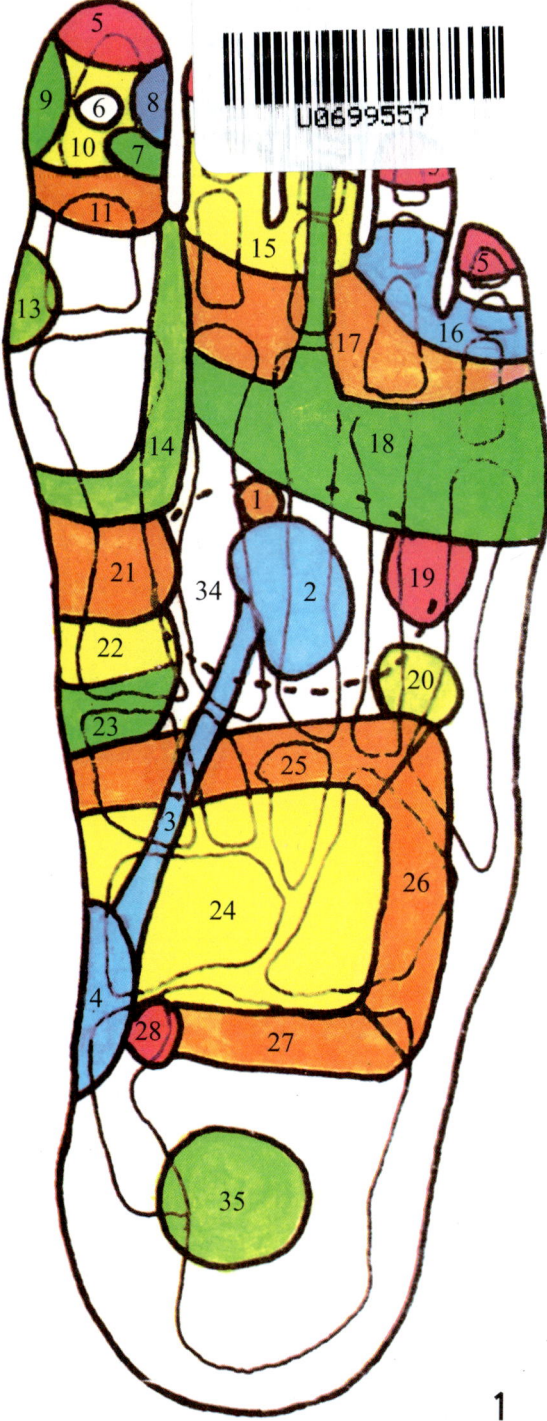

彩图1 左足足底功能分区

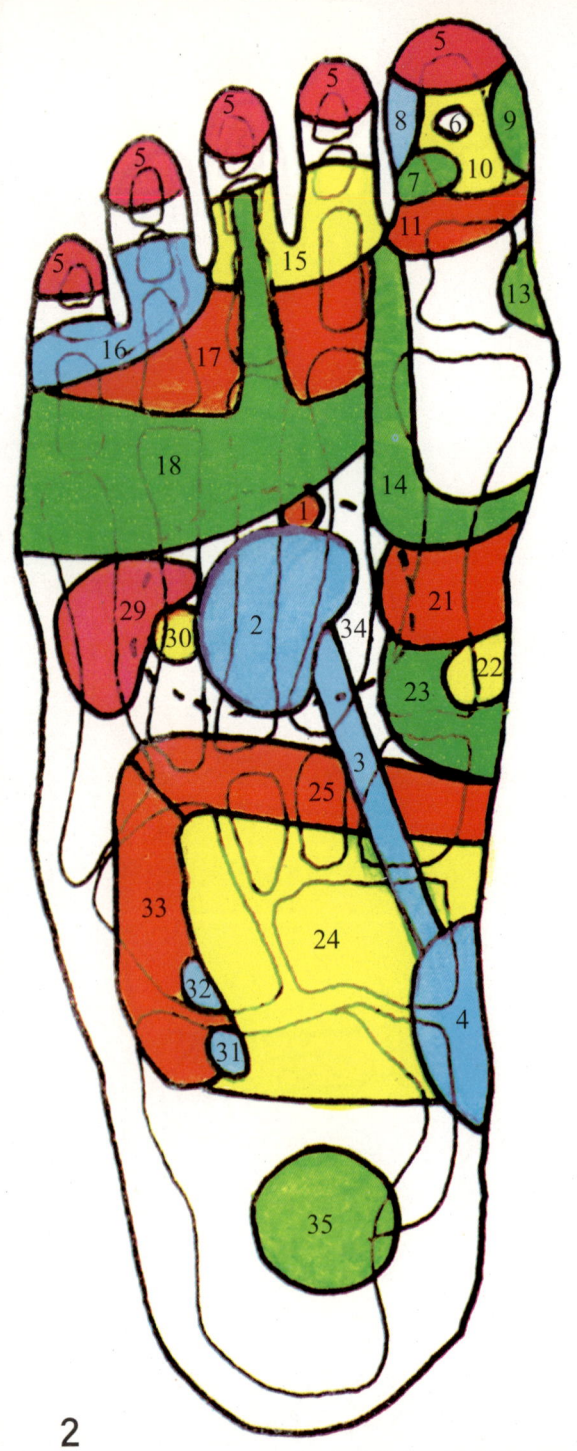

彩图2　右足足底功能分区

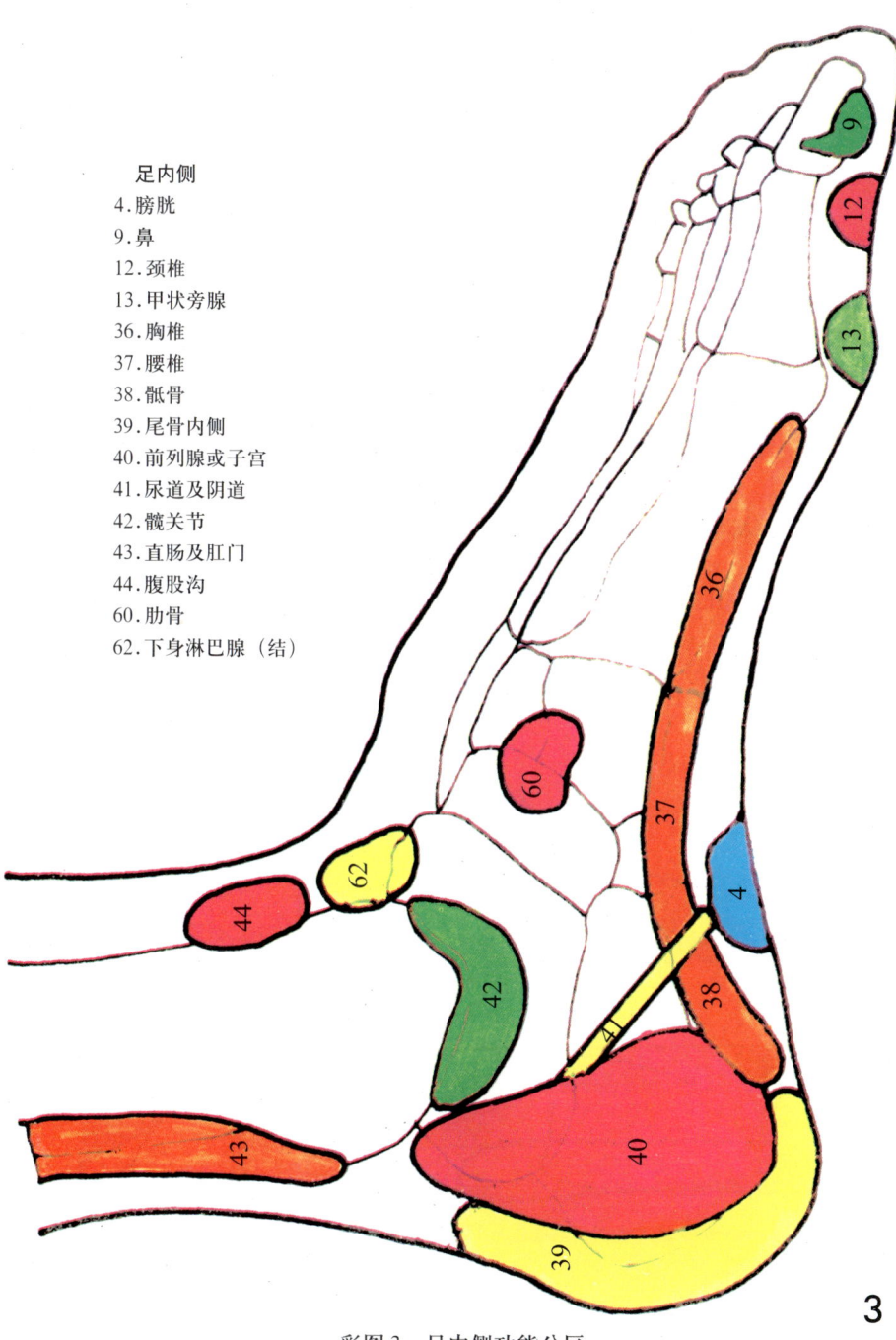

彩图3 足内侧功能分区

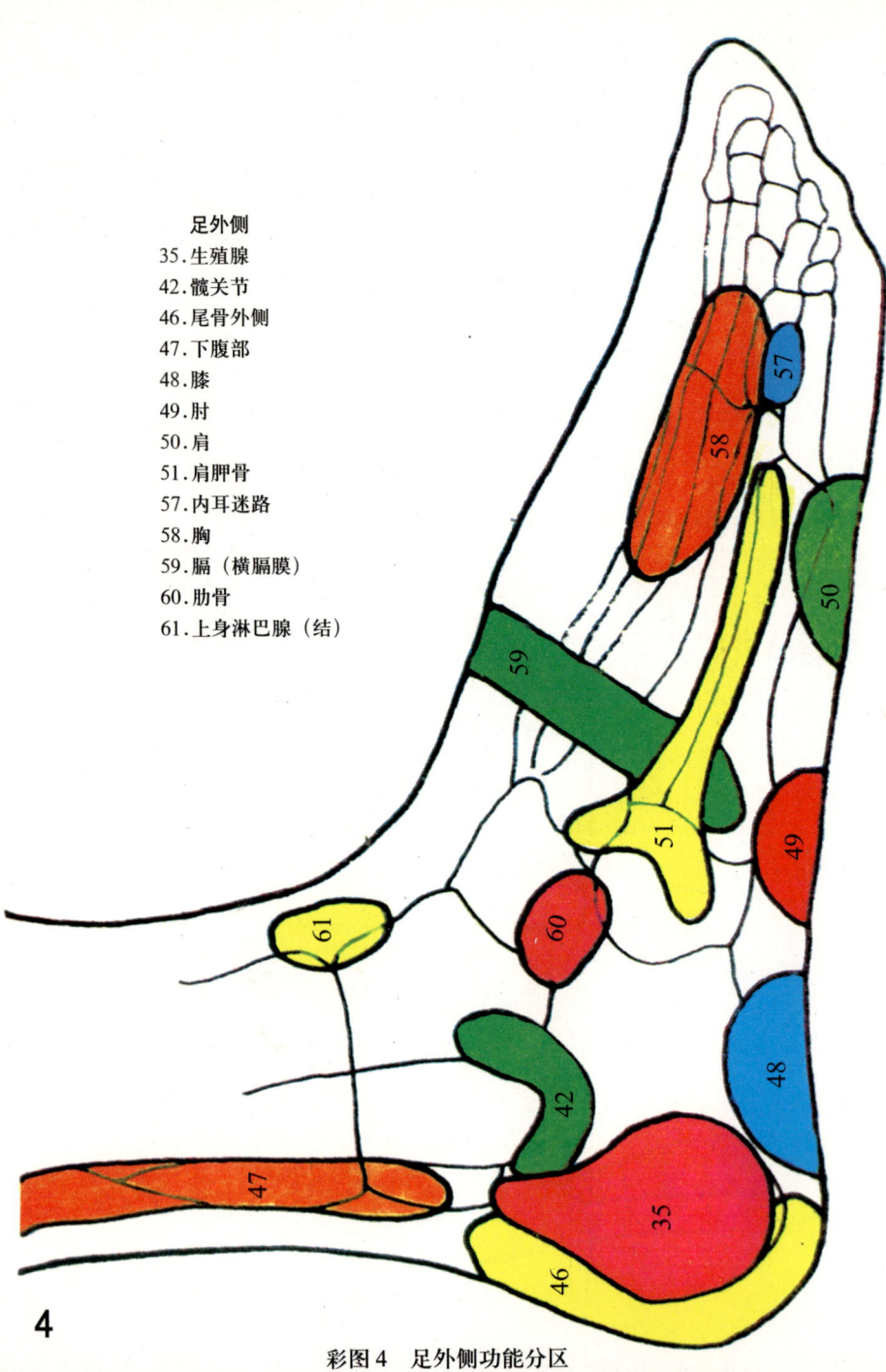

彩图4 足外侧功能分区

体验足疗魅力

主 编
陈东银
副主编
赵月华 唐 云 李晓毛
编著者
赵月华 唐 云 王艳芬 赵 骧
杨永平 李立保 李晓毛 陈东银
黎 英 王启辉 周利军 蒋家望
杨庆芬 陈虹屹

金盾出版社

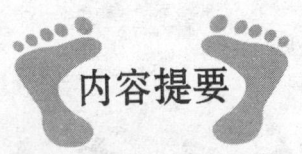

内容提要

本书简要介绍了足疗的基本知识，详细阐述了内科、外科、妇产科、五官科、小儿科等90多种常见疾病的足疗方法及保健知识，包括足浴、点穴、贴敷等。其内容丰富，方法简单实用，图文并茂，可操作性强，是城乡家庭较为理想的医疗保健书。

图书在版编目(CIP)数据

体验足疗魅力／陈东银主编．—北京：金盾出版社，2007.6
ISBN 978-7-5082-4510-2

Ⅰ.体… Ⅱ.陈… Ⅲ.足-按摩疗法(中医) Ⅳ.R244.1

中国版本图书馆 CIP 数据核字(2007)第 040869 号

金盾出版社出版、总发行
北京太平路5号(地铁万寿路站往南)
邮政编码：100036 电话：68214039 83219215
传真：68276683 网址：www.jdcbs.cn
彩色印刷：北京2207工厂
黑白印刷：北京四环科技印刷厂
装订：海波装订厂
各地新华书店经销
开本：850×1168 1/32 印张：9.125 彩页：4 字数：223千字
2009年5月第1版第2次印刷
印数：11001—21000册 定价：16.00元
(凡购买金盾出版社的图书，如有缺页、
倒页、脱页者，本社发行部负责调换)

前 言

足部疗法,历史悠久,是祖国医学的重要组成部分。足部疗法易学易懂,操作简便,应用范围广,安全可靠,疗效显著,在防病治病,保健强身中发挥着越来越大的作用,深受广大人民群众的喜爱,故长期在民间广泛流传。

足部与全身各个脏器息息相关,全身疾病都能在足部经络,足部的奇穴和足部反射区表现出来,因此足部是身体是否健康的晴雨表。同时,足疗通过作用于足部病理反射区,或经穴、奇穴等部位,可起到调节阴阳、气血,改善脏腑功能和扶正祛邪、疏通经络的作用,从而达到防病治疗的目的。为了满足城乡广大群众防病、保健的需要,笔者总结了多年的临床经验,查阅了大量国内外资料,编写了《体验足疗魅力》一书。

本书简要介绍了足疗的基本知识,系统介绍了足部的经络、奇穴、反射区(点)、按摩、足部检查与诊断方法,详细阐述了内科、外科、妇科、儿科、皮肤科、耳鼻喉科、口腔科等90多种常见病的足部疗法及保健知识,包括足浴的中药配方、点穴、贴敷、按摩等多种治疗方法和预防措施。其内容通俗易懂,方法实用,操作简便,文字简明扼要,插图准确,是城乡家庭较为理想的医疗保健书。

在编写的过程中参考了大量资料,由于篇幅有限不能一一列出,谨在此向有关作者表示感谢。

由于作者水平有限,书中一定存在许多不足之处,恳请广大读者批评指正。

编　者
2007 年 3 月

目录

第一章 足疗概述

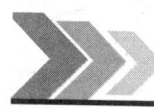

- 一、足部组织结构 ………… 2
- 二、足疗的作用原理 ………… 4
- 三、足部经络及常用穴位 …… 6
- 四、足部反射区、操作手法及适应证 ………… 19
- 五、足部检查与诊断方法 … 61
- 六、足疗的适应证与禁忌证 ………… 64
- 七、家庭足疗的优点与注意事项 ………… 65

第二章 足疗的常用方法

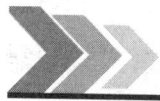

- 一、足部热水浴疗法 ……… 68
- 二、中药浴疗法 …………… 69
- 三、中药熏蒸疗法 ………… 70
- 四、足浴与药物贴敷法 …… 71
- 五、足部按摩基本手法 …… 71
- 六、足部按压与吮吸法 …… 84
- 七、足部刮痧法 …………… 85
- 八、足部磁片贴敷疗法 …… 87
- 九、足部常用西药治疗法 … 88

第三章 常见病足部治疗

一、内科常见病

感冒（伤风）	91	失眠	127
头痛	93	眩晕	128
外感咳嗽	95	神经官能症	130
内伤咳嗽	97	神经衰弱	132
支气管哮喘	99	肋间神经痛	134
冠心病	101	寒症	135
原发性高血压	103	糖尿病	137
高脂血症	106	肥胖症	140
低血压	108	再生障碍性贫血	142
病毒性心肌炎	109	肾小球肾炎	143
呃逆（膈肌痉挛）	111	肾盂肾炎	145
呕吐（急性胃炎）	113	尿路感染	147
胃脘痛（慢性胃炎）	115	前列腺增生	149
胃及十二指肠溃疡	117	尿失禁	151
泄泻（急、慢性肠炎）	120	尿潴留	152
胃肠道功能紊乱	122	痢疾	154
便秘	124	急、慢性肝炎	156

二、外科常见病

胆囊炎、胆石症	158	乳腺小叶增生	162
乳腺炎	160	网球肘	163

目录

肩关节周围炎 ……………… 165
落枕 ……………………… 166
颈椎病 …………………… 168
腰扭伤 …………………… 170
慢性腰痛 ………………… 171
腰椎间盘突出症 ………… 173
骨性关节炎 ……………… 175
类风湿关节炎 …………… 177

痛风性关节炎 …………… 179
坐骨神经痛 ……………… 180
脑血管意外后遗症 ……… 181
足跟痛 …………………… 183
静脉炎 …………………… 185
痔疮 ……………………… 186
丹毒 ……………………… 189

三、妇科常见病

月经不调 ………………… 190
痛经 ……………………… 193
闭经 ……………………… 195
带下病 …………………… 196
妊娠呕吐 ………………… 199
产后缺乳 ………………… 200

盆腔炎 …………………… 202
宫颈炎 …………………… 204
子宫脱垂 ………………… 205
经前期紧张综合征 ……… 208
更年期综合征 …………… 209
女性不孕症 ……………… 211

四、小儿科常见病

百日咳 …………………… 213
小儿哮喘 ………………… 215
小儿厌食症 ……………… 217
小儿腹泻 ………………… 219

小儿疳积 ………………… 220
小儿遗尿 ………………… 222
婴儿湿疹 ………………… 223

五、男性科常见病

遗精 ……………………… 225
早泄 ……………………… 226

阳痿 ………………… 227　男性不育症 …………… 229

六、皮肤科常见病

痤疮 ………………… 231　足癣 …………………… 239
荨麻疹 ……………… 232　脱发 …………………… 240
神经性皮炎 ………… 234　冻疮 …………………… 241
带状疱疹 …………… 236　手足皲裂 ……………… 242
皮肤瘙痒症 ………… 237

七、五官科常见病

鼻炎 ………………… 243　牙痛 …………………… 254
鼻窦炎 ……………… 245　眼疲劳 ………………… 256
过敏性鼻炎 ………… 247　面神经麻痹 …………… 257
咽炎 ………………… 249　三叉神经痛 …………… 259
急性扁桃体炎 ……… 251　耳鸣、耳聋 …………… 260
口腔溃疡 …………… 253

第四章　足部的保健

一、足(脚)的保健法 ……… 263　四、头部保健浴足按摩法
二、足部浸浴、按摩预防保　　　　………………………… 266
　　健 ……………………… 264　五、颈部保健浴足按摩法
三、自我浴足按摩全身保健　　　　………………………… 267
　　法 ……………………… 265

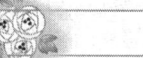

目录

六、胸部保健浴足按摩法
.... 267

七、腹部保健浴足按摩法
.... 268

八、背腰部保健浴足按摩
法................... 268

九、四肢保健浴足按摩法
.... 269

十、五官保健浴足按摩法
.... 270

十一、抗衰老浴足按摩保
健法................... 272

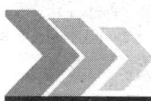 附录 开足疗店应具备的条件

第一章 足疗概述

足疗是在足部进行无损伤的各种良性刺激,而达到治病、防病和促进身体健康的方法称之足疗。足疗是我国民间传统疗法中的精华之一,也是按摩疗法的重要组成部分。早在几千年前的唐尧时代,就提倡用赤足舞蹈方法来治疗疾病。《吕氏春秋·古乐》上记载:"昔陶唐氏之始,阴多滞伏而湛积,水道壅塞,不行其源,民气郁阏而滞著,筋骨瑟缩不达,故作舞以宣导之。"因此,远在氏族社会时期,民间已开始运用足舞来治疗疾病,即为足疗之起源。

中医典籍对足疗的记载有三个方面,一是泡脚法,如《琐碎录·杂说》提到"足是人之底,一夜一之洗"。忆中提倡濯足养生法,认为春季濯足可升阳固脱,夏季濯足暑湿可去,秋季濯足可使肺肠濡,冬季濯足令丹田温灼等。二是足部按摩治病,《保龄要旨·袪病八法》中则强调足部按摩的重要性,并记述了足部按摩的具体方法,"平坐,以手握足趾,以一手擦足心赤肉,不计数目,以热为度……此云为涌泉穴,能除湿气,固真气"。三是足疗养生,《摩河止观》中记载有"意守足"的养生法;"常止心于中埏,能治一切病"。唐宋以后的《圣济总录·神仙导列》中有"以手板脚梢,闭气取太冲之气"的方法。宋代文学家苏东坡在擦涌泉穴时指出:"其致不甚觉,但积累至百余日,功用不可量……若信而行之,必有大益。"

足部按摩是我国传统医学的宝贵遗产,医学典籍中曾记载,"人之有脚,犹似树之有根,树枯根先竭,人老脚先衰"。因此,应用现代科学技术对传统医学研究发现,在脚上存在着与人体各脏腑器官相对应的反射区,而运用不同的手法按摩这些反射区,可以促进血液循环,增强内分泌系统,达到调节人体各部的功能,取得防病治病、自我保健的效果。足部按摩先后流传到日、英、美、法、德、奥、荷等西方国家,通过临床实践和理论研究,收到了很好的效果,并编著了《足反射疗法》一书,深受人们的欢迎与应用。

一、足部组织结构

1. 足部骨骼 足部按摩能否取效,找准穴位和反射区的位置是关键。为了能更好地掌握足部穴位和反射区的位置,有必要了解一下足部骨骼的分布情况。

正常人每只足由 26 块骨骼构成,包括跗骨、跖骨和趾骨三部分(图1)。其中跗骨 7 块,属于短骨,分为近侧与远侧两列。近侧

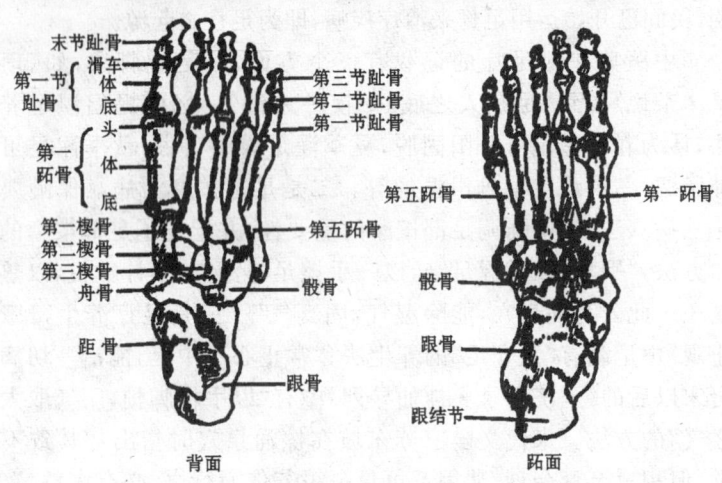

图 1 足部骨骼

列包括跟骨、距骨、舟骨;远侧由内至外依次为第一楔骨、第二楔骨、第三楔骨、骰骨。它们之间由关节韧带等相连接,以适应足部的屈伸转向等运动。跖骨共 5 块,是长骨,从内侧向外侧依次命名为第一至第五跖骨。跖骨分头、体、底三部分。跖骨底分别与骰骨相关联,第五跖骨基底的外侧部突向后,又称为第五跖骨粗隆;跖

第一章 足疗概述

骨头与相应的趾骨相关联;趾骨共14块,拇趾为2节,其余各趾均为3节;由近侧至远侧依次为第一节趾骨、第二节趾骨和第三节趾骨。拇趾骨粗壮,其余的趾骨细小,第五趾的第三节趾骨甚小,往往与第二节趾骨融合。

2. 足部肌肉 足部肌肉属于骨骼肌。每块肌肉均有一定形态、构造和血管供应,受躯体神经支配。若肌肉长期不活动,则逐渐萎缩或退化。

(1)足背肌:①趾短伸肌,由跟骨至第2~4趾,作用为伸第2~4趾。②拇短伸肌,由跟骨至拇趾,作用为伸拇趾。主要功能为足部足蹠屈作用。

(2)足底肌

内侧群:①拇展肌,由跗骨至拇趾,作用为外展拇趾。②拇短屈肌,由跗骨至拇趾,作用屈拇趾。③拇收肌,由跗骨至拇趾,作用为内收拇趾。

外侧群:①小趾展肌,由跗骨至小趾,作用为展小趾。②小趾短屈肌,由跗骨至小趾,作用为屈小趾。

中间群:①骨间跖侧肌,由第3~5跖骨至3~5趾骨,作用为内收第3~5趾。②骨间背侧肌,跖骨至第2~4趾骨,作用为外展第2~4趾。③蚓状肌,由趾长屈肌腱至第2~5趾,作用为展跖趾关节,伸趾间关节。④趾短屈肌,由跟骨结节至第2~5趾,作用为屈第2~5趾。⑤跖方肌,由跟结节至趾长屈肌腱,作用为屈节第2~5趾。主要功能为足部屈曲作用。

3. 足部神经 坐骨神经自骶部下降至腘窝上方分为胫神经与腓总神经,两支分别进入足部。

(1)胫神经从内踝后方进入足底后又分两终支:①足底内侧神经,经拇展肌深面至趾短屈肌内侧向前,分布于足底内侧肌群及皮肤。②足底外侧神经,经拇展肌及趾短屈肌深面至足底外侧向前,分布于足底肌中间群、外侧群及外侧皮肤。

(2)腓总神经分为腓浅神经与腓深神经二支下行入足：①腓浅神经踝关节前方下行至足背，分布于足背及第2～5趾背侧相对缘皮肤。②腓深神经经踝关节前方到达足背，分布于足背肌及第1～2趾背面相对缘皮肤。

4. 足部主要动、静脉血管 小腿的腘动脉分出胫后动脉及胫前动脉两支进入足部。胫后动脉又分为：①足底内侧动脉，较小，沿足底内侧前行。②足底外侧动脉，自足跟内侧斜行至第5跖骨底再弯向内侧，在第1跖骨底附近与足背动脉的足底深支吻合，称之足底动脉弓。

胫前动脉下行至踝关节前分为：①足背动脉，发出分支分布于足背和趾背，并发出足底深支参加足底动脉弓。足背动脉位置浅表，在足背凸起处或系鞋带处可触及搏动。②足底动脉弓，由足底外侧动脉和足背动脉的足底深支构成，位置在跖骨底附近，骨间肌的浅面。足弓的凸缘发出第1～4跖足底动脉，行于跖骨间，再各分为两条趾底动脉，分布于各趾的相对两侧。

足部的静脉均与相应的同名动脉伴行。分别为足部的深静脉、浅静脉、足背静脉网（弓），以及大隐静脉和小隐静脉等。

二、足疗的作用原理

足距离心脏较远，与大脑相对处于人体的最远端，人在站立时为最底层，支撑全身的重量维持身体的平衡和行走的任务，故足的血液循环不好，肤温低，所以古人又有"寒从脚下起"，"人老脚先衰"之说。由此可见，足上的异常反应是产生疾病和人体出现早衰的信号。

长期以来，人们一直在不懈地探索足疗的作用原理，至今仍不能作出圆满的解答。根据临床大量实践和研究，国内外大多数学者认为，足疗有促进循环作用，神经反射作用，经络传递作用和生物全息作用。

第一章 足疗概述

1. 循环作用 血液循环很重要,人体离开了血液循环就会失去生命,如人体中某一器官或组织部分失去血液滋养,则丧失活力。人体中不仅要有充足的血液供应,而且要保持周流不息的血液循环,生命才能维系,组织器官才有活力,人体才有良好的、协调一致的各种生理功能。循环的作用是供应机体所需的各种营养物质和氧气,排除二氧化碳及各种代谢废物。国内曾有学者作过研究,足部经按摩15分钟后,足趾、足底、小腿等血液流速较按摩前提高了1倍还多,温度较按摩前提高近10个百分点,较好地改善了人体的末梢血液循环。

2. 神经反射作用 根据前苏联的巴甫洛夫学说,认为人体中的一切器官和组织是受中枢神经系统的支配,才能发挥其功能,并保持其完整统一性。也就是说,人体的某组织、器官出现某些病理变化,这种病理变化刺激器官感受器,向中枢神经发出冲动,并在中枢神经形成异常兴奋灶,又不断发出冲动波,传至病变的器官,并产生消极效应活动,造成该组织或器官的病理变化,形成特殊的恶性循环,久之即反应在足部出现反射区。如这时在足部的反射区采用各种良性刺激,将这种刺激信息传送回神经中枢,刺激大于异常兴奋灶,从而阻断了病变传入冲动所致的恶性循环,使病变组织或器官逐渐缓解或痊愈。总之,足部的良性刺激,通过神经反射作用,可以抑制病理兴奋,中断因病理兴奋灶所致的恶性循环,使组织和器官功能逐渐恢复;还可以激发机体器官组织的潜能,使整个免疫系统得到加强,发挥自身的防病、治病和自我保健的作用。

3. 经络传递作用 中医认为,人体内存在着一个经络系统,此系统可以将人体脏腑、组织、器官联系成为一个有效的整体,并通过气血运行,使人体各部的功能得以协调与相对平衡。足部远离心脏和大脑,但通过经络的联系,与内在的组织、器官保持着密切的联系而构成一体。足部是经络循环最重要的区域之一。人体最重要的十二经脉中有六条经脉,即:足阳明胃经、足太阳膀胱经、足少阳胆经、足太阴脾经、足少阴肾经、足厥阴肝经循行于足部,奇经八脉中的阳维脉、阳跷脉终止于足部,而阴维脉、阴跷脉则起于足部。通过经络的传递,全身的信息都能聚集于足部。因此,双足成为全身各组织器官的缩影。

4. 生物全息学说　　全息生物学是我国著名生物学家张颖清教授创立的,是研究全息胚胎生命现象的科学,是生物学的一个重要分支,是构建足部反射区的重要科学理论依据。生物全息医学认为,任取人体某一局部,它都完整地排列着全身相关组织的反应点,是全身各器官的缩影。足部也如此,当双足并拢在一起时,人体脏器在足部的对应区,就像从后上方向下看到的一个屈腿盘坐并向前俯卧投影的人形。双足的拇趾相当于人体头颅部位,其中有大脑、小脑、脑垂体;五官则分布在足趾上;拇趾根部相当于人体颈项部;双侧足弓并在一起,相当于脊椎部位,从前向后依次为颈椎、胸椎、腰椎、骶骨、尾骨;足底(去趾)前部相当于胸腔,内有肺、心脏;足底中部相当于腹部,内有肝、胆、脾、胃、胰、胃等脏器;足底后部相当于下腹部,内有大肠、小肠、膀胱、生殖器官等;双足的外侧自前向后则是肩、肘、膝的对应区域等(见图2);足的内侧相当于头部和脊椎(见图3)。当人体某一器官有了疾病,在足(脚)上的某一反射区就有异常反应,如压痛感、水疱、颗粒、小硬块或条索状结节等,可提示对应的脏器或组织有了疾病。因此,在足部对应区上进行按摩、中药泡足或药物贴敷等良性刺激,可以调节和改善相关脏腑器官的功能活动,从而促进疾病痊愈,增强体质,预防疾病,并有自我保健,健美抗衰等功效。

三、足部经络及常用穴位

1. 足部经穴　　足部有十二经络中的足阳明胃经、足太阳膀胱经、足少阳胆经、足太阴脾经、足厥阴肝经、足少阴肾经循行。足三

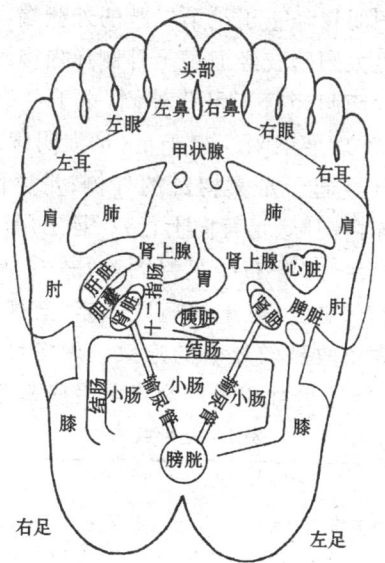

图 2 足部反射区排列规律

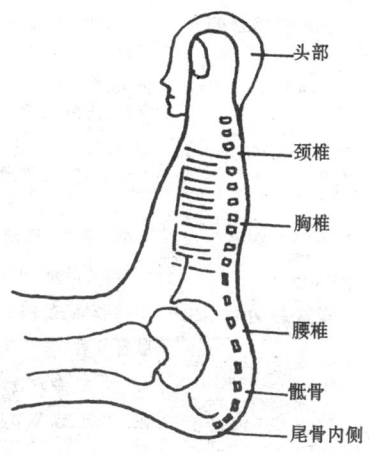

图 3 足的内侧相当于头部和脊椎

阳经止于足(足阳明胃经止于足第二趾的外侧端,其支脉进入足大拇趾和第三趾;足太阳膀胱经通过足外侧赤白肉际,止于足小趾外侧趾甲角旁;足少阳胆经行于足背外侧,止于足第四趾外侧端,其支脉斜入足大拇趾);足三阴经起于足(足太阴脾经起于足大拇趾的内侧;足厥阴肝经起于足大拇趾的外侧;足少阴肾经起于足底部,并沿足内侧赤白肉际、足背向上行)。足三阳、足三阴经的五腧穴、原穴、八脉交会穴多分布于足,(图4①～⑥)。这些腧穴可用于治疗头、面、五官、脏腑、躯干的病证,或对全身的某些功能状态起到调整作用,并可收到较显著的疗效。现将足部按摩常用经穴介绍于下(表1)(骨度分寸以外踝高点至足底为3.0寸)。

表1 足部经穴

经络	穴名	部位	主治
足阳明胃经	解溪	足踝关节面横纹中央	头痛、眩晕、癫狂、腹胀、便秘、下肢萎缩、水肿、肾炎
	冲阳	足背部,第二、三跖骨之间,足背之最高或足动脉波动。解溪穴下1.5寸	头痛、口眼歪斜、牙痛、癫狂、癫痫、胃痛、厌食、足痿无力、足背肿痛
	陷谷	足背部,第二、三跖骨结合部前方凹陷处	面浮身肿、目赤肿痛、肠鸣腹痛、足背肿痛
	内庭	足背第二、三趾间跖趾关节前的缝纹端	牙痛、咽喉肿痛、口歪、鼻出血、胃痛、腹胀、泄泻、痢疾、便秘、足背肿痛
	厉兑	足第二趾外侧,趾甲根角旁0.1寸处	面肿、口歪、牙痛、鼻出血、咽喉肿痛、失眠多梦、癫痫、癫狂、鼻流黄涕
足太阳膀胱经	昆仑	外踝尖与跟腱水平连线的中点凹陷中	头痛、项强、目眩、鼻出血、癫狂、难产、脚跟肿痛、肩背拘急、腰痛
	仆参	昆仑穴直下,跟骨外侧面赤白肉际处	下肢萎缩、足跟痛、癫痫、癫狂、脚气、膝部红肿、踝关节及其周围软组织疼痛
	申脉	外踝正下方凹陷中	头痛、眩晕、癫痫、腰腿酸痛、目赤痛、失眠、中风、踝关节损伤
	金门	在申脉前下方,骰骨外侧凹陷中	头痛、癫痫、小儿惊风、牙痛、耳聋、耳鸣、腰痛、下肢缩痹、痹痛、外踝痛

第一章 足疗概述

续 表

经络	穴名	部位	主治
足太阳膀胱经	京骨	足外侧缘,第五跖骨粗隆下方赤白肉际处	头痛、项强、目翳、癫痫、腰腿痛、鼻出血、膝痛脚挛、半身不遂
	束骨	足外侧,第五跖趾关节后上方凹陷中	头痛、项强、目眩、癫狂、腰腿痛、耳聋、目疾
	通谷	足外侧,第五跖趾关节前下方凹陷处	头痛、项强、目眩、鼻出血、癫狂
	至阴	足小趾外侧,趾甲根角旁0.1寸	头痛、目痛、鼻塞、鼻出血
足少阳胆经	丘墟	外踝前下方,趾长伸肌腱的外侧凹陷中	胸胁胀痛、痹痛、疟疾、偏头痛、颈项痛、中风偏瘫、疝气、目赤肿痛
	足临泣	在足背外侧,第四、五跖骨结合部前方凹陷处,小趾伸肌腱的外侧	目赤肿痛、胸胁疼痛、月经不调、遗尿、乳痈、瘰疬、疟疾、足跗疼痛、中风偏瘫、耳聋、头痛
	地五会	足背前部,第四、五跖骨间,小趾伸肌腱的内侧缘	头痛、目赤、耳鸣、耳聋、胁痛、乳痈、内伤呕血、足背肿痛、瘰疬
	侠溪	足背第四、五趾间的缝纹端	头痛、目眩、耳鸣、耳聋、目赤肿痛、胁肋疼痛、乳痈、疟疾、足跗肿痛
	足窍阴	足第四趾外侧,趾甲根角旁0.1寸处	偏头痛、目眩、目赤肿痛、耳聋、耳鸣、咽喉肿痛、失眠、胁痛、呃逆、月经不调
足太阴脾经	隐白	足拇趾内侧趾甲根角旁0.1寸处	腹胀、便血、尿血、月经过多、癫狂、失眠多梦、惊风、急性肠炎、出血
	大都	足拇趾内侧,第一趾关节前缘赤白肉际处	腹胀、胃痛、呕吐、泄泻、便秘、手足厥冷
	太白	第一跖骨小头后缘赤白肉际处	胃痛、腹胀、呕吐、肠鸣、泄泻、便秘、痔瘘、脚气、胸胁胀满、骨节酸痛
	公孙	第一跖骨底的前缘赤白肉际处	胃痛、呕吐、腹痛、泄泻、痢疾、癫痫
	商丘	内踝前下方凹陷处,舟骨结节与内踝高点连线之中点	腹胀、肠鸣、泄泻、便秘、黄疸、足踝痛、消化不良、小儿抽搐、癫痫

续表

经络	穴名	部　位	主治
足厥阴肝经	大敦	足拇趾处外侧,趾甲根角旁0.1寸	疝气、遗尿、闭经、崩漏、阴挺、癫痫、淋证、阴部肿痛
	行间	足背第一、二趾间,跖趾关节前的缝纹端凹陷处	头痛、目眩、目赤肿痛、夜盲、口㖞、胁痛、疝气、小便不利、崩漏、癫痫、月经不调、痛经、带下、中风、遗尿、失眠
	太冲	足背第一、二跖骨结合部前的凹陷处	头痛、眩晕、目赤肿痛、口㖞、胁痛、腹胀、遗尿、疝气、崩漏、月经不调、癫痫、小儿惊风、痹痛、癃闭、黄疸、嗝逆
	中封	内踝前1寸,胫骨前肌腱内侧缘凹陷处	疝气、遗精、小便不利、腹痛、黄疸
足少阴肾经	涌泉	足底中线的前、中1/3交点处	头痛、头昏、失眠、目眩、咽喉肿痛、失音、便秘、小便不利、小儿惊风、癫狂、昏厥、中风、中暑、不孕
	然谷	内踝前下方,舟骨粗隆下缘凹陷处	月经不调、带下、遗精、消渴、泄泻、咯血、咽喉肿痛、小便不利、小儿脐风、口噤、阴挺、胸胁胀痛、黄疸、下肢萎缩、痹痛
	太溪	内踝尖与跟腱水平连线的中点	月经不调、遗精、阳痿、小便频数、便秘、消渴、咯血、气喘、咽喉肿痛、失眠、腰痛、耳聋、耳鸣、肾炎
	大钟	太溪穴直下0.5寸,跟腱附着部前缘凹陷处	癃闭、遗尿、小便不利、便秘、咯血、气喘、痴呆、足跟痛、月经不调
	水泉	太溪穴直下1寸,跟骨结节上方凹陷处	月经不调、痛经、闭经、阴挺、小便不利、目昏花、腹痛
	照海	内踝正下缘之凹陷处	月经不调、带下、阴挺、小便频数、癃闭、便秘、咽喉干痛、癫痫、失眠

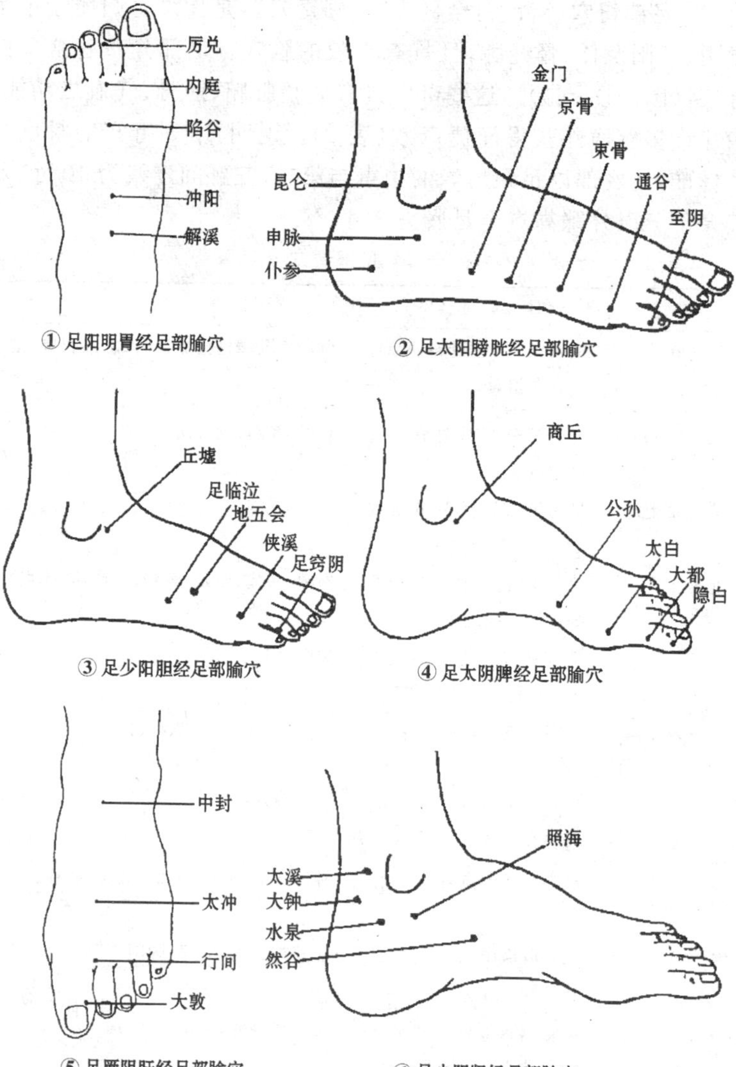

第一章 足疗概述

① 足阳明胃经足部腧穴

② 足太阳膀胱经足部腧穴

③ 足少阳胆经足部腧穴

④ 足太阴脾经足部腧穴

⑤ 足厥阴肝经足部腧穴

⑥ 足少阴肾经足部腧穴

图4 足三阳、足三阴足部腧穴

2. 足部奇穴 奇穴,全称为"经外奇穴",是指没有归属于手足三阴、三阳及任、督经脉,且具有奇效的腧穴。足部分布着众多的奇穴,(图5①~⑩)。这些奇穴具有调整脏腑、筋骨、气血之功能,治疗许多疾病并获得简捷奇效(表2)。说明:下列奇穴的骨底分寸标准,足底部以足跟后缘的中点与第二、三趾间连线为10寸,足其余部分以外踝高点至足底为3寸。

表 2 足部奇穴

穴 名	部 位	主 治
里内庭	足底第二、三趾缝间,与内庭穴相对处	小儿惊风、癫痫、足趾痛、急性胃痛、恶心
泉生足	足底第三跖趾关节横纹之中点	心悸、气喘、冠心病
第二泉生足	足底第二跖趾关节横纹之中点	心悸、气喘
足心	足底中线,第二趾尖至足跟后缘连线之中点	崩漏、头痛、眩晕、癫痫、足底痛、休克
失眠	足底跟部,足底中线与内、外踝连线相交处	失眠、脚底疼痛
1号穴	足底后缘中点上1寸	感冒、头痛、上颌窦炎、鼻炎
2号穴	足底后缘中点直上3寸,内旁开1寸	三叉神经痛
3号穴	足底后缘中点直上3寸	神经衰弱、癔症、失眠、低血压、昏迷
4号穴	足底后缘中点直上3寸,外旁开1寸	肋间神经痛、胸痛、胸闷
5号穴	足底后缘中点直上4寸,外旁开1.5寸	坐骨神经痛、阑尾炎、胸痛
6号穴	足底后缘中点直上5寸,内旁开1寸	痢疾、腹泻、十二指肠溃疡

第一章 足疗概述

续表

穴 名	部 位	主 治
7号穴	足底后缘中点直上5寸	哮喘、大脑发育不全
8号穴	7号穴外旁开1寸	神经衰弱、癫痫、神经官能症
9号穴	足拇趾与第二趾间后4寸	痢疾、腹泻、子宫炎
10号穴	涌泉穴内旁开1寸	慢性胃肠炎、胃痉挛
11号穴	涌泉穴外旁开2寸	肩痛、荨麻疹
12号穴	足拇趾、第二趾间后1寸	牙痛
13号穴	足底小趾横纹中点后1寸	牙痛
14号穴	足底小趾横纹中点	尿频、遗尿
再生	3号穴下0.5寸	脑部恶性肿瘤、鼻出血、鼻塞
目区	2号穴上0.5寸	目赤肿痛
头区	3号穴上0.5寸	头痛、失眠
耳区	4号穴上0.5寸	缓解紧张、疼痛
大肠区	6号穴下0.5寸,即目区点上1寸	腹痛、泄泻、阑尾炎、急性胃痛
胃区	大肠区点外旁开1寸	癫狂、急性胃痛、腹痛、泄泻、阑尾炎、牙痛、骨槽风
小肠区	胃区点外旁开1寸	腹痛、泄泻、阑尾炎、癃闭
脾区	大肠区点上1寸	疝痛、睾丸炎、小儿惊风、中风不语、急性胃痛、遗精
心包区	胃区上1寸	癫狂、失眠
三焦区	小肠区点上1寸	咳嗽、胸痛、癃闭、耳鸣
肺区	脾区点上1寸	咳嗽、胸痛
心区	心包区点上1寸	高血压、癫狂、高热昏迷、中风不语、遗精、失眠

续 表

穴 名	部 位	主 治
平痛	11号穴内旁开1寸	腰痛、急慢性胃肠炎、痛经
膀胱区	11号穴下0.5寸	癃闭、鼻出血、鼻塞、耳鸣
肝区	肺区点上1寸	疝痛、睾丸炎、高血压、癫狂、高热昏迷、小儿惊风、中风不语、遗精、头痛、目赤肿痛
肾区	肝区外旁开1寸	疝痛、睾丸炎、高血压、高热昏迷、小儿惊风、中风不语、咳嗽、胁痛、癃闭、遗精、牙痛、骨槽风、头痛、目赤肿痛
胆区	11号穴上0.5寸	高血压、高热昏迷、小儿惊风、咳嗽、胁痛、耳鸣
炉底三针	足底侧,由外踝高点与跟腱之间中点引线与足底正中线之交点前1.5寸有1穴,此穴左右旁开0.5寸各1穴,共3穴	高热、头痛、耳鸣、胃痛、便秘、胁痛、肠炎、痢疾、腹水、水肿、乳痈、瘫痪
癌根1	足底部第一跗跖关节向内过赤白肉际1横指,屈拇肌腱外侧	食管癌、胃癌、肝癌、淋巴转移癌、慢性粒细胞性白血病
癌根2	足底部跖趾关节(拇趾下)向后、向内过赤白肉际各1横指处	食管癌、直肠癌、宫颈癌、淋巴转移癌
癌根3	距足跟后缘4寸,足底正中线内侧旁开1.5寸处	肝癌、鼻咽癌、乳腺癌
泉跟	足底第二趾尖端至足跟中点连线中点后1.5寸	精神病、癔症、心肌肥厚、下肢痉挛
泉中	泉跟沿足第二趾尖至足跟中点连线上1寸	癔症、精神病、下肢痉挛、心肌肥厚

第一章 足疗概述

续表

穴 名	部 位	主 治
泉顶	足底第二趾尖端至足跟中点连线前 2/5 点再向前 1 寸	癔症、精神病、下肢痉挛、心肌肥厚
足后四白	足底正中线与外踝高点至跟腱之间中点引垂线的交点	脱肛、遗尿、头痛、小儿惊厥、偏瘫、脑脊髓膜炎、小儿吐乳
内外曲泉	足后四白穴沿正中线上 3 寸处划 1 横线,线与内侧缘交点为内曲泉,线与外侧缘交点为外曲泉	足内外翻、下肢瘫痪
女膝	足跟后正中线赤白肉际处	惊悸、癫狂、牙槽风、鼻出血、鼻塞
内踝尖	内踝骨尖上	下牙痛、足踝痛、小儿不语
外踝尖	外踝尖上	足趾拘挛、牙痛、小儿重舌、脚气
八风	足背五趾各趾间的缝纹端	足跗肿痛、月经不调、头痛、牙痛、疟疾、毒蛇咬伤
第二大敦	足拇趾趾甲下边中央	眩晕、耳鸣
第二厉兑	足第二趾趾甲底边中央,距足趾根 1 厘米	恶心、呕吐、胃炎、胃下垂、肥胖
第三厉兑	足第三趾趾甲底边中央,距足趾根 1 厘米	胃酸过多、消化不良、胃痛
内至阴	足小趾内侧,趾甲根角内侧旁开 0.1 寸,与至阴穴相对	小儿惊风、晕厥、脏躁
气端	足十趾尖端	中风急救、足趾麻木、脚背红肿、脚气
降压	足拇趾外侧大敦穴与太冲穴连线中点	高血压

续表

穴　名	部　位	主　治
趾平	跖趾关节背侧中点,左右共10穴	小儿麻痹后遗症、截瘫
15号穴	踝关节前横纹中点下0.5寸两旁凹陷中,为双穴	腰腿痛、腓肠肌挛急
16号穴	足内侧舟骨突起上凹陷中	高血压、腮腺炎、急性扁桃体炎
17号穴	踝关节前横纹中点下2.5寸	心绞痛、哮喘、感冒
18号穴	足背第一跖骨头内前凹陷中	胸痛、胸闷、急性腰扭伤
19号穴	足背第二、三趾间后3寸	头痛、中耳炎、急慢性胃肠炎、胃溃疡、十二指肠溃疡
20号穴	足背第三、四趾间后2寸	落枕
21号穴	足背第四、五趾间后0.5寸	坐骨神经痛、腮腺炎、扁桃体炎
22号穴	足背第一、二趾间后1寸	急性扁桃体炎、流行性腮腺炎、高血压
23号穴	足拇长伸肌腱内侧跖趾关节处	急性扁桃体炎、流行性腮腺炎、高血压、湿疹、荨麻疹
24号穴	足第二趾近端趾间关节内侧赤白肉际处	头痛、中耳炎
25号穴	足第三趾近端趾间关节内侧赤白肉际处	头痛
26号穴	足第四趾近端趾间关节内侧赤白肉际处	头痛、低血压
27号穴	太白与公孙穴连线中点	癫痫、癔症、腹痛
28号穴	足内侧舟骨粗隆下后凹陷中	痛经、功能性子宫出血、附件炎

续 表

穴 名	部 位	主 治
29号穴	内踝正中直下2寸处	功能性子宫出血、痛经、月经不调、支气管炎、哮喘
30号穴	足外踝后上方1.5寸	坐骨神经痛、腰痛、头痛
第二仆参	仆参穴前0.5寸	牙痛
重肾	足内踝前缘前0.5寸直下,足胫侧下缘向足底移行部	小儿腹股沟疝
截根	足内侧舟骨粗隆下方凹陷直下0.5寸处	喉癌、鼻咽癌、食管癌、胃癌、乳腺癌、子宫癌、肝癌、直肠癌、肺癌
松弛	足背第二、三跖骨小头之后缘凹陷稍近内侧处	阑尾切除术中腹肌紧张与疼痛
旁谷	足背第三、四跖骨间前1/2段的中点处	小儿麻痹后遗症
清头Ⅰ	足第二趾背侧内缘,远端趾间关节处	头痛、感冒、神经衰弱、癔症、急性中耳炎、下颌淋巴结炎
清头Ⅱ	足第三趾背侧内缘,远端趾间关节处	头痛、低血压
清头Ⅲ	足第四趾背侧内缘,远端趾间关节处	头痛、神经衰弱
足中部	足第三趾趾腹顶端	癫痫、心力衰竭、头痛
夜静	足小趾远端趾节横纹外侧端处	遗尿、夜盲、眼睛肿胀
跟平	内外踝连线中点跟腱上	小儿麻痹后遗症、足下垂
龟头	足拇趾尖部	阳痿、性冷淡

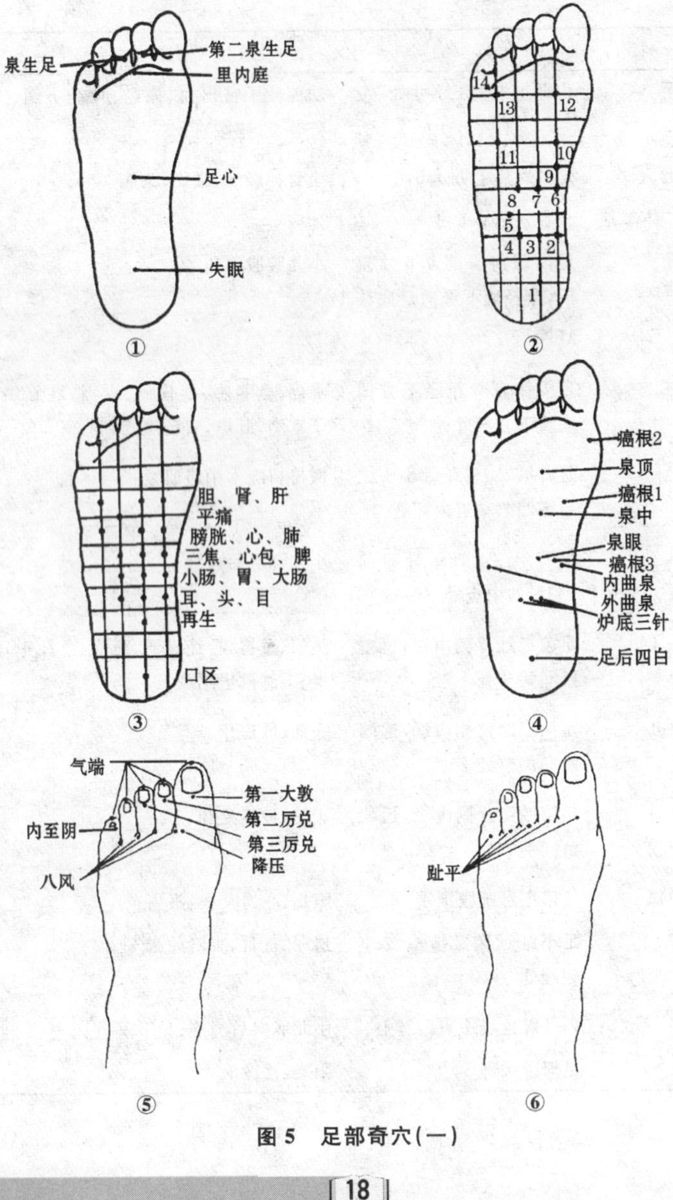
泉生足
第二泉生足
里内庭
足心
失眠
①
14
13
12
11
10
9
8
7
6
5
4
3
2
1
②
胆、肾、肝
平痛
膀胱、心、肺
三焦、心包、脾
小肠、胃、大肠
耳、头、目
再生
口区
③
癌根2
泉顶
癌根1
泉中
泉眼
癌根3
内曲泉
外曲泉
炉底三针
足后四白
④
气端
第一大敦
第二厉兑
内至阴
第三厉兑
降压
八风
⑤
趾平
⑥

图 5　足部奇穴(一)

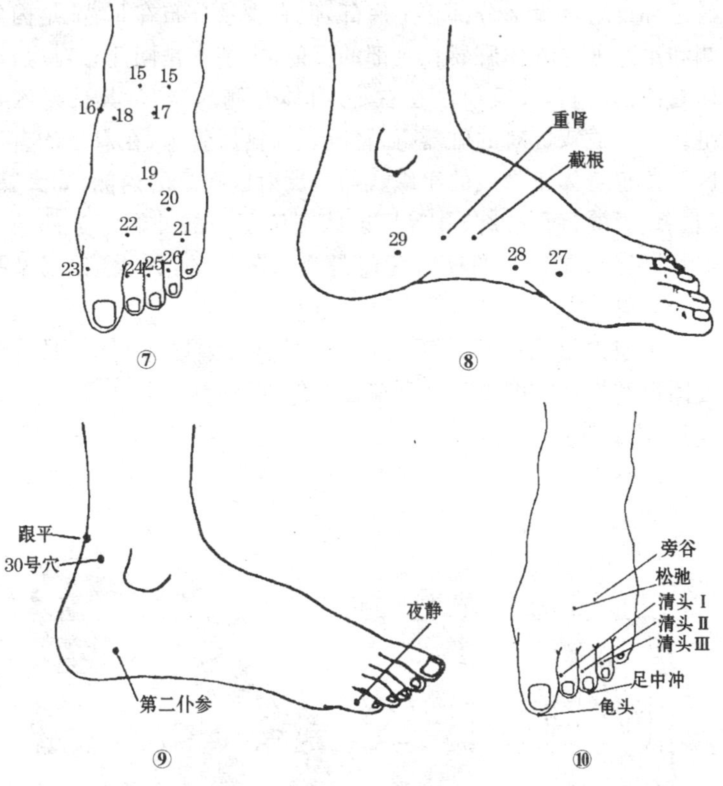

⑦ ⑧

⑨ ⑩

足部奇穴（二）

四、足部反射区、操作手法及适应证

人体的脏腑和各个器官，在足部都有各自对应的反射区，而且两者之间存在着一种神奇而又不可分割的内在联系。当某个器官或脏腑发生病变时，则相应的反射区会发生或轻或重的压痛现象。如果对此反射区进行按摩，能够通过经络使该反射区相应器官的气血运行得到改善，从而治愈疾病。

足部反射区大部分都在足底部,但有少量分布在足背、足内外两侧和足趾处。人体脏器在足部的反射区,基本是同侧相对应,即身体右侧的器官,其反射区在右足;身体左侧的器官,其反射区在左足。体内成双成对的脏器,如肾脏、肺、输尿管等,在双足均有反射区。位于身体正中线的组织、器官,反射区在足的内侧,如大脑、小脑、鼻、胃等;而肝、脾、耳等反射区则位于足的外侧。头部的一些器官、组织,在足部的反射区却是交叉分布的,如大脑、三叉神经、眼、耳等。

为了使大家能更好了解和掌握足部各反射区,现将其具体的位置图形和操作按摩方法及适应证介绍如下:

1. 肾上腺

(1)反射区位置:位于双足足掌第一跖骨与跖趾关节所形成的"人"字形交叉点稍内侧(图6)。

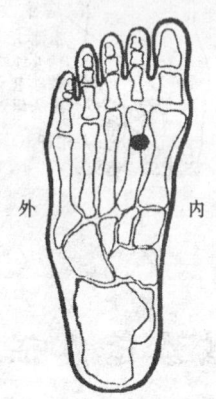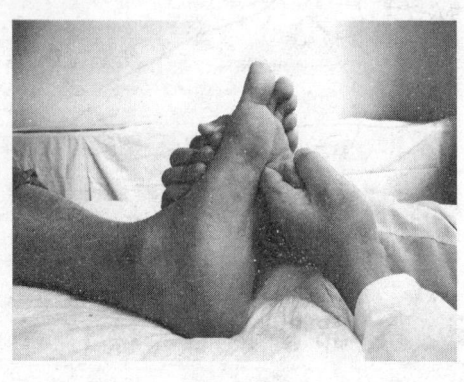

图6　肾上腺反射区及按摩手法

(2)操作手法:以一手持足,另一手半握拳,食指弯曲,以食指第一指间关节顶点施力,定点向深部按压3～4次(图6)。

(3)适应证:心律不齐、昏厥、休克、高血压、低血压、下肢无力、腰膝酸软、阳痿、早泄、遗精、炎症、过敏、哮喘、风湿症、关节炎、肾上腺皮质功能不全等。

2. 肾

(1)反射区位置:位于双足足掌第一跖骨与跖趾关节所形成的"人"字形交叉后方中央陷凹处(图7)。

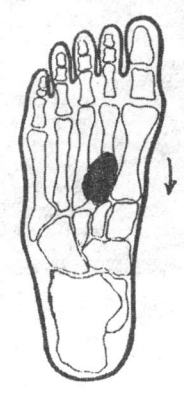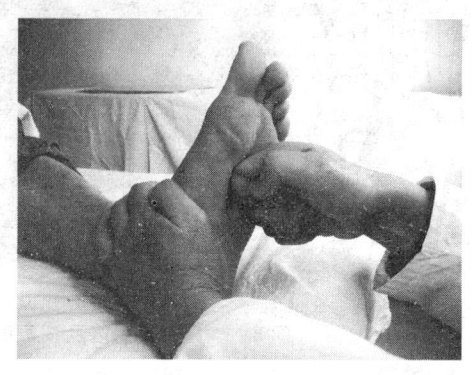

图7 肾反射区及按摩手法

(2)操作手法:以一手持足,另一手半握拳,食指弯曲,以食指第一指间关节顶点施力,由足趾向足跟方向按摩4~6次(图7)。

(3)适应证:各种肾脏疾病,如急慢性肾炎、肾功能不全、肾结石、游走肾、肾脏肿瘤及尿毒症、水肿、风湿症、关节炎、泌尿系感染、高血压、前列腺肥大、遗精、阳痿、不孕症、头痛等。

3. 输尿管

(1)反射区位置:位于双足足掌自肾脏反射区至膀胱反射区之间,呈弧线状的一个区域(图8)。

(2)操作手法:以一手持足,另一手半握拳,食指弯曲,以食指第一指间关节顶点施力,由肾反射区向膀胱反射区按摩4~6次(图8)。

(3)适应证:输尿管结石、炎症,输尿管狭窄,排尿困难,泌尿系统感染,风湿热,高血压病,动脉硬化,各种药物、乙醇、食物中毒,关节炎等。

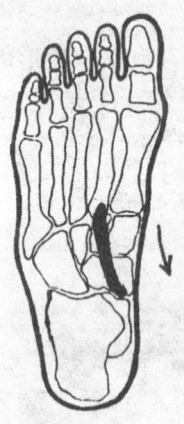 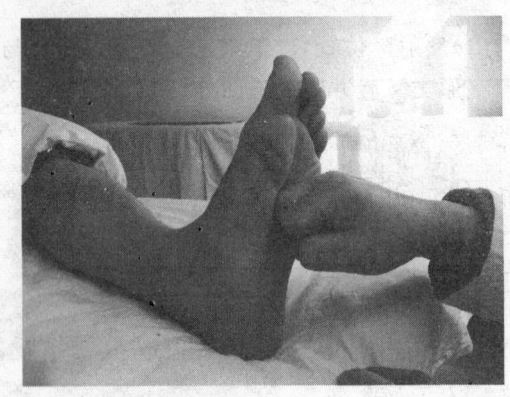

图8 输尿管反射区及按摩手法

4. 膀胱

(1)反射区位置:位于内踝前下方双足足掌内侧舟骨下方,拇展肌侧旁(图9)。

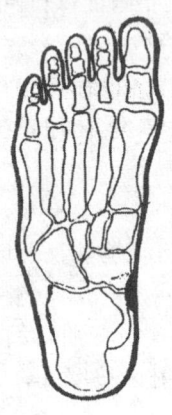 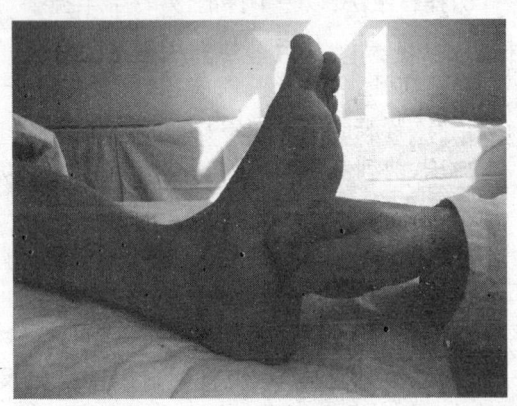

图9 膀胱反射区及按摩手法

第一章 足疗概述

(2)操作手法:以一手持足,另一手半握拳,食指弯曲,以食指第一指间关节顶点施力,定点按压3～6次(图9)。

(3)适应证:肾、输尿管及膀胱结石,膀胱炎,尿潴留,遗尿,高血压病,动脉硬化,食物、药物中毒等。

5. 额窦

(1)反射区位置:每一个足趾的趾端。右边额窦在左足,左边额窦在左足(图10)。

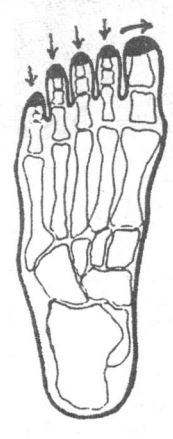
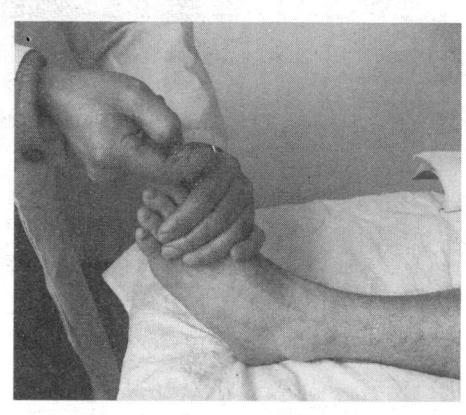

图10 额窦反射区及按摩手法

(2)操作手法:以一手持足,另一手半握拳,食指弯曲,以食指第一指间关节顶点施力。拇趾:自外侧向内侧按摩3～4次。其他趾头:从趾端向趾根方向按摩各3～4次(图10)。

(3)适应证:脑血管意外(中风)、脑震荡后遗症、鼻窦炎、头痛、头晕、失眠、发热,以及眼、耳、鼻、口腔等疾病。

6. 脑垂体

(1)反射区位置:位于双足拇趾趾腹中央部位(图11)。

(2)操作手法:以一手持足,另一手半握拳,食指弯曲,以食指

第一指间关节顶点施力,定点深入按压3~4次(图11)。

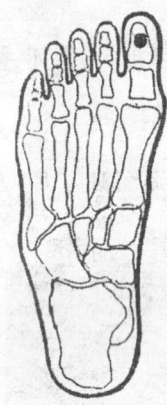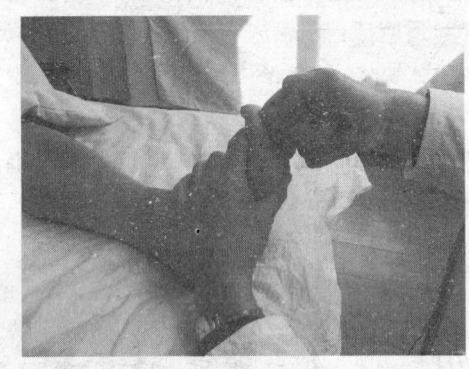

图11 脑垂体反射区及按摩手法

(3)适应证:内分泌失调(甲状腺、甲状旁腺、肾上腺、生殖腺、脾、胰等功能失调),小儿发育不良,遗尿,更年期综合征等。

7. 小脑及脑干

(1)反射区位置:位于双足拇趾趾腹根部靠近第二节趾骨处。右半部小脑及脑干的反射区在左足,左半部小脑及脑干的反射区在右足(图12)。

(2)操作手法:以一手持足,另一手半握拳,食指弯曲,以食指第一指间关节顶点施力,向趾根方向按摩3~4次(图12)。

(3)适应证:脑震荡后遗症、脑肿瘤、高血压病、失眠、头晕、头痛等各种原因引起的肌肉紧张、肌腱关节疾病等。

8. 三叉神经

(1)反射区位置:位于双足拇趾近第二趾的一侧。右侧三叉神经的反射区在左足,左侧三叉神经的反射区在右足(图13)。

(2)操作手法:以一手握足,另一手拇指指端施力,由趾端向趾根按摩3~4次(图13)。

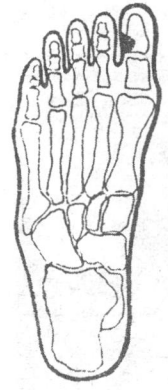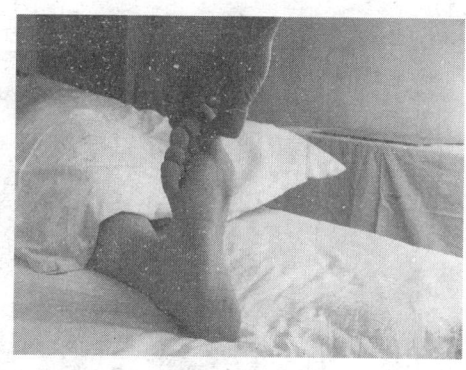

图 12　小脑及脑干反射区及按摩手法

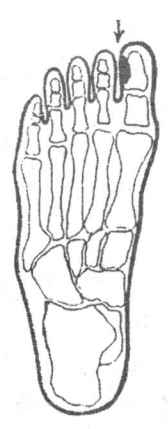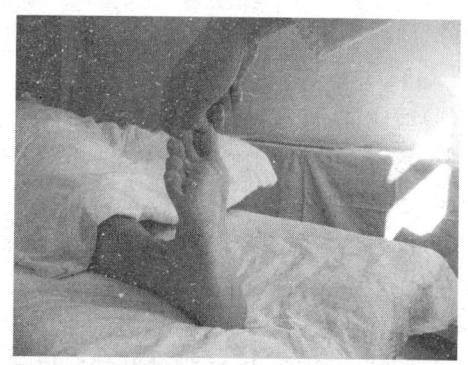

图 13　三叉神经反射区及按摩手法

(3)适应证：偏头痛、颜面神经麻痹及神经痛、腮腺炎等头面部疾病，失眠，牙、眼、耳、鼻和咽等的疾病。

9．鼻

(1)反射区位置：位于双足拇趾趾腹内侧延伸到拇趾趾甲的根部，趾间关节前。右鼻的反射区在左足上，左鼻的反射区在右足上

(图 14)。

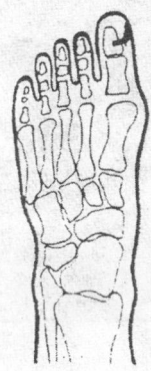
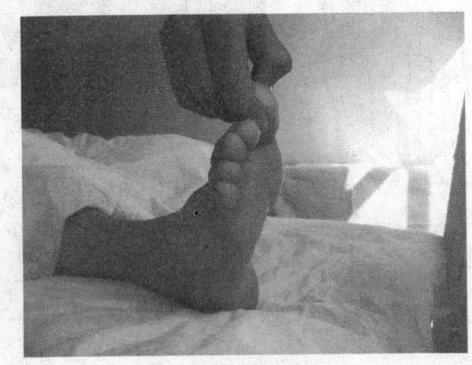

图 14　鼻反射区及按摩手法

(2)操作手法:以一手握足,另一手拇指指端施力,按摩 3~4 次(图 14)。

(3)适应证:鼻塞,流鼻涕,急、慢性鼻炎,鼻出血,过敏性鼻炎,鼻窦炎等鼻部疾病及上呼吸道感染。

10. 头部(大脑)

(1)反射区位置:位于双足拇趾趾腹全部。右半球大脑的反射区在左足上,左半部大脑的反射区在右足上(图 15)。

(2)操作手法:以一手持足,另一手半握拳,食指弯曲,以食指第一指间关节顶点施力,由拇趾趾端向根部按摩 3~4 次(图 15)。

(3)适应证:高血压病和低血压,脑血管意外(中风),脑震荡后遗症,头晕,头痛,失眠,脑性麻痹,脑血栓,听、视觉受损,神经衰弱。

11. 颈项

(1)反射区位置:位于双足拇趾根部横纹处。右侧颈项的反射区在左足,左侧颈的反射区在右足(图 16)。敏感点在足背拇趾跟部靠近第二趾一侧。

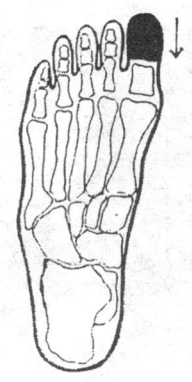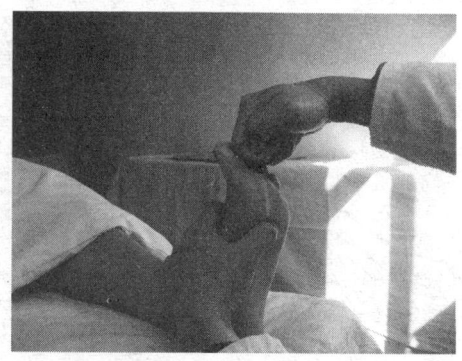

图 15　头部反射区及按摩手法

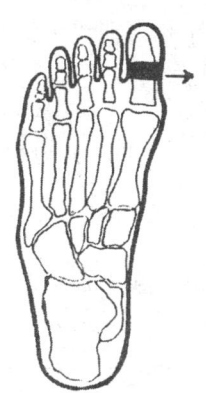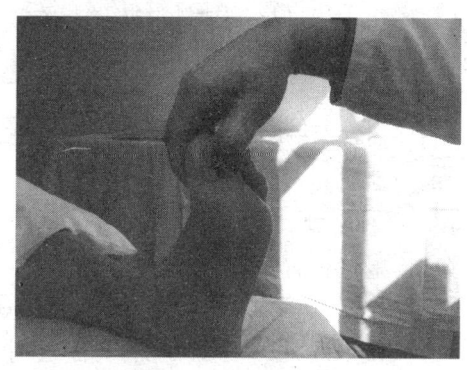

图 16　颈项反射区及按摩手法

(2)操作手法：以一手握足，另一手拇指指端施力，沿着拇趾根部，自足背至拇趾与第二趾间缝再至足底按摩 3～4 次(图 16)。

(3)适应证：颈部酸痛、僵硬、软组织损伤等颈部疾病及高血压病、落枕等。

12. 颈椎

(1)反射区位置：位于双足拇趾根部内侧横纹尽头处(图 17)。

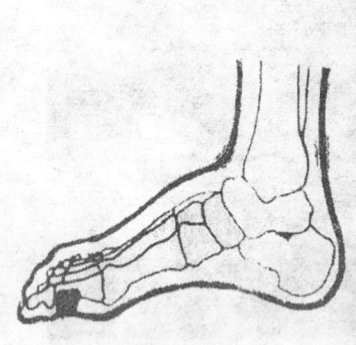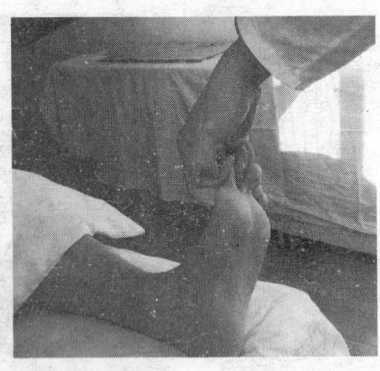

图 17　颈椎反射区及按摩手法

(2)操作手法:以一手握足,另一手食指、中指弯曲成钳状夹住被施术的拇趾,以食指第二节指骨内侧固定于反射区位置,以拇指在其上加压,定点按压3~4次(图17)。

(3)适应证:颈项僵硬、酸痛等各种颈椎病变(骨刺及颈椎病引起手麻、手痛等)。

13. 甲状旁腺

(1)反射区位置:位于双足足掌内缘第一跖趾关节前方凹陷处(图18)。

(2)操作手法:以一手握足,另一手食指、中指弯曲成钳状夹住被施术的拇趾,以食指第二节指骨内侧固定于反射区位置,以拇指在其上加压,定点按压3~4次(图18)。

(3)适应证:甲状旁腺功能低下或亢进引起的缺钙症,如筋骨酸痛,抽筋,手、足掌指关节麻痹或痉挛,指甲脆弱,白内障,喉及气管痉挛,失眠,呃逆,惊厥等。并可用于癫痫发作时的急救。甲状旁腺功能亢进时引起的四肢肌肉松弛、肾结石、病理性骨折等。

14. 甲状腺

(1)反射区位置:位于双足足底第一跖骨与第二跖骨之间,成带状(图19)。

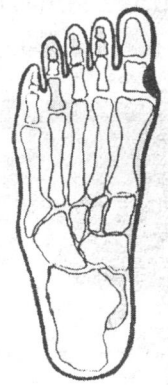
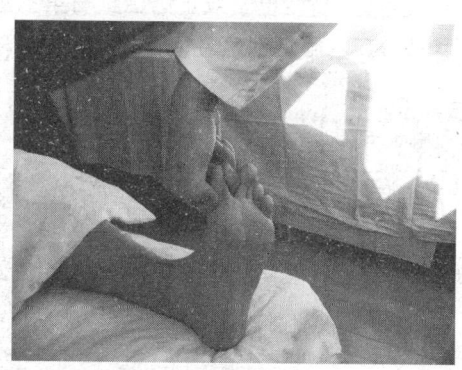

图18　甲状旁腺反射区及按摩手法

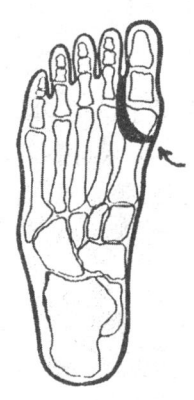
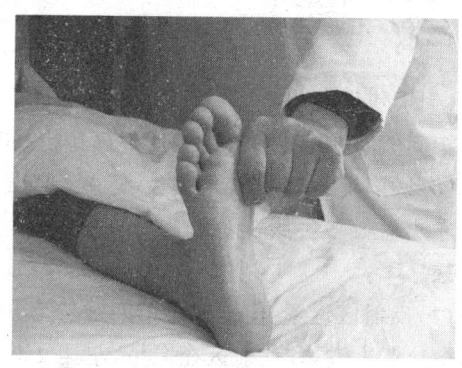

图19　甲状腺反射区及按摩手法

(2)操作手法:以拇指固定,食指弯曲呈镰刀状,以食指侧缘施力,沿图中箭头所指方向按摩3～4次(图19)。

(3)适应证:甲状腺功能亢进或低下、甲状腺炎、甲状腺肿大及肥胖症、心悸、失眠、情绪不稳定者。

15. 眼

(1)反射区位置:位于双足第二趾与第三趾根部(包括足底和足背两个位置)。右眼反射区在左足上,左眼反射区在右足上(图20)。

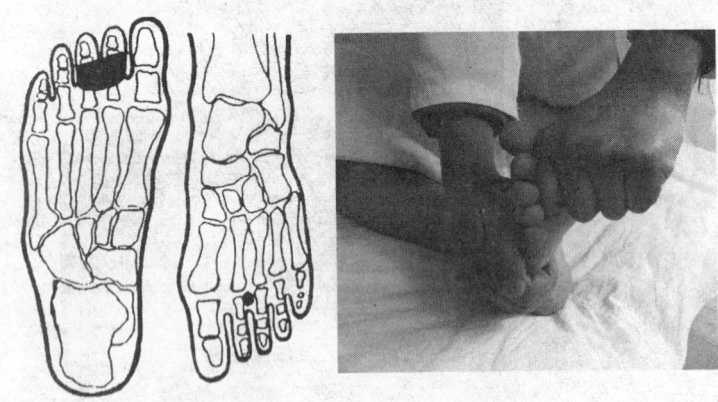

图20 眼反射区及按摩手法

(2)操作手法:以一手持足,另一手半握拳,食指弯曲,以食指第一指间关节顶点施力,在该反射区定点按压5～6次(图20)。

(3)适应证:结膜炎、角膜炎、近视、老花、远视、青光眼、白内障及眼底出血等各种眼疾。

16. 耳

(1)反射区位置:位于双足第四趾与第五趾根部(包括足底和足背两个位置)。右耳反射区在左足,左耳反射区在右足上(图21)。

(2)操作手法:以一手持足,另一手半握拳,食指弯曲,以食指第一指间关节顶点施力,在该反射区定点按压5～6次(图21)。

(3)适应证:各种耳疾(耳炎、耳鸣、重听)及鼻咽癌等。

17. 斜方肌

(1)反射区位置:位于双足足底,在眼、耳反射区后方,成一横带状(图22)。

(2)操作手法:以一手持足,另一手半握拳,以食指第一指间关节顶点施力,在该反射区由外侧(小趾一侧)向内侧(拇趾一侧)按摩4～5次(图22)。

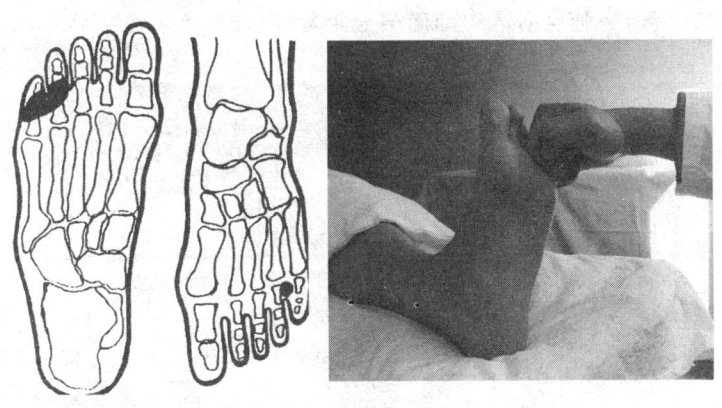

图21　耳反射区及按摩手法

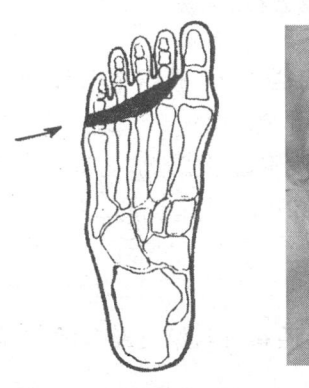
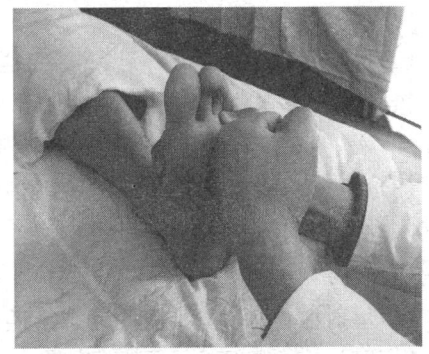

图22　斜方肌反射区及按摩手法

(3)适应证:颈肩、背部酸痛,手无力、酸麻,落枕,斜方肌综合征等。

18. 肺及支气管

(1) 反射区位置:位于双足斜方肌反射区后方(向足跟方向)。自甲状腺反射区向外至肩反射区处约一横指宽的带状区域。支气管敏感带,自肺反射区中部向第三趾延伸(图23)。

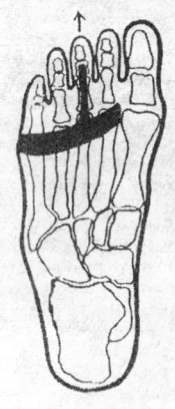
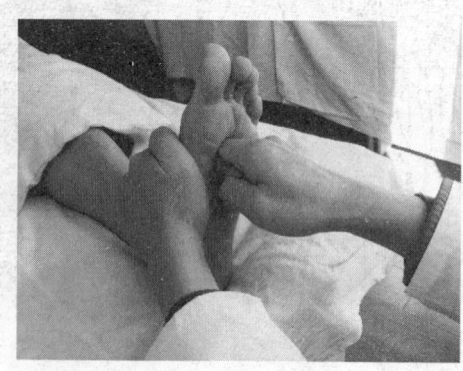

图23 肺、支气管反射区及按摩手法

(2) 操作手法:以一手持足,另一手半握拳,食指弯曲,以食指第一指间关节顶点施力,自内侧(拇趾一侧)向外侧(小趾一侧)按摩4～5次(图23)。对支气管敏感带改用拇指指端施力按摩。

(3) 适应证:肺部及支气管疾病,如肺炎、支气管炎、哮喘、肺结核、肺气肿、胸闷等。

19. 心

(1) 反射区位置:位于左足足掌第四跖骨与第五跖骨间,在肺的反射区后方(向足跟方向)(图24)。

(2) 操作手法有3种:一是轻手法,以拇指指腹自足跟向足趾方向推按。二是中手法,以食指第二指节背面向足趾方向推按。三是重手法,以一手持足,另一手半握拳,食指弯曲,以食指第一指间关节顶点施力,由足跟向足趾方向按摩3～4次(图24)。施术时先用轻手法,如患者能适应,再用中手法,如患者无异常,再施重手法。

(3)适应证:心脏疾病,如心绞痛、心肌梗死的恢复期、心力衰竭的恢复期、心律失常等循环系统疾病,以及失眠、健忘、癫痫、癔症等。

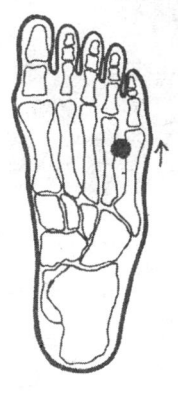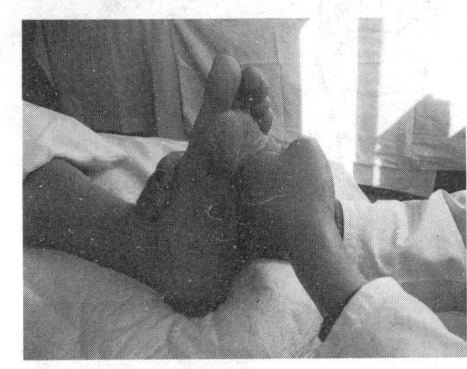

图24　心反射区及按摩手法

20．脾

(1)反射区位置:位于左足足掌第四、五跖骨之间,心脏反射区后(向足跟方向)的一横指处(图25)。

(2)操作手法:以一手持足,另一手半握拳,食指弯曲,以食指第一指间关节顶点施力,向足跟方向按摩3~4次(图25)。

(3)适应证:贫血、皮肤病、食欲缺乏、消化不良、发热、月经不调、各种炎症等。还可配合放射治疗,增强免疫抗癌能力。

21．胃

(1)反射区位置:位于双足足掌第一跖趾关节后方(向足跟方向),约一横指宽(图26)。

(2)操作手法:以一手持足,另一手半握拳,食指弯曲,以食指第一指间关节顶点施力,由足趾向足跟方向按摩3~4次(图26)。

(3)适应证:胃部疾病,如恶心、呕吐、胃痛、胃胀、胃酸过多、胃溃疡、消化不良,以及急、慢性胃炎,胃下垂等。

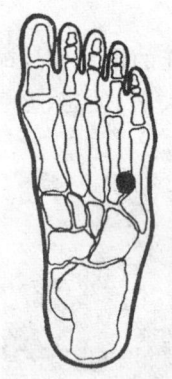
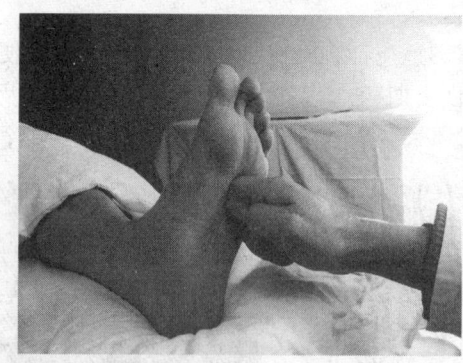

图25 脾反射区及按摩手法

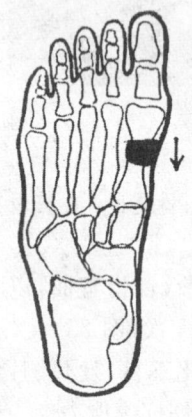
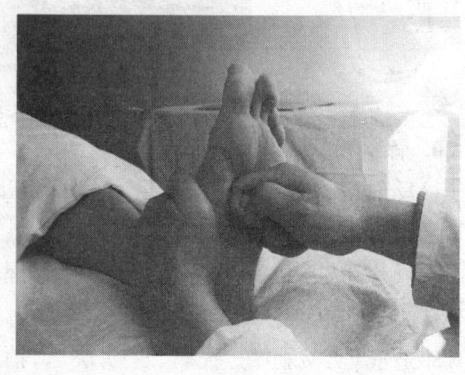

图26 胃反射区及按摩手法

22. 胰

(1)反射区位置:位于双足足掌内侧胃反射区与十二指肠反射区之间(图27)。

(2)操作手法:以一手持足,另一手半握拳,食指弯曲,以食指第一指间关节顶点施力,由足趾向足跟方向按摩3~4次(图27)。

(3)适应证:消化系统及胰脏本身疾病,如糖尿病、胰腺炎、胰腺囊肿等。

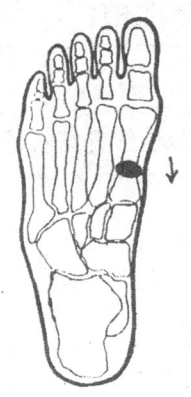
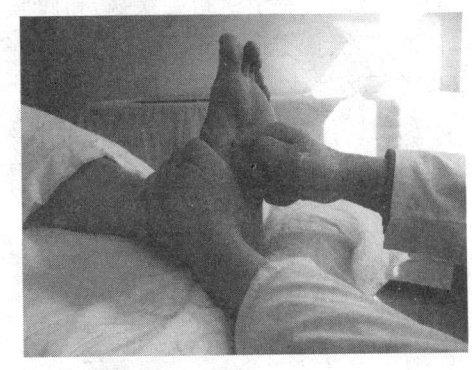

图27 胰反射区及按摩手法

23. 十二指肠

(1)反射区位置:位于双足足掌心跖骨与楔骨关节前缘(向足趾方向),胃及胰脏反射区的后方(向足跟方向)(图28)。

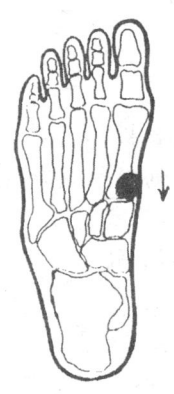
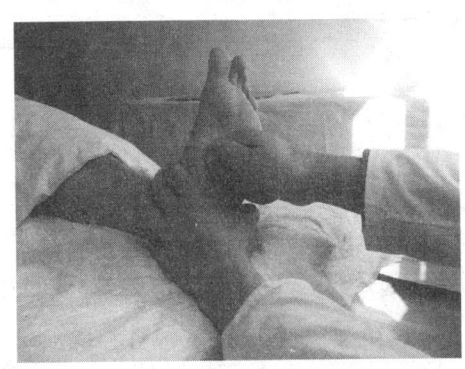

图28 十二指肠反射区及按摩手法

(2)操作手法:以一手持足,另一手半握拳,食指弯曲,以食指第一指间关节顶点施力,由足趾向足跟方向按摩3~4次(图28)。

(3)适应证:胃及十二指肠疾病,如腹胀、消化不良、十二指肠溃疡、食欲缺乏、食物中毒等。

24. 小肠

(1)反射区位置:位于双足足掌中部凹入区域,被升结肠、横结肠、降结肠、乙状结肠及直肠等反射区所包围(图29)。

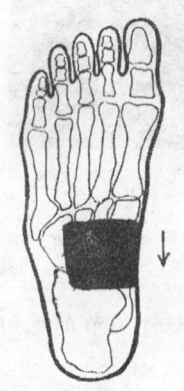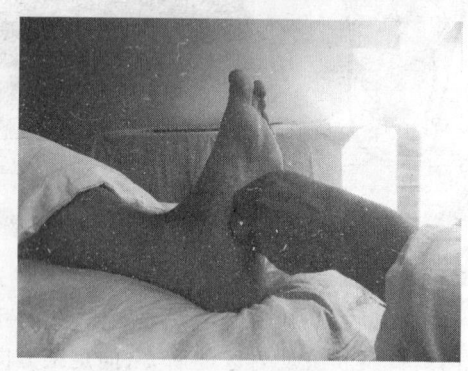

图29 小肠反射区及按摩手法

(2)操作手法:以一手持足,另一手半握拳,食指、中指弯曲,以食指和中指的第一指间关节顶点施力,由足趾向足跟方向按摩4~5次(图29)。

(3)适应证:消化系统疾病,如胃肠胀气、腹泻、腹痛、急慢性肠炎、便秘、痢疾等。

25. 横结肠

(1)反射区位置:位于双足足掌中间,横越足掌成一横带状(图30)。

(2)操作手法:以一手持足,另一手半握拳,食指弯曲,以食指

第一指间关节顶点施力,左足由内侧向外侧按摩,右足由外侧向内侧按摩3~4次(图30)。

(3)适应证:消化系统疾病,如腹泻、腹痛、肠炎、便秘等。

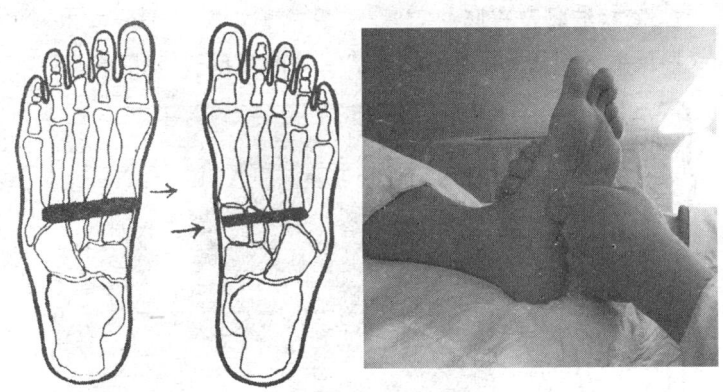

图30　横结肠反射区及按摩手法

26. 降结肠

(1)反射区位置:位于左足足掌中部,沿骰骨外缘下行至跟骨外侧前缘,与足外侧线平行成竖条状(图31)。

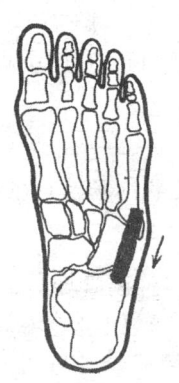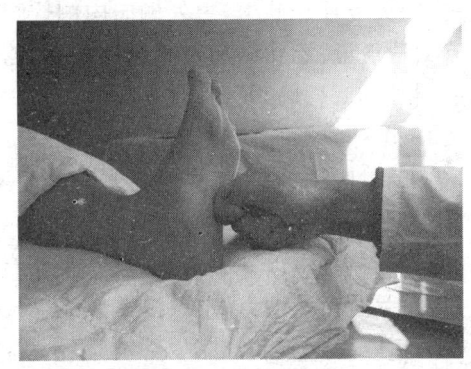

图31　降结肠反射区及按摩手法

(2)操作手法:以一手持足,另一手半握拳,食指弯曲,以食指第一指间关节顶点施力,由足趾向足跟方向按摩3~4次(图31)。

(3)适应证:消化系统疾病,如腹泻、腹痛、肠炎、便秘等。

27. 乙状结肠及直肠

(1)反射区位置:位于左足足掌跟骨前缘成一横状(图32)。

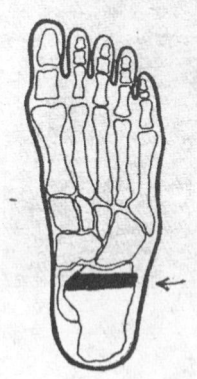
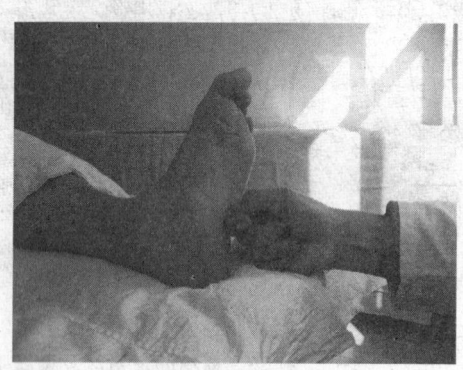

图32　乙状结肠、直肠反射区及按摩手法

(2)操作手法:以一手持足,另一手半握拳,食指弯曲,以食指第一指间关节顶点施力,由外侧向内侧按摩3~4次(图32)。

(3)适应证:乙状结肠及直肠疾病,如乙状结肠及直肠炎症、痔疮、肛裂、脱肛、息肉、便秘、直肠肿瘤。

28. 肛门

(1)反射区位置:位于左足足掌跟骨前缘乙状结肠及直肠反射区的末端(图33)。

(2)操作手法:以一手持足,另一手半握拳,食指弯曲,以食指第一指间关节顶点施力,定点按摩3~4次(图33)。

(3)适应证:直肠炎、肛裂、脱肛、便秘、痔疮、瘘管、直肠肿瘤等。

29. 肝

(1)反射区位置:位于右足足掌第四跖骨与第五跖骨间,在肺反射区的后方(向足跟方向)(图34)。

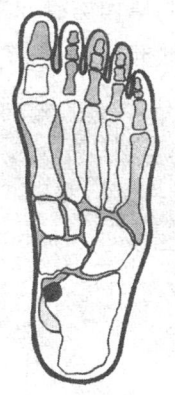
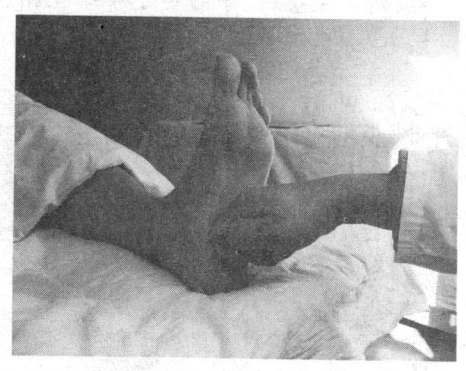

图33 肛门反射区及按摩手法

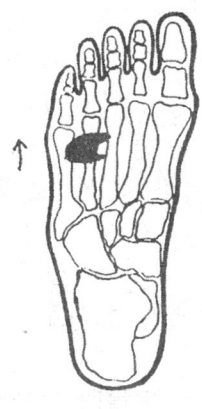
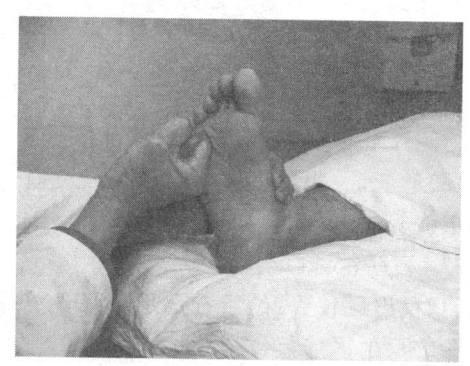

图34 肝反射区及按摩手法

(2)操作手法:以一手持足,另一手半握拳,食指弯曲,以食指第一指间关节顶点施力,向足趾方向按摩3~4次(图34)。

(3)适应证:肝胆疾病,如肝炎、肝硬化、肝大、肝脏功能失调、肝脓肿、胆石症、胆管蛔虫症等。

30. 胆囊

（1）反射区位置：位于右足足掌第三跖骨与第四跖骨间，在肺反射区后方（向足跟方向），肝脏反射区之内（图35）。

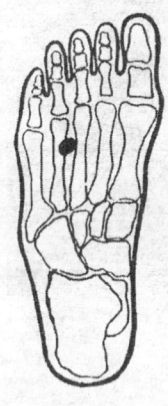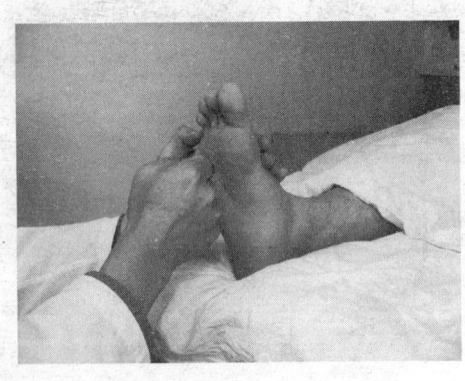

图35 胆囊反射区及按摩手法

（2）操作手法：以一手持足，另一手半握拳，食指弯曲，以食指第一指间关节顶点施力，定点向深部按压3～4次（图35）。

（3）适应证：胆囊疾病，如胆结石、黄疸、胆囊炎、消化不良、胆管蛔虫症等。

31. 盲肠（及阑尾）

（1）反射区位置：位于右足足掌跟骨前缘靠近外侧，与小肠及升结肠的反射区连接（图36）。

（2）操作手法：以一手持足，另一手半握拳，食指弯曲，以食指第一指间关节顶点施力，定点按压3～4次（图36）。

（3）适应证：腹胀、阑尾炎。

32. 回盲瓣

（1）反射区位置：位于右足足掌跟骨前缘靠近外侧，在盲肠反射区的前方（向足趾方向）（图37）。

（2）操作手法：以一手持足，另一手半握拳，食指弯曲，以食指

第一指间关节顶点施力,定点按压3～4次(图37)。

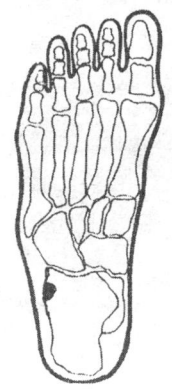 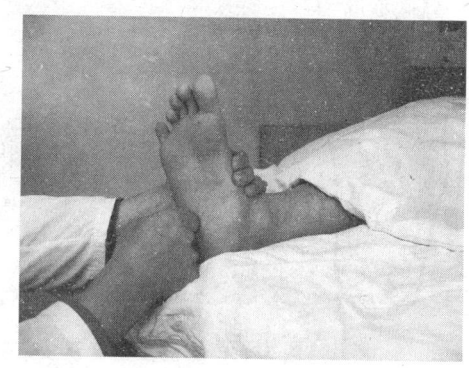

图36 盲肠反射区及按摩手法

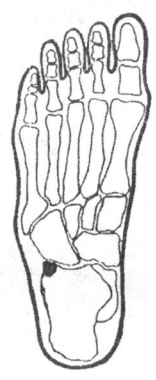 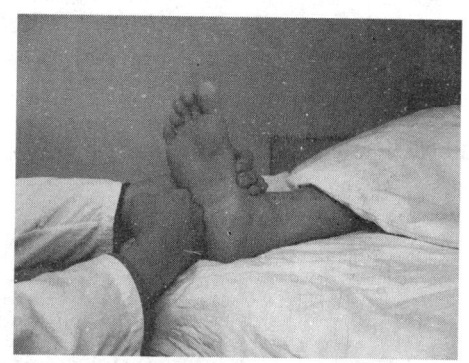

图37 回盲瓣反射区及按摩手法

(3)适应证:增强回盲瓣的功能,适用于消化系统吸收障碍性疾病,如消化不良、腹胀、腹泻、小腹痛等。

33. 升结肠

(1)反射区位置:位于右足足掌小肠反射区外侧与足外侧平行的带状区域。从跟骨前缘,骰骨外侧上行至第五跖骨底部(图38)。

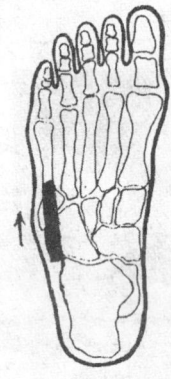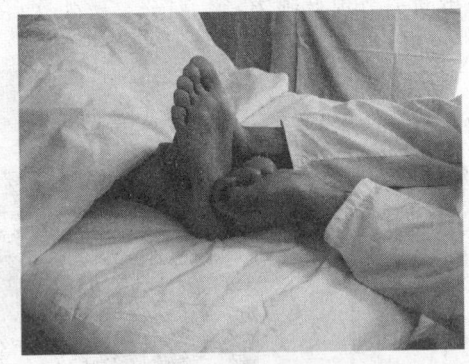

图38 升结肠反射区及按摩手法

(2)操作手法:以一手持足,另一手半握拳,食指弯曲,以食指第一指间关节顶点施力,由足跟向足趾方向按摩3~4次(图38)。

(3)适应证:消化系统疾病,如腹泻、腹痛、肠炎、便秘等。

34. 腹腔神经丛

(1)反射区位置:位于双足足掌中心,分布在肾反射区与胃反射区附近(图39)。

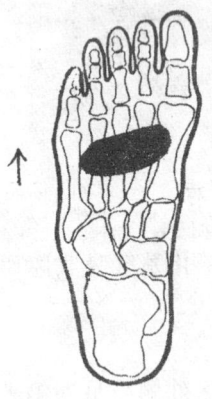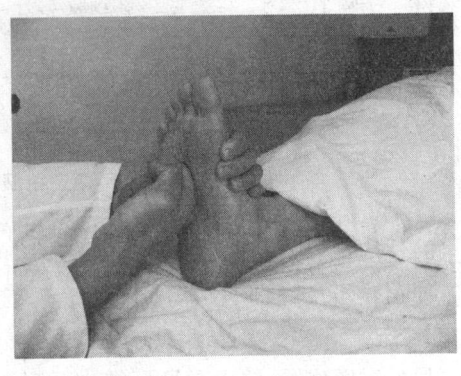

图39 腹腔神经丛反射区及按摩手法

(2)操作手法:以一手持足,另一手半握拳,食指弯曲,以食指第二指间关节顶点施力,由足跟向足趾方向挑刮5～6次(图39)。

(3)适应证:消化系统疾病,如腹胀、腹泻、胃肠痉挛、胸闷、打呃、胃肠神经官能症等。

35. 生殖腺

(1)反射区位置:①双足足掌足跟中央处(图40-1)。②双脚外踝后下方跟骨腱前缘的三角形区域(与前列腺或子宫反射区位置相对称),睾丸、卵巢的敏感点在三角形直角顶点附近,输精管、输卵管的敏感带在三角形斜边(图40-2)。

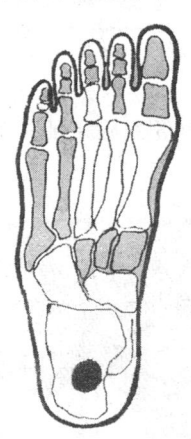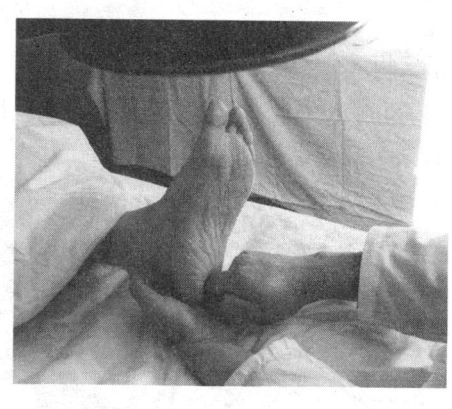

图 40-1 生殖腺反射区及按摩手法

(2)操作手法:①以一手持足,另一手半握拳,食指弯曲,以食指第一指间关节顶点施力,定点按摩3～4次(图40-1)。②以拇指固定,食指弯曲呈镰刀状,以食指侧缘施力按摩3～4次(图40-2)。或以拇指指腹施力按摩3～4次。

(3)适应证:男女性功能低下,女子不孕症、卵巢囊肿、月经不调、闭经、痛经、更年期综合征及男子不育、遗精、阳痿、早泄等。

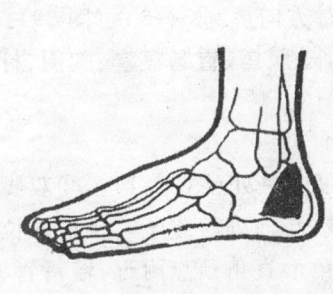
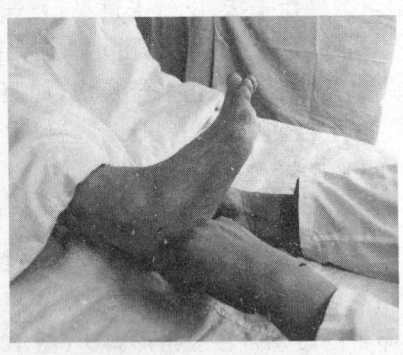

图 40-2　生殖腺反射区及按摩手法

36. 胸椎

(1) 反射区位置：位于双足足弓内侧缘跖骨下方从跖趾关节直到楔骨关节止（图 41）。

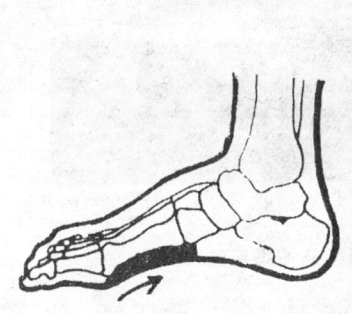
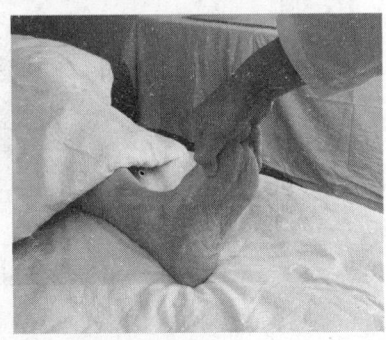

图 41　胸椎反射区及按摩手法

(2) 操作手法：以一手持足，另一手的拇指指腹施力，沿着足弓内侧缘从足趾向足跟方向按摩 3～4 次（图 41）。

(3) 适应证：肩背酸痛、胸椎骨刺、椎间盘突出及其他胸椎疾病。

37. 腰椎

（1）反射区位置：位于双足足弓内侧缘楔骨至舟骨下方，上接胸椎反射区下连骶骨反射区（图42）。

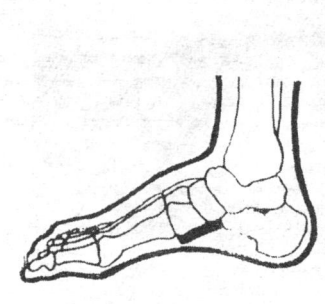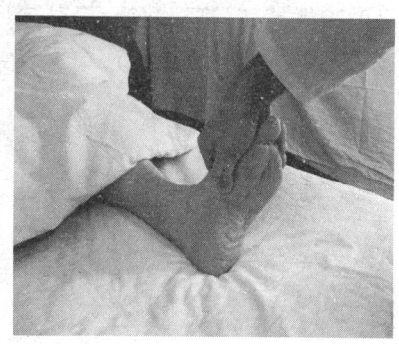

图42　腰椎反射区及按摩手法

（2）操作手法：以一手持足，另一手的拇指指腹施力，沿足弓内侧缘从足趾向足跟方向按摩3～4次（图42）。

（3）适应证：腰痛、急性腰扭伤、腰椎间盘突出、骨质增生及其他腰椎疾病。

38. 骶骨

（1）反射区位置：位于双足足弓内侧缘距骨下方到跟骨止，前接腰椎反射区，后连尾骨反射区（图43）。

（2）操作手法：以一手握足，另一手拇指指腹施力，沿足弓内侧缘向足跟方向按摩3～4次（图43）。

（3）适应证：骶尾部疼痛、骶骨骨刺、骶椎受伤、坐骨神经痛等。

39. 尾骨内侧

（1）反射区位置：位于双足足掌内侧，沿跟骨结节后方内侧的一带状区域（图44）。

（2）操作手法：以一手握足，另一手拇指固定在足掌跟部，食指弯曲呈镰刀状,以食指侧缘施力,沿足后跟自上而下刮压至足跟部内侧,在该处改以食指第一指间关节顶点施力,进行定点按压后轻轻抬起,再沿着足跟内侧缘向足趾方向按摩(图44),共3~6次。

(3)适应证:坐骨神经痛、尾骨受伤后遗症等。

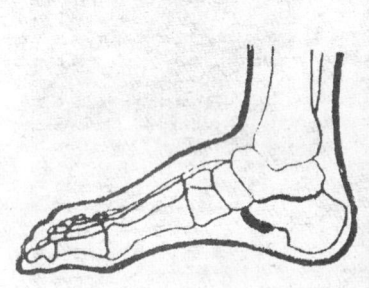
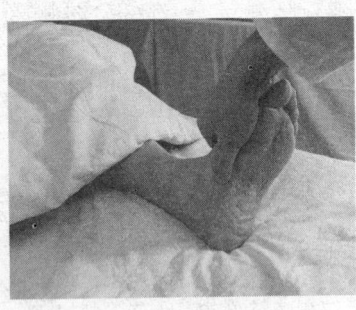

图43 骶骨反射区及按摩手法

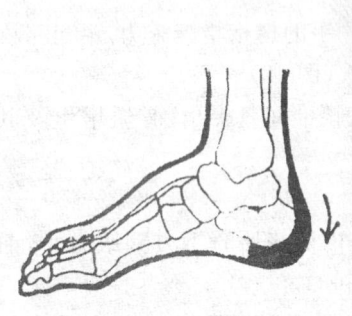
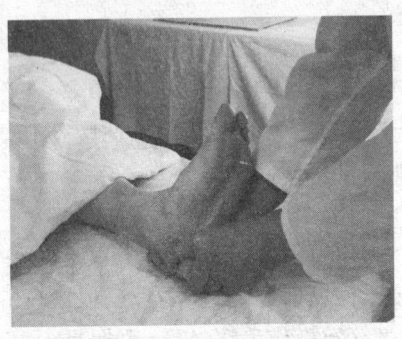

图44 尾骨内侧反射区及按摩手法

40. 前列腺或子宫

(1)反射区位置:位于足跟骨内侧,踝骨后下方的三角形区域。前列腺或子宫的敏感点在三角形斜边的上段,尿道及阴道反射区尽头处(图45)。

(2)操作手法:以拇指固定,食指弯曲呈镰刀状,以食指侧缘施力刮压3～4次。或以拇指指腹施力按摩3～4次(图45)。

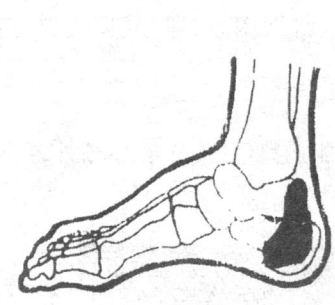
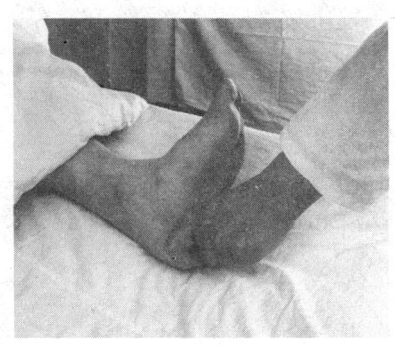

图45　前列腺或子宫反射区及按摩手法

(3)适应证:男性前列腺肥大、前列腺炎、尿频、排尿困难、尿血、尿道疼痛,女性子宫肌瘤、痛经、月经不调、子宫下垂及其他子宫疾病。

41. 尿道及阴道

(1)反射区位置:位于双足足跟内侧,自膀胱反射区斜向上延伸至距骨与舟骨之间缝(图46)。

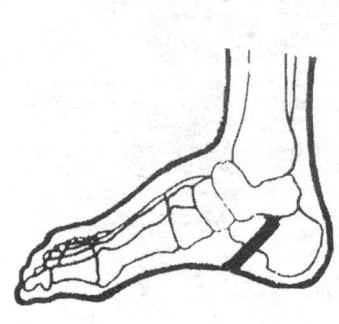
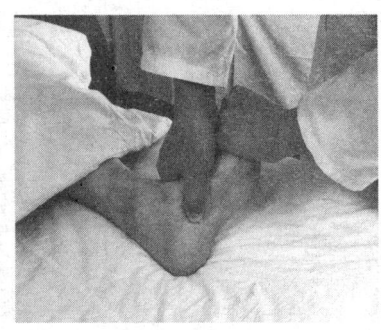

图46　尿道及阴道反射区及按摩手法

(2)操作手法：以一手握脚，另一手拇指指腹施力，自膀胱反射区斜向上按摩3～4次(图46)。

(3)适应证：如阴道炎、尿路感染、排尿困难、尿频、尿失禁、遗尿、前列腺增生等。

42. 髋关节

(1)反射区位置：包括双足足内侧内踝下缘及足外侧外踝下缘，共四个位置(图47-1、2)。

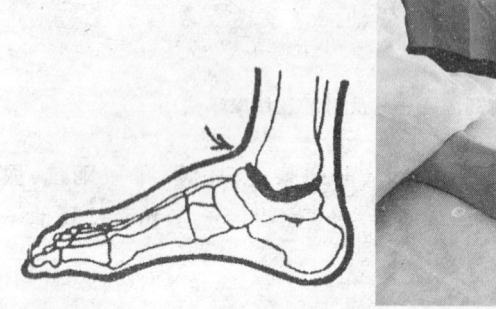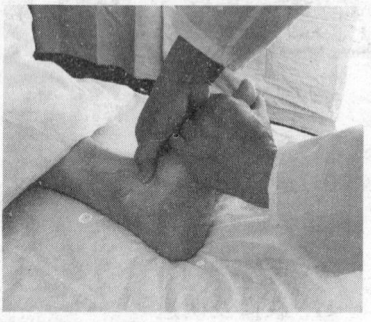

图47-1 髋关节反射区及按摩手法

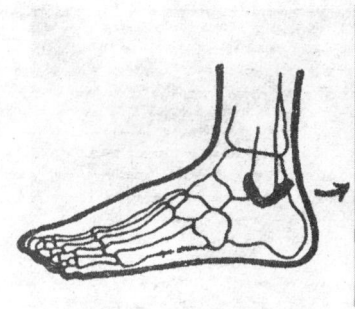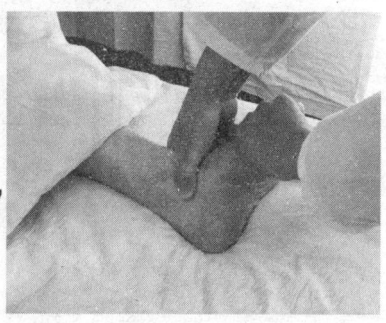

图47-2 髋关节反射区及按摩手法

(2)操作手法:以一手握足,另一手拇指指腹施力,分别沿着内踝、外踝下缘,由前向后推按3～5次(图47-1、2)。

(3)适应证:髋关节痛、坐骨神经痛、腰背痛、下肢无力等。

43. 直肠及肛门

(1)反射区位置:位于胫骨内侧后方,趾长屈肌腱间,从踝骨后方向上延伸四横指的一带状区域(图48)。

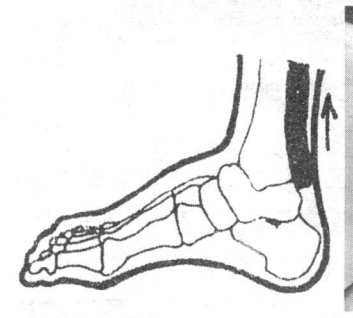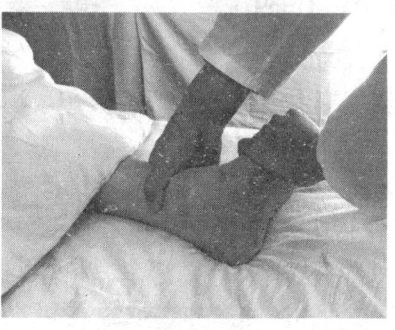

图48 直肠、肛门反射区及按摩手法

(2)操作手法:以一手握足,另一手拇指指腹施力,自踝骨后方向上推按3～5次(图48)。

(3)适应证:适用于痔疮、便秘、直肠炎症、脱肛、肛裂、直肠肿瘤等。

44. 腹股沟

(1)反射区位置:位于内踝尖上方2横指胫骨内侧凹陷处(图49)。

(2)操作手法:以一手握足,另一手拇指指腹施力,定点按摩3～5次(图49)。

(3)适应证:生殖系统疾病,如阳痿、早泄、遗精、不孕症、性冷淡及疝气等病症。

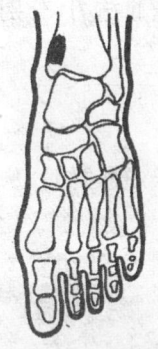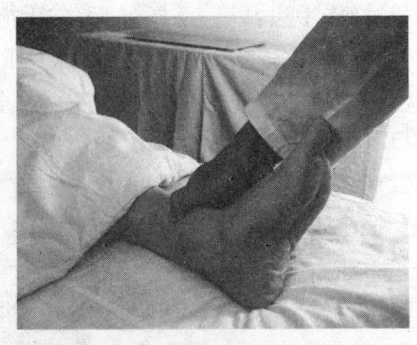

图49　腹股沟反射区及按摩手法

45. 坐骨神经

(1)反射区位置:坐骨神经反射区位置有两处。①双腿内踝关节后上方起,沿胫骨后缘上行至胫骨内侧髁下(图50-①)。②双腿外踝前缘沿腓骨前侧上至腓骨小头处(图50-②)。

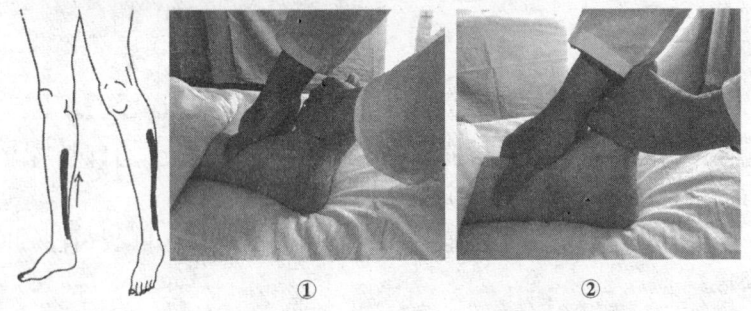

图50　坐骨神经反射区及按摩手法

(2)操作手法:以一手握足,另一手拇指指腹施力,由踝关节向上推按3~5次(图50)。

(3)适应证:坐骨神经痛、坐骨神经炎、腰膝酸软无力等。

46. 尾骨

(1)反射区位置:位于双足足跟外侧,沿跟骨结节后方外侧的一带状区域(图51)。

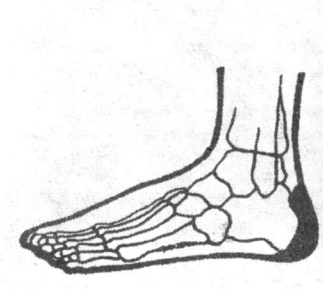
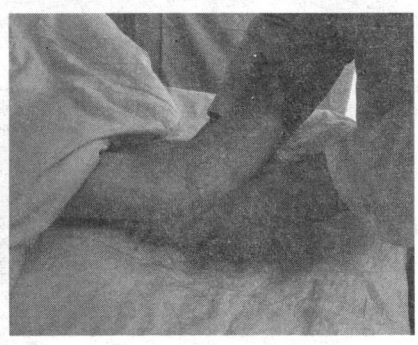

图51 尾骨反射区及按摩手法

(2)操作手法:以一手持足,另一手拇指固定在足掌跟部,食指弯曲呈镰刀状,以食指侧缘施力,沿足后跟自上而下刮压至足跟部外侧,在该处改以食指第一指间关节顶点施力,进行定点按压后轻轻抬起,再沿着足跟外侧缘向足趾方向按压止于膝反射区(图51),共做3次。

(3)适应证:患侧小腿无力、疼痛、坐骨神经痛,尾骨受伤后遗症,痔疮,头痛,足跟痛等。

47. 下腹部

(1)反射区位置:位于双足腓骨外侧后方,自脚踝骨后方向上延伸四横指的一带状区域(图52)。

(2)操作手法:以一手握足,另一手拇指指腹施力,自踝骨后方向上推按3～5次(图52)。

(3)适应证:主要用于妇科疾病,如月经不调、腹胀、腹痛、痛经及经前期紧张等。

48. 膝

(1)反射区位置:位于双足外侧骰骨与跟骨前缘所形成的凹陷处(图53)。

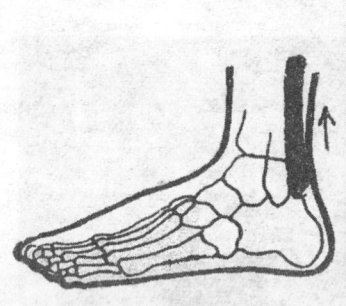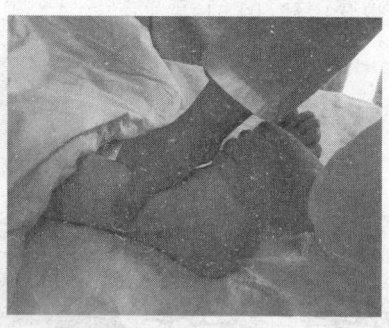

图 52　下腹部反射区及按摩手法

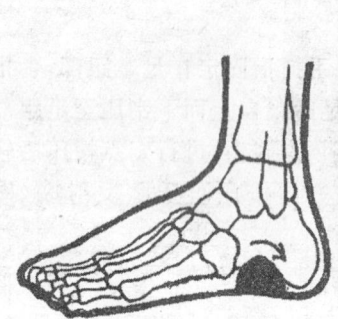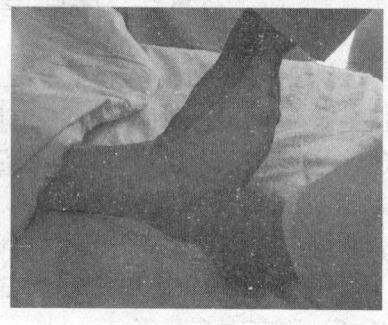

图 53　膝反射区及按摩手法

(2)操作手法:以一手握足,另一手半握拳,食指弯曲,以食指第一指间关节顶点施力,环绕反射区的半月形周边按摩 2~4 次(图 53)。

(3)适应证:膝关节炎、骨关节炎、膝关节扭伤疼痛、下肢疼痛无力等。

49. 肘

(1)反射区位置:位于双足外侧第五跖骨粗隆凸起的前、后两侧(图 54)。

第一章 足疗概述

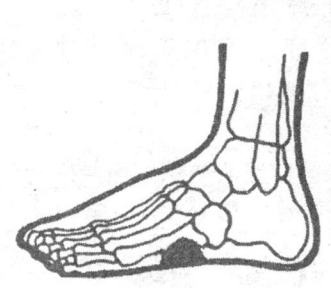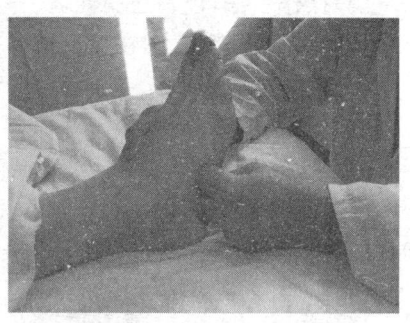

图 54　肘反射区及按摩手法

（2）操作手法：以一手握足，另一手半握拳，食指、中指弯曲，以食指、中指第一指间关节顶点施力，或只以食指第一指间关节顶点施力，按摩3~4次（图54）。

（3）适应证：肘关节受伤、劳损、肘关节酸痛、肘关节炎、网球肘、风湿性关节炎、上肢无力等。

50.肩

（1）反射区位置：位于双足足掌外侧第五跖趾关节处（图55）。

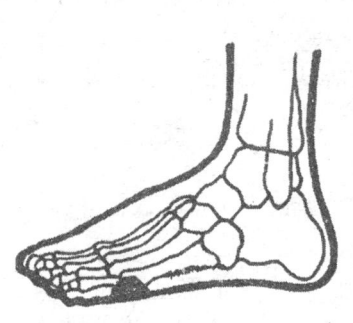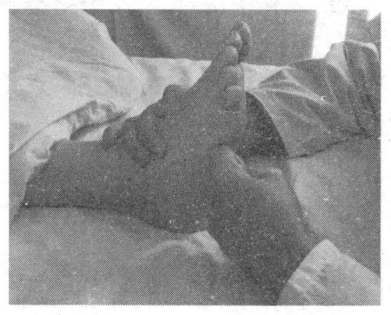

图 55　肩反射区及按摩手法

(2)操作手法:以一手持足,另一手半握拳,食指弯曲,以食指第一指间关节顶点施力,在该反射区按摩3～4次(图55)。

(3)适应证:肩周炎、手臂无力、手麻、肩背酸痛、风湿性关节炎、上肢无力、瘫痪等。

51. 肩胛骨

(1)反射区位置:位于双足足背缘第四跖骨与第五跖骨之间延伸到骰骨的一带状区域(图56)。

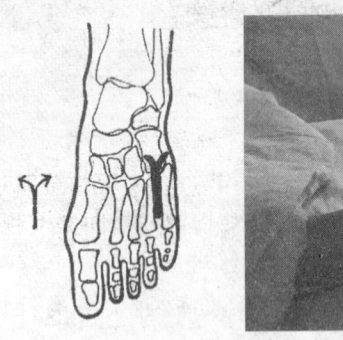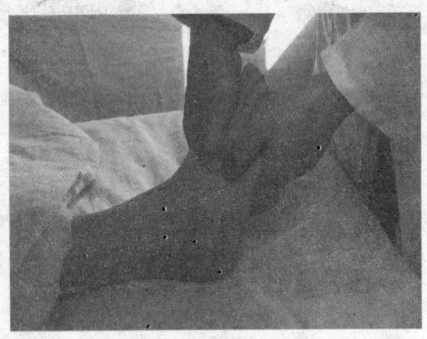

图56 肩胛骨反射区及按摩手法

(2)操作手法:用双手拇指指腹沿足趾向脚背方向推按至骰骨处再向左右分开(图56)。

(3)适应证:肩背酸痛、肩关节活动障碍、上肢麻木及肩周炎等。

52. 上颌

(1)反射区位置:位于双足足背拇趾趾间关节横纹前方一条横带状区域(图57)。

(2)操作手法:以拇指指端施力,或以一手持足,另一手半握拳,食指弯曲,以食指第一指间关节顶点施力,由内向外按摩3～4次(图57)。

(3)适应证:牙痛、口腔炎、牙周病、牙龈炎、味觉障碍、上颌关节炎、打鼾等。

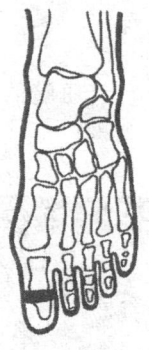 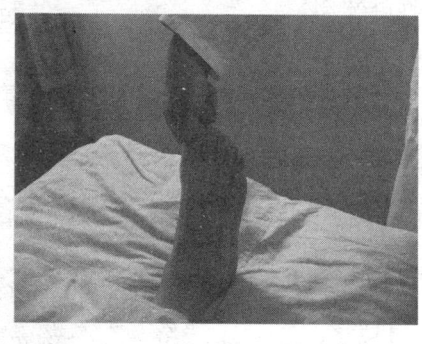

图 57　上颌反射区及按摩手法

53. 下颌

(1)反射区位置:位于双足足背拇趾趾间关节横纹后方一条横带状区域(图 58)。

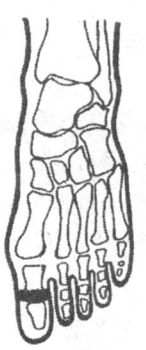 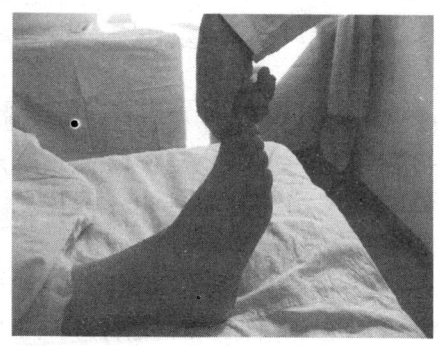

图 58　下颌反射区及按摩手法

(2)操作手法:以拇指指端施力,或以一手持足,另一手半握拳,食指弯曲,以食指第一指间关节顶点施力,由内向外按摩 3～4

次(图58)。

(3)适应证:牙痛、口腔炎、牙周痛、下颌关节炎、牙龈炎、味觉障碍、打鼾等。

54. 扁桃体

(1)反射区位置:位于双足足背拇趾第一节上,肌腱的左右两边(图59)。

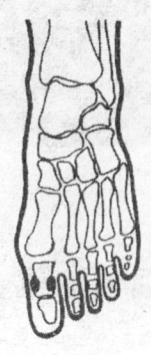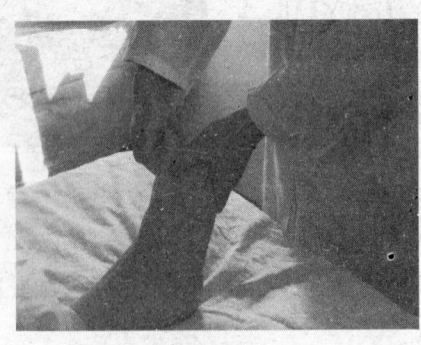

图59 扁桃体反射区及按摩手法

(2)操作手法:以双手拇指指端同时施力,或以一手握足,另一手食指第一指间关节顶点施力,定点按摩3~5次(图59)。

(3)适应证:上呼吸道感染、扁桃体炎(扁桃体红肿)、机体抵抗力下降等。

55. 喉与气管及食管

(1)反射区位置:位于双足足背第一、第二跖趾关节处(图60)。

(2)操作手法:以食指固定,以食指内侧缘施力,自关节处向趾间按摩3~4次(图60)。

(3)适应证:咽炎、喉炎、喉痛、咳嗽、气喘、气管炎、上呼吸道感染、声音微弱、嘶哑、食管疾患、支气管疾病。

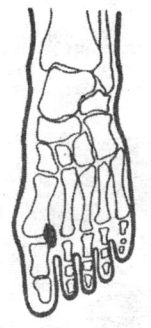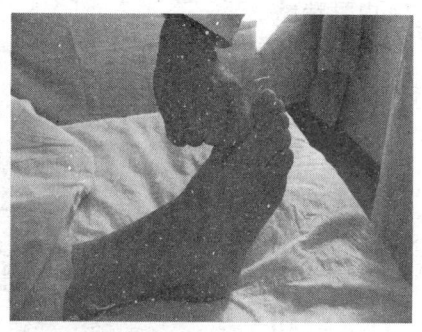

图 60　喉、气管、食管反射区及按摩手法

56. 胸部淋巴腺

(1)反射区位置:位于双足足背第一跖骨及第二跖骨间缝处(图 61)。

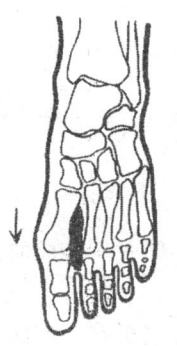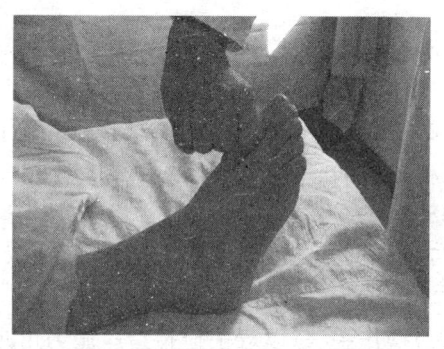

图 61　胸部淋巴腺反射区及按摩手法

(2)操作手法:以拇指固定,以食指侧缘施力,沿骨缝向脚趾尖方向按摩 3～4 次(图 61)。

(3)适应证:各种炎症发热、囊肿、子宫肌瘤、乳房及胸部肿瘤、胸痛、白血病、白细胞减少症、再生障碍性贫血等。

57. 内耳迷路

(1) 反射区位置：位于双足足背第四跖骨和第五跖骨骨缝的前端，止于第四、五跖趾关节（图62）。

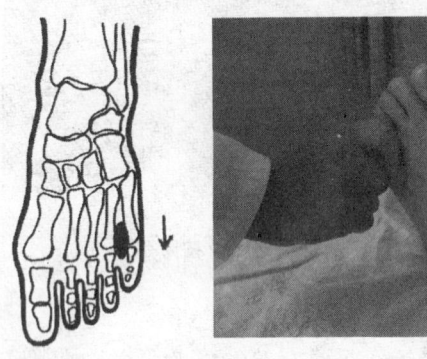
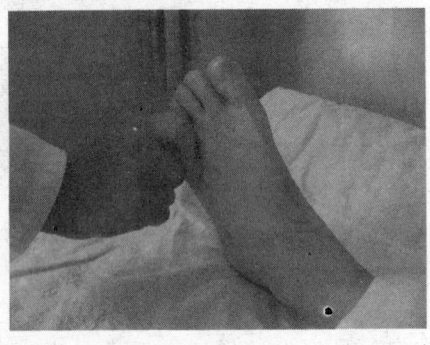

图62　内耳迷路反射区及按摩手法

(2) 操作手法：以拇指固定，以食指侧缘施力，沿骨缝向足趾尖方向按摩3~4次（图62）。

(3) 适应证：头晕、目眩、晕车、晕船、高血压病、低血压、耳鸣、耳聋、梅尼埃病、平衡障碍、昏迷等。

58. 胸

(1) 反射区位置：位于双足足背第二、三、四跖骨所形成的区域（图63）。

(2) 操作手法：以双手拇指指腹施力由足趾向足腕儿方向推按3~4次（图63）。

(3) 适应证：乳腺炎、乳腺增生、乳腺癌、经前乳房胀痛、肋间神经痛、胸闷、胸痛及食管疾病等。

59. 膈（横膈膜）

(1) 反射区位置：位于双足足背跖骨、楔骨、骰骨关节处，横跨足背形成一带状区域（图64）。

第一章 足疗概述

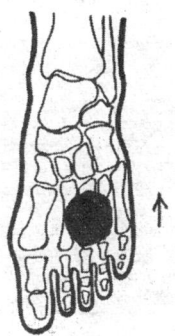
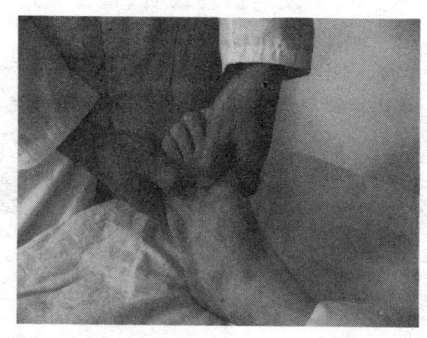

图63 胸反射区及按摩手法

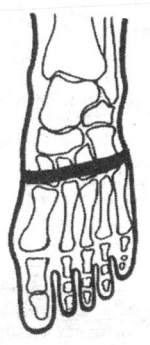
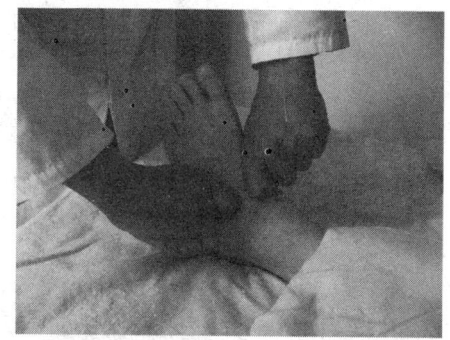

图64 膈反射区及按摩手法

(2)操作手法:双手食指弯曲呈镰刀状,以两手食指侧缘同时施力,自足背中央向两侧刮按3~4次(图64)。

(3)适应证:打嗝膈肌痉挛、腹胀、腹痛、恶心、呕吐、横膈膜疝气等。

60. 肋骨

(1)反射区位置:内侧肋骨反射区位于双足足背第一楔骨与舟

骨间。外侧肋骨反射区在骰骨、舟骨和距骨间(图65)。

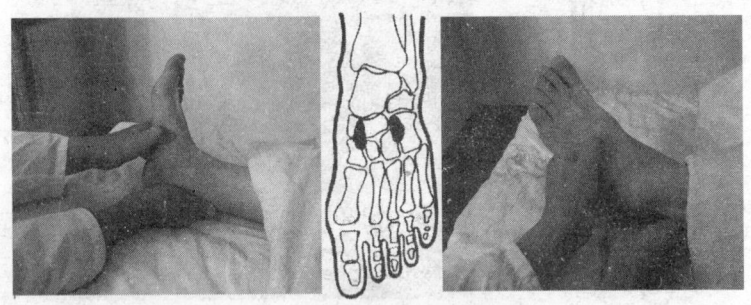

图65 肋骨反射区及按摩手法

(2)操作手法:以一手握足,另一手的拇指指腹施力,定点按压3次(图65)。

(3)适应证:肋骨的各种病变,如胸闷、肋软骨痛、肋间神经痛等。

61. 上身淋巴腺

(1)反射区位置:位于双足外侧足踝骨前,由距骨、外踝构成的凹陷部位(图66)。

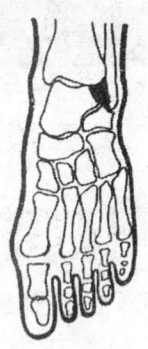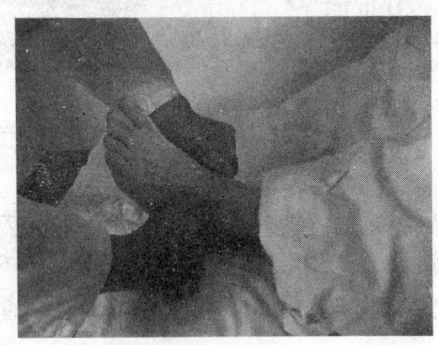

图66 上身淋巴腺反射区及按摩手法

(2)操作手法:以一手持足,另一手半握拳,食指弯曲,以食指第一指间关节顶点施力,定点按摩3~4次(图66)。

(3)适应证:各种炎症发热、囊肿、肌瘤、蜂窝织炎及增强免疫能力。

62. 下身淋巴腺

(1)反射区位置:位于双足内侧足踝骨前,由距骨、内踝间构成的凹陷部位(图67)。

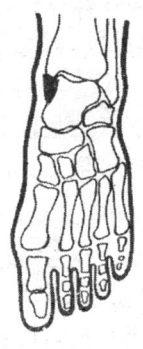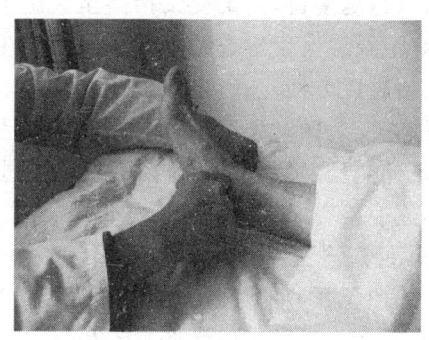

图67 下身淋巴腺反射区及按摩手法

(2)操作手法:以一手持足,另一手半握拳,食指弯曲,以食指第一指间关节顶点施力,定点按摩3~4次(图67)。

(3)适应证:各种炎症发热、水肿、囊肿、子宫肌瘤、蜂窝织炎及增强免疫能力等。

五、足部检查与诊断方法

在足部治疗前,除了自述的症状外,必须有正确的诊断,才能有正确的治疗。除了传统医学的"望、闻、问、切"之外,还应认真检查足部皮肤颜色、形态、异常痛点及运动时的步态,应参考各种检查的相关数据和诊断,方可得出正确的诊断和准确的治疗。

1. 理论依据 传统医学认为,全身内脏器官病变可在体表局部出现反应。亦云,"病之于内、必形诸于外"。经络之足三阴经始自足部,足三阳经终于足部,而人体各组织器官在其足部均有各相应的反射区,当人体经络、脏腑、组织、器官发生病变时,在其相应的反射区会产生痛觉敏感和组织变异现象。

2. 检查要求 检查时应嘱患者采取不同的体位,如自己检查时,可取盘腿坐位,两足交叉抬高至大腿上,先左后右,逐一检查,并做好记录。医生检查时,患者可取俯卧位或仰卧位,双足伸直或屈膝、抬高以方便检查,还要做好记录。

检查反射区时先左足,后右足,并按足底反射区→足内侧反射区→足外侧反射区→足背反射区的顺序进行。亦可依个人的习惯而定,逐一检查,避免遗漏。

3. 检查方法

(1)望色:①足拇趾(大脑、额窦反射)皮肤呈紫色,提示可能有脑血管疾病。②因车祸受伤10~24小时后,在足部反射区可出现淤血状蓝色斑点或网状斑纹,提示足部反射区所对应的脏器可能受了内伤。③双足底出现像"柿霜样"白色物质,提示可能患有糖尿病等。

(2)望形:①足部反射区出现硬结、鸡眼,多表明相对应的脏器及器官有慢性病变。②足部反射区表现明显凹陷,则提示反射区相对应的脏腑可能"缺如"或"摘除"。③足部某区域皮肤出现干瘪皱褶,提示有新陈代谢障碍,胃肠功能差,内分泌失调等。④双足大拇趾有干瘪,无弹性,则提示有长期失眠、神经衰弱等神经系统疾病;如趾腹出现格子样皱纹,则提示有性功能障碍,或患不孕症等;如足底皮肤薄而无弹性,提示胰脏功能虚弱,容易患糖尿病;如足部中间部分细,关节突出类型的人,多为先天性呼吸器官衰弱,容易患呼吸系统疾病。⑤双足的膀胱反射区出现明显的局部肿

第一章 足疗概述

胀,提示可能患有前列腺增生、慢性肾功能衰竭、慢性膀胱炎等病变。⑥足部五趾变形,提示患有头痛的可能等。

(3)触诊:人体的每一个器官在双足部都有其特定的反射区。当某个器官发生病理性改变时,给予其相对应的反射区施以适当的刺激,则会产生特殊的反应——压痛反应。为避免意外事故发生,首先检查心脏所在对应的反射区,手法由轻到重,并注意局部变化和患者面部表情,了解心脏的功能情况及局部压痛点,以决定施力度或采用无痛触诊。

在触诊的顺序上,先由左足的肾上腺、肾、输尿管、膀胱、腹腔神经丛等5个反射区开始,依次进行,采用逐点刺激,全面按压。右足如同左足。对痛觉敏感异常的反射区,逐一记录,并进行综合对比判断。

在反射区位置准确的情况下,根据不同的年龄、性别、体质和部位,采用适当的力度。如有的患者足部皮层较厚,对疼痛不敏感,施力应重些;有的病情较重,对痛觉很敏感,施力应轻些。

在足部检查时要注意个别患者的特殊情况,如足底皮肤过厚,不能产生痛感者;饮酒、吸烟过量;经常服用镇静药物而痛觉迟钝者;幼儿、妇女等对痛觉特别敏感者;遇有昏迷、精神失常,无法通过有痛诊断者,可改用足部反射区的颗粒状或条索状物体来辅助诊断。

(4)足部反射区常出现异常情况:①有些脏器手术切除后,在触摸相对应的反射区可有"缺失"感觉。②胃肠病患者在其相对应的反射区可能摸到颗粒状小结节。③十二指肠溃疡患者可在十二指肠反射区皮下摸到条索状物。④有脊椎损伤史的患者,在其反射区的相应部位皮下骨骼处可摸到类似骨质增生的结节或条索状物。⑤小腿内侧坐骨神经反射区的中段皮下摸到有结节,提示可能有糖尿病。⑥妇女子宫、卵巢如有病变,在触摸相对应的反射区似有水流动感觉。⑦体内脏器如有肿瘤时,在其相对应的反射区皮下有时可触摸到小硬块结节等。

4. 注意事项

(1)注意光线：在足部望诊时，应在光线明亮处进行，以充足柔和的自然光为好。

(2)注意卫生：足部触诊，术者要修剪指甲，检查后要洗手。患者在就诊前也应清洁双足和修剪趾甲等。

(3)保护足部：在触诊前，应在患者足底部均匀地涂上按摩膏、凡士林或清香油等。

(4)诊断要仔细：在诊断过程中，要集中精力，仔细检查，随时注意比较手下的感觉。在观察患者表情的同时，经常询问患者的主观感觉。要对两足反复进行左、右对比，相关反应区对比等，如糖尿病患者应根据双足胰反射区的压痛反应，小腿内侧坐骨神经反射区中段的病理性结节，患者症状与体征等进行综合分析，必要时到医院去做进一步确诊等。

六、足疗的适应证与禁忌证

1. 适应证 内科有感冒、头痛、支气管炎、支气管哮喘、肺炎、神经衰弱、高血压病、低血压、冠心病、胃脘痛（急慢性胃炎）、胃溃疡、急慢性肝炎、胃肠功能紊乱、糖尿病、肾炎、尿路感染、风湿性关节炎、甲状腺功能亢进、肥胖症、便秘、痢疾等；外、伤科有落枕、颈椎病、软组织损伤、坐骨神经痛、骨关节炎、足跟痛、胆囊炎、胆石症、痔疮、乳腺炎、乳腺小叶增生症；妇科有月经不调、痛经、不孕症、宫颈炎、子宫肌瘤、更年期综合征、子宫脱垂、闭经等；儿科有小儿厌食症、小儿夜啼、惊风、百日咳、遗尿、湿疹；皮肤科有荨麻疹、带状疱疹、神经性皮炎、黄褐斑、脱发、痤疮、皮肤瘙痒症、冻疮、湿疹、足癣等；眼科有结膜炎、近视、眼疲劳等；耳鼻喉科有耳鸣、中耳炎、扁桃体炎、鼻炎、鼻窦炎、咽炎、咽喉炎等；口腔科有牙痛等。

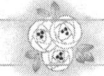 第一章 足疗概述

同时还可用于预防疾病,强身健体,延年益寿等。

2. 禁忌证 为了避免医疗事故,延误患者诊断与治疗,下列患者应禁用或慎用足部治疗:

(1)严重出血性疾病,如呕血、咯血、便血、尿血、脑出血、崩漏、各脏器出血等。

(2)急性心肌梗死患者,以及一切危急、重症疾病者。

(3)严重的心、肝、肺、肾功能衰竭者。

(4)妇女妊娠期应禁用,月经过多要慎用。

(5)某些急性疾病,如宫外孕、急性腹膜炎,以及某些传染性疾病,如非典型性肺炎、流行性脑脊髓膜炎、霍乱、乙型脑炎急性期等。

(6)对患有活动性肺结核、梅毒、脑血管病的昏迷期,以及长时期服用激素和极度疲劳者,应禁用或慎用。

七、家庭足疗的优点与注意事项

1. 家庭足疗优点

(1)简便易行:本疗法不需要复杂的医疗器械,只用简便器具,用药亦多为常用的中草药或就地采集的药材,治疗器具也多可自制,操作简便易行,一看就懂,一学就会,比较容易学习和掌握,故很适宜家庭自疗或互疗。

(2)适应范围广:本疗法既可用于保健,又可以用于治疗,人们容易接受。根据医学文献介绍和临床实践体会,对内科、外科、儿科、妇科、皮肤科、眼科、耳鼻喉科的常见病、多发病和部分疑难病症均有较好的治疗作用。

(3)价廉实用:家庭足疗,按摩治病仅用双手,即使配用中草药足浴,也是少花钱,就能治好病,中草药主要为自己采集,尤其是保健按摩,睡前热水浴足能治病和预防疾病,增强体质,延年益寿,大

大减轻了家庭经济负担。

（4）见效快、疗效好：本疗法对急、慢性病，只要选用位置准确，方法得当，并坚持治疗，都会收到意想不到的效果。临床大量实践证明，该疗法具有见效快、疗效好等优点，而且是一种理想、实惠的保健方法。

（5）取区（穴）不难，操作容易：该疗法的治疗部位就在双足，范围较小，只取双足的反射区（穴），在足部的经穴、奇穴均分布在各个反射区有重叠现象，而经穴、奇穴亦在按摩区之内，使不按摩穴位，胜似按摩穴位，取到反射区和穴位两用之效。

（6）安全可靠，无不良反应：中国人有句俗语"是药三分毒"，而本疗法是不吃药、不打针，无不良反应，无污染，安全可靠，有回归自然的优点。足部按摩与药物热疗，均为外治范畴，随病观察，病愈而止，还可以变换手法，调整治疗部位等。

2. 家庭足疗注意事项

（1）治疗房间内禁止吸烟，保持空气新鲜，气流通畅：冬季要注意防寒、保暖，避免足部受凉；夏季天气闷热，要打开门窗，双足避免潮湿等。

（2）餐前和饭后1小时内不宜进行足部按摩：体育运动后，应休息30分钟后，方可进行按摩，否则会引起头晕、恶心，甚至昏厥等。

（3）按摩完毕要喝水：按摩完毕后半小时内，宜喝温开水300～500毫升，如有严重肾病的患者，喝水不能超过150毫升，老年人与小孩按摩后喝水要视具体情况而定。

（4）按摩师要卫生：按摩前应修剪指甲、洗手，在冬季应保持双手温暖。

（5）掌握好基本穴：每种疾病，每次足部按摩时都要注意，不要忽略肾→输尿管→膀胱3个基本反射区的按摩。

（6）力度适中：老年人的骨骼变脆、关节僵硬，儿童皮薄肉嫩，因此在进行足部治疗时，按摩力度要轻柔，力到而止，切不可用力

第一章 足疗概述

过猛,手法应灵活多样,恰到好处。

(7)治疗期间患者不要停药:慢性疾病患者用药期间进行足部按摩,不能停药,应在按摩1~2个疗程取得明显效果时,方可逐渐减少用药量。如糖尿病患者,用药量减少应以检查结果为依据,或有的疾病不能仅凭症状改善为依据而减少用药量。

(8)提高足部的敏感度:长期接受足部按摩者,开始触摸较为敏感的反射区的反应,会逐渐显得迟钝,故在按摩之前,用40℃~50℃的温盐水浸泡双足20分钟左右,然后进行按摩,以提高足部的敏感度。

(9)按摩手法常变换:术者用拇指对患者进行足部按摩,应不断变换操作手法,按摩之后可使受术者产生催眠作用。

(10)注意避开骨骼突起部位:按摩时应避开骨骼突起部位,以免损伤骨膜、淋巴、脊椎等,尾骨反射区,一定要向心脏方向按摩,以利推动足部的血液和淋巴液循环。

(11)注意避开足部外伤部位:足部局部有外伤、感染或疮疹等,按摩时应避开患处,以防止细菌感染或扩散,可在另一足部相同反射区进行按摩。

(12)注意禁忌证:凡有本疗法禁忌证的患者,一般都不宜做足部按摩治疗,妇女的妊娠期也不宜做足部按摩。

(13)重视出现不良反应:有些患者在足部按摩后,出现低热、疲倦、腹泻,甚至原来的症状加重,此时可根据病情及患者本人态度决定是否继续按摩,但大多数患者继续按摩数日后,症状可自行消失。

(14)注意自身手部保健:足部按摩后,术者应用温热水洗手,忌用冷水洗手,以免引起手部(指)关节损伤。

(15)坚定信心坚持按摩:在按摩治疗或保健过程中,患者要有信心、恒心、耐心,坚持按摩,相互配合,一定能取得较好的治疗效果。

体验足疗魅力

第二章 足疗的常用方法

一、足部热水浴疗法

足部热水浴疗法是通过水的温度和机械作用,刺激足部各穴位及反射区,促进气血运行,畅通经络,改善新陈代谢,调理脏腑功能,进而起到防病治病及自我保健的一种方法。

1. 方法 足浴要有科学的方法,才能够达到很好的效果,水必须有足够的热度,才能起到刺激穴位,收到与针灸同工之效。因气候条件和身体状况不同,应选用不同水温,夏季水温在25℃~30℃左右,秋季水温在30℃~37℃左右,冬春季水温在37℃~50℃左右。水量通常以没过踝关节为度,双足放入热水中浸泡10~30分钟,每日1~2次,浴足的同时,要多动脚趾,用手指按摩揉搓足趾、擦掐捏推足心与足背的穴位或反射区2~3分钟。

2. 适应证 本疗法适应范围较为广泛,任何人员和疾病均可进行热水浴足(除外足部破溃或手术未拆线和扭伤24小时内者),对头痛、失眠、神经痛、月经期痉挛、足及踝关节扭挫伤恢复期、关节功能障碍、急慢性鼻炎,急性喉炎等,效果更佳。

3. 注意事项 ①饭前、饭后1小时不宜进行足部热水浴,以免影响胃肠功能,并防止虚脱。②对儿童、皮肤感觉迟钝者、中风后遗症患者等,足浴时须测量水温,以免烫伤,并应有专人看护。③要注意保暖,避免冷风吹双足。

二、中药浴疗法

选择适当的中药煎汤,浸浴足部,利用水的温度和机械作用,药物经过皮肤吸收进入人体,作用于穴位、经络,由表及里,从下传上,由皮肤到内脏,起到通调上下内外,调节气血阴阳,扶正祛邪,以达到保健、治疗的目的。

1. 方法 ①选择好药浴的足浴盆,或市场上买的足浴盆均可(有条件者可使用市售的具有加热和按摩功能的足浴盆进行足浴)。②根据病情,选择适当的中药配方,药物加水煮沸,弃渣取液,浸浴双足。药液温度以 40℃~50℃ 为宜,药液稍冷时应调换或加热后再用。药液没过足踝关节以上,同时搓压按足部反射区、穴位,效果更佳。每次浸浴 30~40 分钟,每日 1~2 次,疗程视病情而定。

2. 适应证 ①呼吸系统疾病。感冒、气管炎、哮喘、鼻炎、肺气肿等。②消化系统疾病。胃痛、食欲缺乏、消化不良、慢性胃炎、糖尿病、慢性胆囊炎、胰腺炎等。③心血管疾病。高脂血症、心脏病、低血压、高血压病、血管栓塞、动脉硬化等。④神经系统疾病。头痛、神经衰弱、中风后遗症、失眠、头晕等。⑤泌尿系统疾病。肾炎、肾盂肾炎、肾结石、膀胱炎、排尿困难、遗尿等。⑥免疫系统及内分泌系统疾病。过敏、甲状腺炎、甲状腺功能亢进或减退、骨质疏松、更年期综合征等。⑦生殖系统疾病。前列腺炎、前列腺肥大、阳痿、子宫颈炎、子宫脱垂等。⑧运动系统疾病。腰痛、腰扭伤、颈椎病、骨关节炎、坐骨神经痛、背痛、尾骨痛、肩周炎、髋关节痛、风湿与类风湿性关节炎等。⑨感觉系统疾病。眼病、耳病、牙痛、鼻窦炎、咽喉炎、扁桃体炎等。⑩皮肤科疾病。痤疮、荨麻疹、湿疹等。

3. 注意事项 ①防止真菌交叉感染,同一家庭成员,最好各自使用自己的浴足盆。②对儿童、皮肤感觉迟钝者、中风后遗症患者等,足浴时应测水温,以免烫伤,并应有专人看护。③足浴时若药液引起局部红肿、瘙痒、起疱甚至变态反应,应停止药浴。④饭前、饭后30分钟不宜进行足部药浴,以免发生虚脱或影响胃肠功能。⑤恶性肿瘤,癫痫,急性炎症,心功能不全,慢性肺源性心脏病等患者应慎用。足部皮肤炎症或破损者,应治愈后再行足部药浴。⑥足部药浴时出现头晕、目眩、恶心,应暂停治疗,休息片刻症状可缓解。⑦足部药浴后需饮用温开水250~500毫升(肾脏病和心脏病患者可酌量饮用),以利于血液循环,并有一定的排毒作用。⑧足浴的中药配方禁内服。

三、中药熏蒸疗法

利用热蒸气加入与疾病相关的中药(药末或药液),用电力或燃气加热煎煮中药产生蒸气熏蒸双下肢,使热蒸气通过物理和化学作用,促进下肢血液循环,舒经活络,起到治疗和保健作用。

1. 方法 用木制桶,高度最好过膝关节(大腿下1/3),桶的下层放入1 000~1 500毫升的中药液,内放10~15公分高的木架,木架上放按摩板,双足踩在按摩板上;用电力或燃气加热方式,产生热蒸气。木桶上面的大腿部用2~4层毛巾或棉垫覆盖。每次熏蒸治疗20~40分钟,以出汗为准,每日1~2次,10次为1个疗程。

2. 适应证 熏蒸疗法适用较广泛,尤其是下肢骨关节炎、关节僵硬、风湿、类风湿、外伤手术后遗症、肌纤维组织炎、跌打损伤、下肢骨折后康复、皮肤科疾病、末梢神经炎、动静脉脉管炎等效果较好,对呼吸、神经、循环、消化等系统疾病及中老年人的常见病、多发病,如高血压病、高脂血症、肥胖、神经衰弱、糖尿病等疾病,均有较好的效果。

3. 注意事项 ①注意防止烫(灼)伤。桶内不可放置铁器。

②治疗时禁止吹风及过堂风,防止出汗过多引起虚脱,如遇有心慌不适者,应停止治疗,进行休息。③治疗结束后,足部、下肢应注意保温,在原地休息10～20分钟方可离开,以防感冒。④对严重下肢静脉曲张及手术后未拆线者禁止熏蒸治疗。

四、足浴与药物贴敷法

足浴是先经热水、中药液浴足或足部按摩后,使足部经络、穴位、反射区等相应"开放"活跃,再选用与疾病相对应的中药粉(末)散剂,用介质,如水、酒、醋、油、蜂蜜等调和后,贴敷在足部相应的穴位、反射区或身体的某些穴位,利用中药、介质的性味进入经络,到达全身或有病变部位起治病和调节作用。

1. 方法 先选用针对疾病的中药,加工成粉(末),再选用优质调合剂,如水、酒、醋、油、蜂蜜等物质将药粉(末)调合成糊状,敷贴在足部的穴位、反射区或身体的某些穴位(神阙)等。外用塑料布(纸)、橡皮膏、纱布、绷带等包扎固定。每次用药糊3～5克,12～24小时换药1次,5～10次为1个疗程,或依病情而定,病愈即止。

2. 适应证 适应证范围较广。适用于保健、亚健康状态和各种疾病的治疗,如对感冒、咳嗽、气管炎、慢性支气管炎等;胃痛、食欲缺乏、消化不良、慢性胃炎、糖尿病、慢性肠炎、便秘等;高血压病、低血压、血管痉挛等;神经衰弱、头痛、失眠和月经不调、痛经、盆腔炎、腰痛等疾患,均有较好的治疗作用。

3. 注意事项 局部皮肤有水疱或破损者应慎用;对所用的中药过敏者应禁用。

五、足部按摩基本手法

1. 足部按摩手法 是用手指按各种特定技巧动作施力于足

部皮肤,以达健身或治病的目的。手法与操作是足部反射区按摩的主要手段。按施力部位的不同,常用拇指的指腹与指端、食指的指腹与指端、食指的侧缘、拇指的指间关节顶点、食指的第一指间关节顶点施力(图68)。手法在操作中要求持续、有力、均匀、柔和,直至能深达反射区。在适当的反射区上,运用相适宜的手法与掌握熟练的技巧,是提高足部按摩疗效的关键。同时,在开展临床

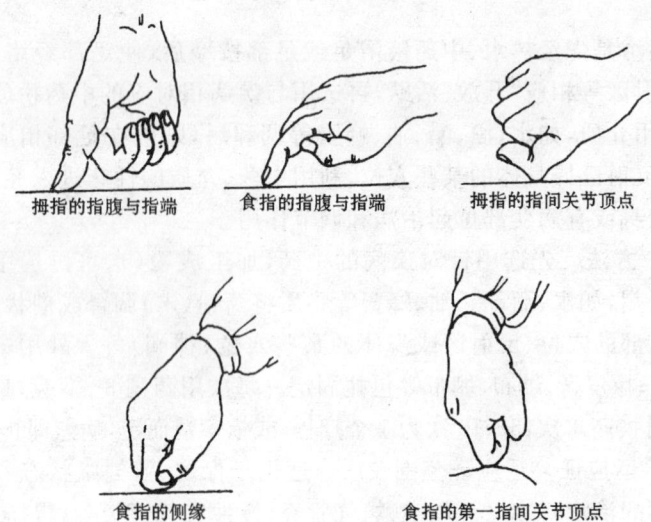

图68　手法的选择

治疗与保健按摩中,也要依据辨证,分清寒热虚实而选择手法,才能更好地发挥手法的治疗作用,尤其在家庭保健按摩中更应注意。一家人中年纪有老少,体质有强弱,病证有虚实,治疗部位——反射区有大有小,肌肉有厚薄,因此手法的选择和力度运用都必须与之相适应。否则,必然会影响到足部按摩的治疗效果。有时治疗效果不显著,不是选取反射区不准确,就是手法选择与运用不当,应当仔细斟酌,不断加以改进,使手法、证情与之相一致。如此按

第二章 足疗的常用方法

摩,以达到平衡阴阳、调整脏腑、补虚泻实、强身健体等目的。常用的操作手法有以下几种:

(1)拇指尖施压法(按法)

①方法。拇指关节在患者足部皮肤上弯曲成直角,着力点在偏离指甲尖端中央2~3毫米处,垂直用力按压,接着手指放松,不加力按压,手指伸直与患者皮肤平行,这样一个动作就完成了(图69)。拇指按压足底时,其余四指支在足背上;反之拇指按压足背时,其余四指支在足底上。

②要领。手指不要离开皮肤,每做完一个动作,拇指就稍前进几毫米,不要后退,也不要左右移动。动作要不间断,有节律、轻柔地进行。此法初学者常用,可用于足部各个穴位和反射区。但需注意,久用此法,拇指经常处于紧张状态,术者易患腱鞘炎,应与其他手法交替使用。

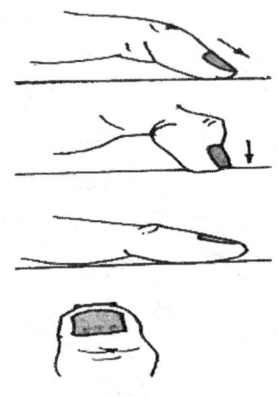

图69 拇指尖施压法

(2)食指单勾法(点法)

①方法。将食指弯曲,拇指轻靠于食指末节,给食指以向上的力量,保持食指指骨同手掌、前臂、上臂成一条直线,以固定着力点,可以省力。食指关节按压时,压1次提起1次,放松压力。有些带状反射区,可先用力压下,待患者感到疼痛,然后慢慢移动(见图70)。

②要领。用力一定要均匀、渗透,使刺激持久,患者能够耐受。此方法适用于足底部、足内侧面、足外侧缘、足背的穴位和反射区。

(3)推法

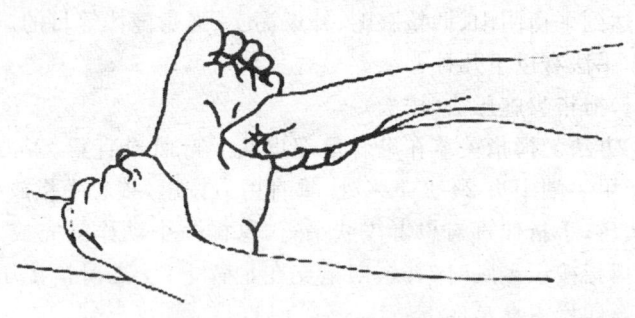

图70 食指单勾法

①方法。用单指、多指及掌根、大小鱼际侧等,着力于足的一定部位行单向直线移动。一般多采用拇指推法(图71)。

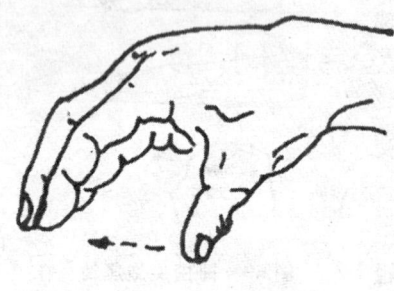

图71 推法

②要领。操作时指掌紧贴体表,用力稳健,速度缓慢均匀,应沿骨骼走向施行,且在同一层次上推动。适合于几个穴位或反射区相距很近,又都需要按摩。如肾脏、输尿管、膀胱、结肠等足反射区均需按摩,可采用本法。

(4)揉法

①方法。指揉法,以手指螺纹面吸定于穴位或反射区上,腕部放松,以肘部为支点,前臂做主动摆动,带动腕部和手指做轻柔和缓的摆动或旋转,将力通过手指而达到所揉部位。掌揉法,是以手掌大、小鱼际或掌根吸定于穴位或反射区上,操作方法同指揉法(图72)。

②要领。动作要连续,着力由小逐渐增大,再由大逐渐减小,均匀、持续而轻柔地旋转回环,动作宜轻宜缓,并避免触打或跳跃。

第二章 足疗的常用方法

此法适用于按摩区域较大的部位。

（5）掐法

①方法。用手指顶端甲缘重刺激穴位和反射区，一般多用拇指顶端及桡侧甲缘施力，也有以拇指与其余各指顶端甲缘相对夹持穴位和反射区施力的。有时变形为双手拇指顶端对应夹持穴位和反射区施力（图73）。

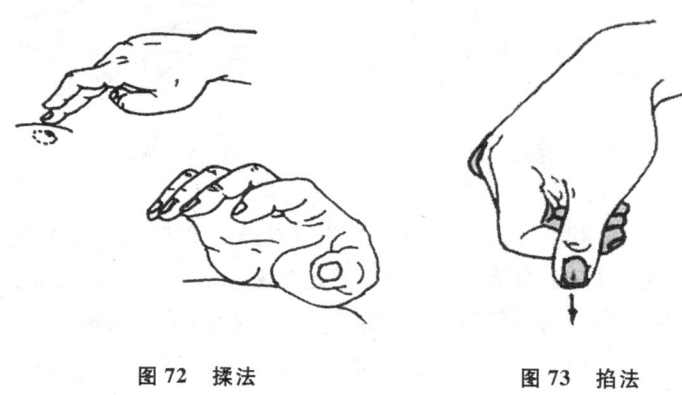

图72 揉法　　　　　图73 掐法

②要领。掐时要逐渐加力，至引起强反应停止，一般为半分钟。注意不要掐破皮肤，切忌划动。本法多用于足趾、足趾结合部等狭小部位的穴位和反射区。

（6）捏法

①方法。拇、食二指分别捏压在两个对应的穴位和反射区上压揉，或者拇指在一个反射区和穴位上点压，而食指在另一面起固定作用（图74）。

②要领。手法强度可轻可重。适合于相对应的穴位和反射区，如腹部淋巴和上身淋巴的足反射区可用此法。

（7）擦法

①方法。用单指或手掌大、小鱼际及掌根部附着于足部，紧贴皮肤进行往复、快速直线运动（图75）。

体验足疗魅力

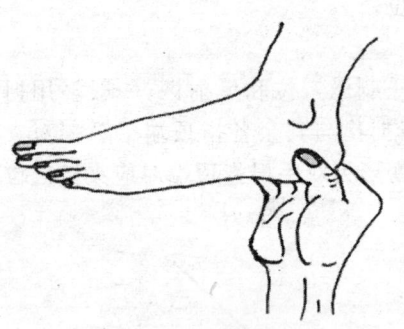

图74 捏法　　　　　　　图75 擦法

②要领。腕关节应自然伸直,前臂与手近似水平,指擦的指端可微微下按,以肩关节为支点,上臂主动带动指、掌做往返直线移动;亦可视部位不同分别以腕部、指掌关节及指间关节为轴施行。着力不滞,迅速往复,以出现温热感为佳。一般常用于开始治疗时,或足底操作。

(8)叩法

①方法。常用食指叩法和撮指叩法。食指叩法是拇、食两指指腹相对,中指指腹放在食指指甲上,三指合并捏紧,食指端略突出,用腕力上下动作行点叩法。撮指叩法是手指微屈,五指端捏在一起,形如梅花状,用腕部弹力上下动作行点叩法(图76)。应以腕部为支点,用力要均匀,食指叩法适用于足部各个穴位和反射区。

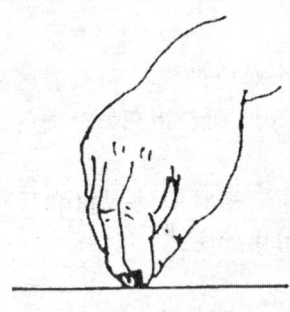

图76 叩法

②要领。指叩法适用于足部肌肉少的穴位和反射区,足跟痛用此疗法效果较好。

(9)刮法

①方法。术者以食指的指侧缘或刮板,紧贴在反射区域(或穴位)的皮肤,做单向直线,由远端向近端推刮,反复多次,直至有得气感(温热)为度(图77)。

②要领。操作时由上而下(由远端向近端)或向两旁单向直线推刮移动,用力均匀、快速,使力度深沉、反复推刮,以皮肤出现潮红为度。施术中,推刮用力要平稳,手法要柔和均匀,治疗时间不宜过长,以3～5分钟为宜,用力不可过重,切忌刮破皮肤。如皮肤被刮破损,即中止治疗。

(10)搓法

①方法。术者用两手手掌夹住患者小腿或足部,在坐骨神经反射区,或足掌部,用两手掌相对用力,用力做方向相反的自下而上,单向直线快速搓揉(图78)。

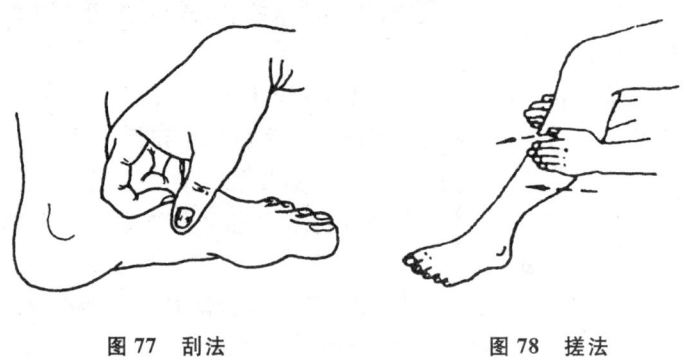

图77 刮法　　　　　图78 搓法

②要领。操作时用力要适中、均匀,速度宜快,两手相对用力,自下而上,单向直线搓揉。术者两手掌应用力一致,但不可用力过猛(紧),切忌快速紧搓。

(11)摇法

①方法。使足趾及踝关节做被动均匀的环转运动(图79)

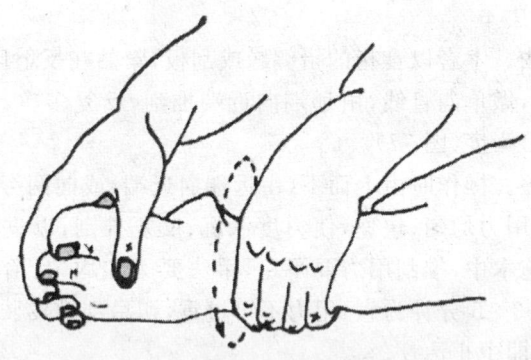

图79 摇法

②要领。动作要和缓,用力稳健,摇动范畴在正常生理活动范围之内,由小到大,频率由快而慢,然后再由大至小,频率则转快。操作时不僵不滞,灵活圆转。患者应尽力放松,切忌突然单向加力,以防止损伤关节。为保护关节,须在施术前后先行放松调节训练。

(12)踩法

①方法。用足踩压作用于患者的足底部(图80)。施术者利用自己的足跟、足底前部跖趾对患者足底施以节律性压踩。

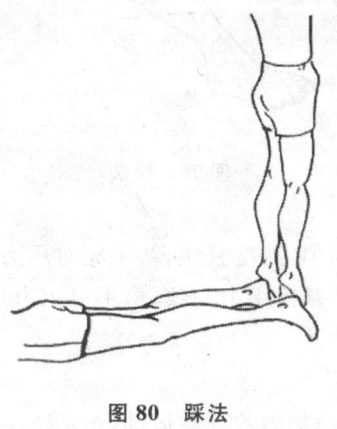

图80 踩法

②要领。要注意节律性,不可将施术者全身体重一下全部作用于患者,而应该视情况加力。主要用于足底部的广泛区域,特别是前足底与足趾。

2. 按摩辅助工具

(1)按摩工具及器材:足部按摩用的按摩棒,目前还没有统一的规格标准,根据多年进行足部按摩的经验、体会和患者舒适度有以下5种工具。

第二章 足疗的常用方法

①牛角形按摩棒。其制作材料为牛角,其形状宛如一只弯弯的牛角,横断面为椭圆形。按摩棒总长度约 15 厘米,较粗一端的直径为 3 厘米,较细的一端直径为 0.5 厘米(图 81)。

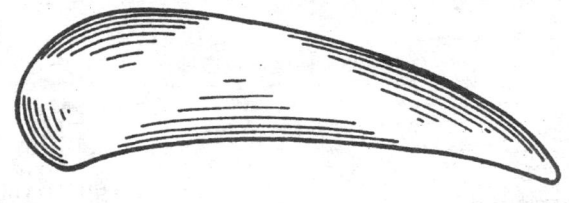

图 81　牛角形按摩棒

②烟斗形按摩棒。制作材料为木棒或牛角,形状像一只扁平烟斗。总长度约 14 厘米,一头为扁形,长度 1.5 厘米,宽约 0.1 厘米;另一头直径 2 厘米的圆锥形(图 82)。

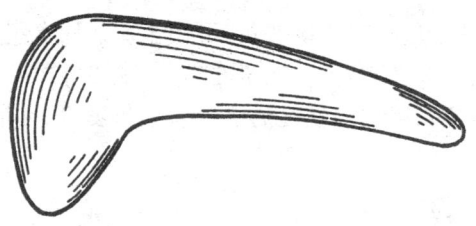

图 82　烟斗形按摩棒

③圆锥形按摩棒。制作材料为硬杂木,形似一根木匠用的锥子,横断面为圆形。总长度约 16 厘米,粗端直径为 2 厘米,细端直径为 0.3 厘米(图 83)。

④锤子形按摩棒。按摩棒似锤子形,用杂木制成,形似一把长约 30 厘米的长柄木榔头。它的内部是空心的,用小弹簧穿入孔,弹簧两端分别钉入木帽子,木帽子可自做,直径为 3.5 厘米(图 84)。

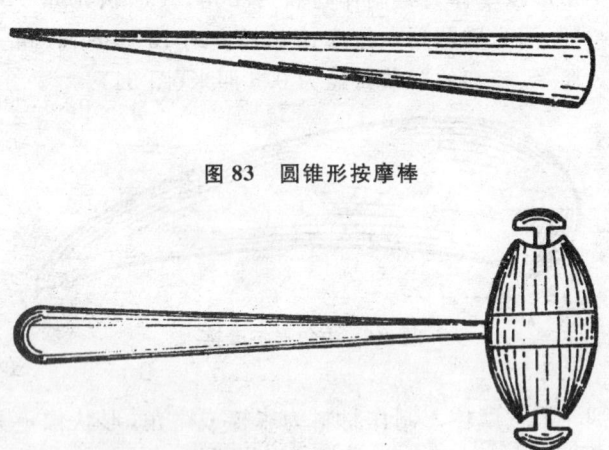

图83 圆锥形按摩棒

图84 锤子形按摩棒

⑤按摩锤。形状似传统榔头,可用金属或硬木制成,锤头一般最大直径为1~2厘米,高4厘米左右,一端为钝边圆柱面,另一端为钝圆锥体,锤头可用弹性好的橡胶软垫包裹,也可布类包裹按摩端(图85)。

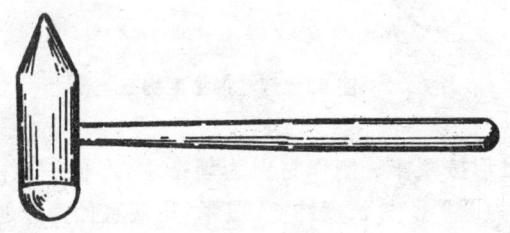

图85 按摩锤

按摩锤适用于按摩足底反射区,也可以代替手进行快节奏的叩、压、擦和推等手法。运用时要注意调整好力度、频率,用力均匀,不可忽轻忽重等。

第二章 足疗的常用方法

⑥按摩板。可以是方形或圆形板状器具,器具的表面是凸凹不平的,或是滚动等,可代替踩或踏及大范围压揉等法。这种按摩板制作比较简单,有治疗和保健作用。

⑦按摩器。用于足部按摩的器具,有电子、机械和足踏等多种产品。目前市场上较常见的有北京生产的足穴保健治疗仪,广东生产的电子净化促进血液循环仪,福建生产的脚踏板,浙江生产的塑料脚踏板等,都可作为家庭足疗应用器具。

(2)家庭现有与自制器材

①用废旧梳子、竹筷子、10~20根牙签捆成一束或用多个单发夹的钝头来替代拇指按压。

②电吹风。将吹风机对准足部反射区,先用温风,直到足部吹至灼热感时方可移开。待灼热感逐觉凉后,再吹第二次、第三次,如此反复进行,每日1~2次,每次吹20~30分钟。

③吸尘器。家中有吸尘器者可用此法。即把吸尘器口上的其他部件取下,直接露出软管口,把软管口紧贴足底反射区,然后凭着吸尘器的吸力嘬足底的皮肤,当被"嘬"的部位有一种被"夹紧"或"吸入"感觉时拿(移)开软管口,再去"嘬"别的反射区。如此把整个足底反射区全部吸遍1次,每日1次,每次20~30分钟。

④烟卷或艾条熏。将烟卷或艾条点燃,对准足底反射区熏。此法较常用,亦可替代手法按摩。方法为将点燃的烟卷或艾条,接近足部反射区,待有灼热感时立即移开,如此反复6~7次,每次熏灸15分钟左右,6次为1个疗程。

3. 足部按摩时间、位置、顺序与力度 人体是有机统一的整体,各脏器之间互有联系。而双足(脚)是人体的缩影,如某一器官发生疾病时,故在足部有某器官病症表现于相应的反射区,所以在足部按摩治疗时要注意病情在足部的反应及相关区域,按摩时才能有的放矢,收到事半功倍的效果。

(1)按摩时间:进行足部按摩,必须掌握好按摩时间,应根据患者的病种、患病的性质、病情的长短,来安排按摩时间、间隔时间及按摩次数等,宜长则长,宜短则短。

一般每日按摩1次,急性病可每日2次,慢性病或康复期间可隔日1次或每周2次。保健按摩应每日1次。时间要在饭后1小时,上午、下午或晚上均可按摩,7~10次为1个疗程。每次按摩时间为30~45分钟,每个主要反射区3~5分钟,次要反射区2~3分钟,每次按摩对肾脏、输尿管、膀胱反射区必须按摩3~5分钟。

(2)按摩位置:在施行按摩治疗前,一定要了解和掌握反射区(穴位)位置。反射区的位置准确与否,将直接影响治疗的效果。若位置准确,可提高治疗效果。反之,疗效不好。

(3)按摩顺序:在足部按一定的顺序进行按摩,可使身体各器官保持最佳的协调状态。

①紧急顺序按摩。如果处于紧急状态,需要立即缓解者,如偏头痛、牙痛、关节扭伤等,可直接按摩相对应的反射区。

②一般疾病或保健按摩。应按下列顺序进行,即按摩肾脏、输尿管、膀胱反射区;其次按摩大脑(头部)反射区;再次按摩胃肠道、肝、胰、淋巴反射区;最后对症按摩。在实际按摩中,应根据病情具体掌握,不可死板、教条。

③全足按摩。一般先从左足开始,按摩3遍肾→输尿管→膀胱3个反射区,并按足底反射区→足内侧反射区→足外侧反射区→足背反射区的顺序进行。结束时再将肾→输尿管→膀胱3个反射区按摩3遍,然后按上述顺序按摩右足。

④重复按摩。大致按照基本反射区→病变反射区→相关反射区的顺序进行。

(4)按摩强度:按摩力量的强弱,应根据患者的年龄、病情、痛觉敏感程度、反射区的位置而定,以患者"得气"有酸、胀为度,一般分轻刺激、中度刺激和重刺激3种。

①轻刺激。适应于一般疾病,或病情较轻者,病后康复期,保健按摩较常用,对患有严重心脏病的心反射区,肝脏疾病的肝反射区,肾脏疾病的肾反射区,以及敏感性较强的反射区,如眼、耳、三叉神经、小脑、脑垂体、胆囊、脾、尾骨外侧等反射区,用力要均匀,不宜过重,只要患者出现局部有痛感即可。

②中度刺激。适用于实证用泻或平补、平泻有效的患者。手法介于轻刺激与重刺激之间。

③重刺激。适用于病急、证实和健壮患者,同时对敏感性相对较弱的反射区,如肾上腺、肾、输尿管、额窦、大脑(头部)、斜方肌、肺、结肠、直肠、腰椎、胸椎、膝、肘关节等反射区均应用重刺激,对一些急性病、运动系统疾病亦均用重刺激,方能取得较好的效果。

一般来说,按摩的强度应根据病情,因人而定,急性病为证实,体强者宜用泻法,多用重刺激;体弱者,则用中度刺激;虚实夹杂者,多用平补平泻法,一般采用轻刺激与中度刺激并施。慢性病而证虚者,宜用补法,可用轻刺激等。

(5)按摩后反应:按摩反应取决于按摩手法、频率和患者机体敏感程度,一般临床较多见的有足踝部出现肿胀,特别是那些有淋巴回流障碍的患者;静脉曲张突然肿得更加明显;足部有伤口并出现渗出液;邪正抗争后发热,抗体增强;排尿量增多,尿色变黄且臭或出现黑色、红色尿;原有疼痛加重;睡眠时间延长或有少数人睡眠减少,常做梦;分泌物增加,如汗多、痰多、口涎多、鼻涕多,妇女白带多等,还有出现恶心、腹痛、精神疲劳等。

患者出现上述反应,属正常反应,是疾病好转征兆,不久即可自行消失,对精神疲劳者,只要适当缩短按摩时间,减少按摩次数,即可恢复。若按摩没有反应,可能是按摩不当所致,应适当调整手法,增加力度,以达到治疗效果。

4. 家庭自我按摩 家庭按摩或自我按摩先要了解足部按摩常用的足部穴位(或反射区),以自我按摩为例,可采用盘腿坐位,双足交叉抬高,即右足置于左腿上,则用左手按摩足底,右手固定足背;右手按摩足背,则用左手固定足底。反之左足同样操作。

家庭自我按摩除用自制按摩器材外,还应准备按摩膏、凡士林、香油类或软膏制剂等,以作为润滑用品。

六、足部按压与吮吸法

足部按压与吮吸治疗法是家庭使用的一种足部按摩方法,是利用人们日常生活中常用的工具如笔头、发夹、牙签等就地取材。不论钢笔(水笔)头、圆珠笔、发夹钝头、牙签(由10～15根顶端变钝)捆成一束,替代拇指按压,在足部反射区或穴位、奇穴等进行双足交替按压。每次5～10分钟,30～40次,按压并有酸、胀、痛、麻感。每日1～2次。按压如碰到有伤口、水疱或破溃者,均不可施行此项治疗。

1、按摩板(家庭用搓衣板替代) 形似椭圆形板状器具,表面上有基本等高的凸起物,分布均匀,可代替踩法及大范围压揉等法。

2. 按摩锤 形似传统的榔头,可用金属或硬木等制作,锤头一般直径1～2厘米,高4～5厘米,一端为钝边圆柱面,另一端为钝圆锥体。锤头可用弹性橡胶软垫包裹,按摩锤可以代替手进行快节奏的叩、压、擦、推等手法。作用于足底等大多数穴位和反射区。治疗(按压)时要调整好力度和频率,不可忽轻忽重。

3. 电吹风 为女性烫发用的工具,对准足部穴位或反射区,先用温风,直至足部产生灼热感时方可移开,待灼热感逐渐消失时,接着再吹第二次、第三次等,持续治疗20～30分钟。注意切勿造成烫伤。

4. 吸尘器 家中有吸尘器者可用此法;先把吸尘器口上的其他部件取下,直接露出软管,把圆形的软管头紧贴足底皮肤,打开

第二章 足疗的常用方法

电源开关,然后凭着吸尘器的吸力"嘬"脚底的皮肤,当被"嘬"的部位有一种被夹紧或"吸入"的感觉时,拿走软管,再去吸别的部位。直至把整个足底全部吸遍,再交换另一足。如此反复吸30~40分钟。

5. 艾条或烟卷 将艾条或烟卷点燃,对准足部穴位或反射区进行熏灼。此法较常用,可代替手进行按摩。方法为将点燃的烟卷或艾条,接近足部反射区时,患者感觉有灼热感时立即移开,待稍凉时再对准穴位,似鸡啄食样。反复10~15次,每次熏灼15分钟左右,6次为1个疗程。操作时严防烫伤皮肤和防止失火。

七、足部刮痧法

足部反射区刮痧疗法是以中医理论为基础、西医理论为主导的治疗方法。刮拭足部反射区能有效地增强机体免疫系统和内分泌系统的活力,调整体内阴阳平衡,提高机体的抗病能力,活跃了体内之元气,加强各器官的生理功能。在保健、延缓衰老、防病、诊病、治疗上起到一定的医疗目的。

1. 方法

(1)刮痧工具:刮痧板多选用玉制或水牛角制的。润滑剂(又称刮痧油)多选用具有活血化瘀,通经活络作用的正红花油替代,或凡士林均可。

(2)刮拭方法

①先用热水加少许白酒将双足浸泡3~5分钟后擦干。

②在足底涂抹少许润滑剂。

③刮痧的顺序为自上而下,用刮板的边缘与足部的皮肤呈45度倾斜来进行刮拭,每个反射区根据病情可反复刮拭30~50次。自始至终用力要均匀,不要轻一下重一下影响疗效。一个反射区刮拭完毕再刮拭另一个反射区。刮拭经穴区域时要沿着经络部位

自上而下或由内向外刮拭 30～50 次,一个经穴刮完再选刮另一个经穴。足部反射区刮拭的顺序一般是先左足后右足,刮痧时先刮拭六个基本反射区,即肾上腺、肾、输尿管、膀胱、腹腔神经丛、脾,然后再选刮相应的反射区。基本刮拭原则为:基本反射区→重点反射区→配区。

④刮拭时间不论早中晚,都必须在饭后 1 小时进行。

2. 适应证　适用于头痛、眩晕、感冒、中风后遗症、冠心病、高血压病、失眠、胃脘痛、胁痛、黄疸、原发性直立性低血压、支气管炎、支气管哮喘、遗精、阳痿、痹症、糖尿病、泄泻、便秘、水肿、呃逆、面神经麻痹、神经衰弱、脱肛、慢性前列腺炎、自汗、盗汗、痔疮、类风湿关节炎、三叉神经痛、足跟痛、乳痈、湿疹、痤疮、斑秃、带状疱疹、坐骨神经痛、落枕、肩周炎、慢性腰痛、颈椎综合征、月经不调、带下病、盆腔炎、产后缺乳、痛经、经闭、更年期综合征、子宫脱垂、小儿腹泻、百日咳、斜颈、小儿遗尿、小儿营养不良、小儿惊风、流行性腮腺炎、老花眼、近视、耳鸣、耳聋、牙龈、咽喉肿痛、慢性鼻炎、麦粒肿、慢性咽炎、颞颌关节功能紊乱综合征等。

3. 注意事项

(1)刮痧前应观察足形,以便准确掌握部位、区域和用力程度。切忌有风直接吹脚部,保持室内恒温。操作完应休息片刻,不要急于站立行走,还应饮 300 毫升左右温开水。

(2)妇女月经和妊娠期间一般不宜做足部反射区的刮痧。有各种严重出血的患者及活动性肺结核、梅毒、昏迷患者都不宜进行足部反射区刮痧。刮拭过程中出现面色苍白、胸闷恶心、出冷汗等"晕刮"现象,即停止操作,予以平卧,服用糖开水,稍事休息即可好转。

八、足部磁片贴敷疗法

将磁片或磁珠固定于足部经穴,利用磁场效应,能提高水解酶的活性,降低感觉神经的兴奋性和肌张力,提高痛阈,改善血液及淋巴循环,缓解肌肉痉挛,达到镇痛、镇静、消炎及消肿的治疗目的。

1. 方法 取直径 10 毫米,厚度 5 毫米左右磁片或 3~5 毫米磁珠(图 86),表面磁场强度为 0.05~0.15 特斯拉,贴敷于双足相应经穴或阿是穴,用胶布固定(图 87)。每次每足贴 3~6 穴,每日 1 次,每次 20~30 分钟,10~20 次为 1 个疗程。

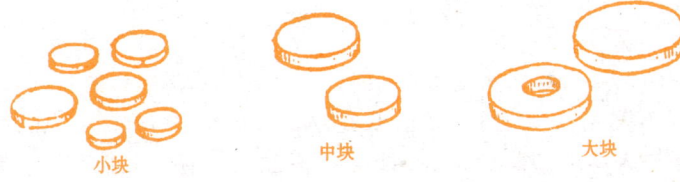

图 86 磁片的种类

2. 适应证 适用于高血压病、支气管炎、单纯性消化不良性腹泻、神经痛、神经性头痛、痛经、乳腺小叶增生、宫颈炎、疣等。

3. 注意事项

(1)磁片、磁珠应光滑清洁、卫生,如有破损应弃用。磁片强度计量应准确,如发现不准确应弃用。

(2)患者出现轻度头晕、恶心、失眠、嗜睡或血压波动可继续治疗,严

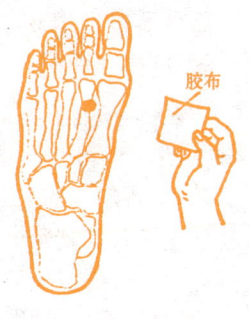

图 87 磁片贴敷足穴

重者应中止治疗或对症处理。手表不要接触磁片,防受磁场影响。

九、足部常用西药治疗法

根据病情,将所选用的西药用水稀释成合适的浓度,加温至需要的温度浴足。该法是药物治疗与物理治疗的综合,有水温刺激、物理刺激、化学刺激、药物吸收等协同作用。药物通过皮肤吸收,在角质层和表皮深层转运。使药物易于吸收,直接进入血液循环;同时,由于药、水的各种物理、化学因素对皮肤局部的刺激,可以通过经络系统的调节而起到纠正脏腑功能紊乱的作用,达到治病的目的。

1. 方法

(1)苏打液浴:将碳酸氢钠20克溶入热水2 500毫升中,水温调至40℃~50℃之间,浸浴双足,每日1次,每次20~30分钟。可增进人体的新陈代谢,并能促进皮肤血液循环,浴后体温易放散,有清凉感。但有动脉硬化或心脏病的人,不宜进行这种疗法。

(2)盐水浴:将食盐30克放入大盆内,加热水2 500毫升,把水温调至40℃~50℃左右,放松双足浸浴,每次30分钟,每日1次。可促进血液循环及刺激皮肤,并能消除疲劳,浴后精神舒畅。对神经痛、风湿病和妇女的性冷淡有很好的疗效。

(3)硫黄液浴:用硫黄20克,加水2 500毫升,加温至45℃左右,浸浴双足,每次30分钟。当硫黄的成分触到皮肤后即变成硫化碱,它能溶解角质软化皮肤,对疥癣能杀虫止痒。另外,硫黄浴足还有扩张血管和祛痰、止咳的作用。

(4)白酒洗足:用53度白酒50~100毫升加温至40℃~50℃,涂擦双足相应部位,并揉压反射区,每次10分钟,每日1次。促进局部血液循环,调整脏腑功能,具有活血祛寒、散风除湿、解热除烦等作用。如无烧酒,可用75%的乙醇代替。

第二章 足疗的常用方法

(5)樟脑液浴:樟脑10克,溶于75%乙醇30毫升内,溶解后加热水2 000毫升,水温调在40℃~50℃之间,浸浴双足,并揉压穴位及反射区,每次20~30分钟,每日1次。具有镇痛、消炎、收敛作用。对结节性红斑、关节痛等效果较好。

(6)硼酸液浴:硼酸6克加水2 000毫升,加温至40℃~45℃左右,浸浴双足,每次20~30分钟,每日1次。具有清洁、消炎作用,对足部皮肤创伤、糜烂、溃疡或皮损感染作用较好。

(7)高锰酸钾液浴:高锰酸钾粉0.5克加水配成1:5 000溶液,加热使水温在摄氏40℃~50℃,浸浴双足,每次30分钟。有强氧化、消毒、除臭作用。

(8)冰醋酸液浴:将冰醋酸10克加热水2 000毫升,使水温在30℃~37℃左右,浸浴双足,每次20~30分钟,每日1次。具有杀菌止痒,对足癣、甲癣疗效较好。

(9)足粉浴:水杨酸5克,氧化锌2.5克,硼酸10克,樟脑2克,薄荷脑1克,制成粉剂,擦揉双足,每次10~20分钟,每日1次。具有收敛、去湿、止痒、抗真菌作用。对手足癣、手足多汗症有良好效果。

(10)明矾液浴:明矾10克,溶于2 000毫升水中,加温至40℃~50℃,浸浴双足,每次20分钟,每日2次。明矾是一种蛋白沉淀剂,可降低细胞膜的通透性,闭合扩张的毛细血管。

2. 适应证　适用于头面部充血、头痛、感冒、高血压病、风湿痛、麻木、神经末梢炎、下肢皮肤病、类风湿关节炎、足癣、足部溃烂等。

3. 注意事项

(1)根据病情选择不同的药物。足浴治疗的时间,应根据疾病治疗需要可长可短,一般在10~30分钟或以微出汗为度。

(2)凡使用西药足浴的患者,在足浴前用热水洗净双足,以便更好地发挥药效。

（3）对所选药物过敏者应禁用，有严重的心力衰竭、心肌梗死、冠心病、主动脉瘤、动脉硬化、重症高血压病、有出血倾向者应禁止足浴。

第三章 常见病足部治疗

一、内科常见病

感 冒（伤风）

感冒是一种常见病，一年四季均可发病。病因多为病毒或细菌引起鼻、鼻咽或咽喉部的急性感染，现代医学统称为上呼吸道感染。中医认为，感冒以外感风邪为主者称"伤风"，症见头痛、鼻塞、流涕、怕风、畏寒等；夹寒邪的称"风寒感冒"，以恶寒、发热、无汗、头痛、肢体酸痛、鼻塞、声重、流清涕、喉痒、咳嗽、痰稀白、脉浮紧、舌苔薄白而润为主；夹热邪者称"风热感冒"，以发热、微恶风寒、头痛、头胀、咽喉肿痛、咳嗽、痰黄稠、汗出而不畅、脉浮数、舌苔黄为主。治疗感冒应以疏风解表为先，可用以下几种足疗方法：

（一）足部按摩治疗感冒

【选　区】①肾、肾上腺、输尿管、膀胱、鼻、喉、气管、食管、肺、支气管、扁桃体、大脑、额窦、小脑、脑干、脑垂体、脾、肝、甲状腺、甲状旁腺、上身淋巴结、下身淋巴结。②头部、小脑、脑干、喉、气管、食管、扁桃体、鼻、脾、肺、支气管、肾、上身淋巴结、下身淋巴结、奇穴1号、清头Ⅰ、17号穴、内庭穴。

【手　法】上述2组反射区，每次任选1组或交替按摩。第一组开始先用中度手法按摩前4个反射区各5次；再用中、重度手法按摩后18个反射区各10～15次。按摩时有酸、胀、痛、麻感，每日1次。第二组先揉按双足、头部、小脑、脑干、喉、气管、食管、扁桃体、鼻等反射区各2～3分钟；再揉压脾、肺、支气管、肾、上身淋巴结、下身淋巴结等反射区各3～5分钟,每日1～2次;揉压奇穴1号、清头Ⅰ、17号穴、内庭穴各5分钟,每日2～3次,每穴各5分钟,按摩时均有得气感。

(二)足部点穴治疗感冒

【主　　穴】　①涌泉穴。②扁桃体区。

【手　　法】　第一组用中、重度手法以食指单勾法点涌泉穴5～10分钟,每日1～2次。第二组用中、重度力量掐扁桃体反射区5～10分钟,每日1～2次。

(三)足部药浴治疗感冒

组方1:艾叶、紫苏叶各50克,葱白8根。

组方2:橘皮、生姜各30克,紫苏叶25克,淡竹叶20克。

组方3:柴胡、大青叶、板蓝根、生姜各20克,防风、黄芩各10克,冰片3克。

组方4:连翘、藿香、金银花、蒲公英、生石膏、葛根各20克,防风、大黄、黄芩、钩藤各15克。

【制作与用法】　在上述4个组方中任选1方,置锅内加水2 500毫升,煮沸20分钟后,去药渣,将药液倒入浴足盆内,待药温降至50℃左右行双足浸浴,如药液变凉再加温,每次浴足30分钟左右,每日1～2次,浴足时用手指掐按扁桃体反射区和涌泉穴。浴完足后药液留下次再与药渣同煮沸15～20分钟,去药渣浴足。每剂中药可使用3～4日,5剂为1个疗程。

【注意事项】　①药液温度过高易烫伤。②浴足时出汗过多应饮热水300～600毫升。③睡前30分钟浸完足后,双足要保温或上床休息。

(四)足部其他方法治疗感冒

(1)足底刮痧法,选用光滑、圆钝如骨弓、玉片、壹圆硬币、竹片、木棒等,在足底或拇趾反射区推刮,每日1～2次,每次30分钟左右。

(2) 用吸尘器、电吹风等对准足底、拇趾等（或交替）进行热风治疗，每日 1～2 次，每次 20 分钟。

(3) 用红外灯、TDP 灯、频谱仪、烤灯、100 瓦白炽灯等对准足底烘烤，以足底皮肤发红、热、烫即休息或移远距离等，每日 1～2 次，每次 20 分钟左右，病愈为止。

(4) 用生姜、紫苏叶、防风、连翘、柴胡各 10 克，葱白 8 根，将前 5 种中药捣烂与葱白汁调成糊状，或加少许醋，外敷双足底涌泉穴，每日 1 次。

(5) 用速效感冒胶囊 4 粒，鲜生姜适量取汁，调匀，涂敷双足涌泉穴，外用伤湿止痛膏 2 张封贴，每日 1 次，病愈为止。

头　痛

头痛是自我感觉的一种症候，临床上较为常见，如感染、发热、高血压、颅内疾病、血管神经性头痛等。由于病因不同，其临床表现不一，常见的神经性头痛，部位在头顶或不固定，伴有思想不集中，记忆力减退，失眠等；血管性头痛，常位于一侧，呈搏动性，多发生于女性，可由过敏、月经来潮等诱发。中医认为，急性者为"头痛"，慢性者为"头风"。急性头痛，多为外感，慢性头痛，多为内伤。总之头痛病因较为复杂，若发生了头痛，应及时对症治疗。足部按摩可缓解和消除头痛，是个好办法，不妨试一试。

（一）足部按摩治疗头痛

【选　区】 ①大脑（头部）、额窦、脑干、脑垂体、三叉神经、鼻、肾、输尿管、膀胱。②腹腔神经丛、大脑（头部）、额窦、小脑、脑干、三叉神经、颈项、肾、输尿管、膀胱。

【手　法】 上述 2 组反射区，每次任选 1 组或交替按摩。第一组开始用中度力量手法揉压前 6 个反射区，先左后右，每侧 10 分钟；重按压后 3 个反射区各 3 分钟，按摩时应有得气感，每次 40 分钟，每日 1～2 次。第二组开始用中等力度手法按压前 7 个反射区各3~5分钟,重力按压后3个反射区各5分钟,按摩时应有得气感,每日或隔日1次,每次30分钟。

(二)足部点穴治疗神经性头痛

【主　穴】　①清头Ⅰ、清头Ⅱ穴。②足临泣、行间、至阴等穴。③太溪、照海、厉兑等穴。

【手　法】　①先用中等力度按压背侧清头Ⅰ、清头Ⅱ、24~26号穴、30号穴各1~3分钟;再用中等力度以食指单勾法按压足底炉底三针、1号穴、头区点、肝、肾区点、足后四白各1~3分钟,每日1~3次。②先用拇指点揉足临泣穴5分钟,行间3分钟;接着反复掐揉至阴穴2分钟,并在足的2、3、4、5趾甲根边缘,自内向外侧依次切掐,每1趾反复搓掐3~5次;再用拇指置于足趾背侧,食指、中指依次掐揉第2、3、4、5趾的掌侧根部,每趾掐揉10余次;然后重揉涌泉穴,点揉照海穴2~3分钟,每日1次。③用拇指揉至阴、解溪、太溪、照海、厉兑、申脉、京骨、行间、太冲、侠溪、通谷各穴,每次可取4~5穴,每穴3~5分钟,交替按摩,每日1~2次。④感冒初起,发热、恶寒者按揉至阴穴10分钟,暴饮暴食、酒醉者出现太阳穴处痛,可按压第二趾趾甲根外侧的厉兑穴10分钟;鼻炎引起头痛按压足拇趾甲边内侧的隐白穴10分钟;血管神经性头痛按压足四趾外侧窍阴穴10分钟。

(三)足部药浴治疗头痛

组方1:白芷30克,桂枝20克,细辛15克,冰片1克。用于风寒头痛。

组方2:桑叶、薄荷各30克,柴胡20克,冰片1克。用于风热头痛。

组方3:党参、当归、白术各20克,川芎、生姜各6克。用于气血不足头痛。

组方4:吴茱萸、生南星、白茯苓各30克,丹参、赤芍各20克,桂枝10克。用于痰浊头痛。

组方 5：羌活 30 克，白芷 15 克，佩兰、泽泻、薏苡仁、半夏各 10 克。用于风湿头痛。

【制作与用法】 在上述 5 组方中任选 1 方，置锅内放水 2 500 毫升，煮沸 20 分钟，去药渣，药液倒入浴足盆内，等药液凉至 50℃ 左右行双足浸浴，如药液变凉后再加热。每次浴足 20～30 分钟，每日 1～2 次，每次浴足时用拇、食指按压涌泉穴和头部反射区，或在睡前浴足按摩。

浴完足后药液不可倒掉，留下次再与药渣同煮沸 20 分钟，去药渣浴足，每剂中药可连续使用 2～3 日，10 剂为 1 个疗程。

(四) 足部其他方法治疗头痛

(1) 吴茱萸、川芎、白芷各 30 克，细辛 20 克，干姜 6 克。将上药研细末，备用。用时取 30 克，以陈醋或白酒调成糊状，外敷双足底和肚脐上，外盖敷料固定，每日 1 次，10 次为 1 个疗程。

(2) 用烟灼法灼足窍阴、至阴穴，每日 2 次，每次 10 分钟。

(3) 踩踏按摩板，重点踩踏公孙、涌泉穴区域，每日 2～3 次，每次 10～20 分钟。

(4) 用拳头轻轻敲打双足底，每次每足 5 分钟，每日 2 次。

(5) 用手抓住足部，扭转足踝，尽最大角度，双足交替进行，每次 10 分钟，每日 2～3 次。

外感咳嗽

外感咳嗽是指急性上呼吸道感染引起的一种症状，其急性期主要表现发热、头痛、咳嗽，开始咳出少量黏稠或清稀痰，或逐渐转为黄色稠痰，或白色黏痰，若治疗不彻底，易转为慢性。中医认为，急性期为"外感咳嗽"，多因外感风寒、风热或风燥之邪，由口鼻而入，或由皮毛而受，引起肺失宣肃，肺气上逆而作咳。

(一) 足部按摩治疗外感咳嗽

【选　区】 ①肾、输尿管、膀胱、肾上腺、腹壁神经丛、甲状旁腺、肺、支气管、喉、气管、食管、胸部淋巴结、上身淋巴结。②肺、支气管、喉、气管、食管、上颌、下颌、甲状旁腺、肾上腺、上身淋巴结、胸部淋巴结、下身淋巴结。

【手　法】　上述 2 组反射区任选 1 组或交替按摩。第一组开始先用轻、中度手法按揉肾、输尿管、膀胱反射区各 5～10 分钟;再用中重手法刺激后 10 个反射区各 3～5 分钟,按摩应有得气感,每日 1 次。第二组先揉压前 6 个反射区 3～5 分钟;再用中、重度手法按压后 6 个反射区各 3 分钟,按摩时应有酸、胀痛、麻感,每日 1 次,均 5 次为 1 个疗程。

(二)足部点穴治疗外感咳嗽

【主　穴】　①涌泉穴。②肺、支气管区。

【手　法】　第一组用食指单勾法按压涌泉穴,由轻转中再重逐渐用力,均匀、渗透、刺激持久,患者能耐受,手法得气感持久为宜,按压 5～10 分钟,每日 1～2 次。第二组按压肺、支气管反射区 5～10 分钟,每日 2 次。

(三)足部药浴治疗外感咳嗽

组方 1:木棉树根 300 克。

组方 2:枇杷叶 100 克,橘皮、甘草各 20 克。

组方 3:北沙参、车前子各 30 克,甘草 15 克。

组方 4:苍耳子、肉桂、半夏各 30 克,公丁香 10 克。

组方 5:蒲公英 30 克,麻黄、肉桂各 10 克,苍耳子 6 克,公丁香 1 克,甘草 3 克。

【制作与用法】　上述 5 个组方,用时选任 1 方,置锅内放水 2 000 毫升,煮沸 20 分钟后,去药渣,药液倒入浴足盆内,待药液凉至 50℃ 左右行双足浸浴,如药液变凉后再加热,每次浴足 30 分钟左右,每日 1～2 次,每次浴足时用手指掐按涌泉、肺、支气管穴区。浴完足后药液留下次再与药渣煮沸 15～20 分钟,去渣行浴足,每剂中药可连续使用 3～4 日,5 剂为 1 个疗程。

(四)足部其他方法治疗外感咳嗽

(1)桃仁 30 粒,胡椒 7 粒,杏仁 4 粒,栀子仁 3 克,共捣烂如泥,以鸡蛋清适量调成糊状,外敷双足涌泉穴,外盖敷料固定,每日换药 1 次。

(2)大蒜(紫皮独蒜为佳)适量,去皮,捣烂为泥状备用。用时取适量置伤湿止痛膏中,外贴于双足涌泉穴,每日 1 次。

(3)白芥子、半夏、地龙、细辛各 30 克,天竺黄 60 克,鱼腥草 15 克,樟脑 10 克,共研细末,装瓶备用。用时取 10 克用生姜汁调成糊状,分 4 份,分别贴敷双足涌泉、双侧肺俞穴,外盖敷料固定,每日换药 1 次,10 次为 1 个疗程。

内伤咳嗽

中医"内伤咳嗽"或"痰饮"是指慢性支气管炎,是临床常见病。其表现为咳嗽时作时止,早晚咳嗽加重,痰多呈白色,稀薄或黏稠。该病多因脏腑功能失调,累及于肺,或由急性失治或治疗不彻底转变而来。慢性支气管炎也可引起急性发作。足疗对内伤咳嗽有较好的治疗与预防作用。

(一)足部按摩治疗内伤咳嗽

【选　区】　①肾、输尿管、膀胱、肺、支气管、扁桃体、喉、气管、食管、鼻、上颌、下颌、肾上腺、甲状腺、甲状旁腺、上身淋巴结、下身淋巴结、胃、肝、胆、脾。②肾、输尿管、膀胱、肺、支气管、鼻、颈椎、喉、气管、食管、扁桃体、肝、脾。

【手　法】　上述 2 组反射区任选 1 组或交替按摩。第一组先轻度按摩前 3 个反射区各 5 次,再用重度手法按压中间 9 个反射区各 15~20 次,然后用中、重度揉按后 9 个反射区各 10~15 次,按摩时应有得气感,每日 1 次,每次 50 分钟左右。第二组先轻度按揉前 3 个反射区各 10~15 次,再用中、重度手法按压后 10 个反射区各 3~5 分钟,按摩时有得气感,每日 1 次,每次 40 分钟左右,

10次为1个疗程。

(二)足部药浴治疗内伤咳嗽

组方1:炒苏子、炒萝卜子各30克,白芥子10克。

组方2:黄芪30克,防风、苍术、白术各20克,甘草6克。

组方3:草棉根皮120克,枇杷叶10克,红枣10枚。

组方4:枇杷叶、桑白皮、浙贝母、陈皮、半夏、鱼腥草各20克,苏子10克,桔梗6克。

组方5:麻黄、杏仁、半夏各20克,栀子仁10克,生姜6克,甘草3克。

【制作与用法】 在上述5个组方中,用时任选1方,置锅内加水2 000毫升,煮沸20分钟后,去药渣,药液倒浴足盆,待药液凉至50℃左右行双足浸浴,如药液变凉后再加温,每次浴足30分钟左右,每日1~2次。每次浴足时用手指掐按涌泉、足三里、合谷等穴,浴完后药液留下次再与药渣同煮沸20分钟,去渣浴足,每剂中药可连续使用3~4日,10剂为1个疗程。

(三)足部其他方法治疗内伤咳嗽

(1)热水浴完足后,用热水袋置足下,再用大毛巾把双足和热水袋一同裹住15分钟后,立即按压双足涌泉穴5~10分钟,每日1次。

(2)用拇、食指按揉足拇趾和第四趾各5~10分钟,并用食指单勾按双足心涌泉穴5~10分钟。

(3)睡前用双足底相互对搓,每次20分钟,每日2次。

(4)白芥子、白矾各30克,面粉适量,将前2味药共研细末备用。用时取20克加面粉少许,以米醋调成糊状,外敷双足涌泉、天突穴,痰多加丰隆穴,外盖敷料固定,白天去掉,12次为1个疗程。

(5)附子60克,炙麻黄、白芥子、半夏、地龙、细辛各30克,樟脑10克。上药共研细末,用生姜汁调成糊状备用。用时取药末

20克,做成4个药饼,外敷双足涌泉、肺俞(双)穴上,外盖敷料固定,每日1次,10次为1个疗程。

支气管哮喘

支气管哮喘又称慢性喘息性支气管炎,是一种以支气管平滑肌痉挛为主的全身反应性疾病。发作与季节和环境有关,多在秋冬或春季发病,其表现多见鼻塞、流涕、打喷嚏或咳嗽气喘、胸闷等。也有在夜间突然咳喘发作,先咳后喘,痰多气急,胸闷。发作时有呼吸困难而不能平卧,吸气短而急,呼气急而长,严重时有发绀现象。中医认为,本病属"气喘""咳喘"范畴。多因身体虚弱,痰伏肺窍,气候骤变,外邪袭肺;或饮食不节,脾虚痰湿,壅遏于肺;或异味、刺激性气体;或因脏腑功能失调,肾虚不纳等导致肺失肃降,肺气上逆,咳喘发作。目前尚无特效疗法,采用足部疗法,可以收到预防和治疗效果。

(一)足部按摩治疗支气管哮喘

【选　区】肾、输尿管、膀胱,肺、支气管、扁桃体、鼻、脾、胃、喉、气管、食管、胸部淋巴结。

【手　法】先用轻、中度按揉手法刺激肾、输尿管、膀胱各反射区3～5分钟;继以中度手法压揉肺、支气管、扁桃体、鼻、脾、胃反射区各5分钟;然后揉按喉、气管、食管反射区各3分钟,推按胸部淋巴结反射区各10～15次,按揉以患者有酸、胀、痛、麻得气感为度,每日或隔日1次,每次按摩40分钟左右,10次为1个疗程。若配合按揉定喘(双)、肺俞(双)和天穴各穴3～5分钟,按摩后30分钟内饮完300～500毫升温开水,可提高疗效。

(二)足部点穴治疗支气管哮喘

【主　穴】①涌泉穴。②肾上腺区。

【手　法】先用轻到中度手法按揉涌泉穴5～10分钟;再用同样手法由上向下定点按揉肾上腺区3～5分钟,按揉时以患者有酸、胀、痛、麻得气感为宜，每日按摩 1～2 次，或在睡前浴完足后按摩，以提高疗效。

（三）足部药浴治疗支气管哮喘

组方 1：白萝卜子（炒熟）25 克，杏仁 20 克。

组方 2：紫苏叶、陈皮、桑白皮、党参各 45 克，白茯苓、木香各 20 克，生姜 15 克。

组方 3：麻黄、紫菀、五味子各 20 克，大枣 8 枚，半夏 10 克，细辛 5 克，生姜 6 克。

组方 4：白术、党参、桑白皮、附子各 20 克，干姜、甘草各 6 克。

组方 5：川牛膝、葶苈子、紫苏子、代赭石、旋复花、前胡、蜜炙紫菀各 15 克，生麻黄 8 克，北细辛 3 克，生老姜适量。

组方 6：胡颓子叶 30 克，紫苏子 15 克，白果 7 粒，香附 10 克，炙甘草 3 克。

组方 7：灵芝、枇杷叶、紫苏叶各 20 克，茯苓 15 克，半夏 8 克，杏仁、厚朴各 6 克。

组方 8：补骨脂 150 克，淫羊藿 60 克，蛇床子、乌梅各 50 克。

组方 9：人参 25 克，熟地黄、山茱萸、白芥子、五味子、胡桃仁各 50 克，枸杞子 40 克，牛膝 15 克，蛤蚧 2 克。

组方 10：蜜炙紫菀 20 克，仙半夏、炙款冬花、五味子各 15 克，嫩射干 4 克，细辛 2 克，老姜适量，大枣 8 枚。适用于小儿哮喘。

【制作与用法】 将上述 10 个组方中对症任选 1 方，置锅内放水 2 500～3 000 毫升，先用武火煮沸后，再用文火煮 10～15 分钟，捞出中药渣留下次再用，把药液倒入浴足盆内，待药液凉至 50℃时，行双足浸浴，如药液冷却后再加热，每次浴足 20～25 分钟，每日 1～2 次，或在睡前 30 分钟浴足，浴足时用拇、中指掐按涌泉穴或肾上腺反射区，各 3～5 分钟。

中药液浴完足后，药液不可倒掉，留下次再与药渣同煮沸 5 分钟，去药渣浴足，每剂中药可连续使用 3～4 日，10 剂为 1 个疗程。

(四)足部其他方法治疗支气管哮喘

(1)在哮喘急性发作时,用力紧握捏按双足的第二、三趾之间处 5 分钟,并按揉横膈膜反射区 3~5 分钟,每日 2~3 次。

(2)左右双足相互对搓,每次 15~30 分钟,每日 3~4 次。

(3)麻黄、紫苏子、白芥子各 15 克,桔梗、细辛各 6 克,生姜 5 克。将上述药研成细末,再把姜捣烂并加食醋适量,调成糊状,取适量贴敷双足涌泉穴,也可敷定喘(双)、肺俞(双)穴上,外用敷料、胶布固定,每日换药 1 次。

(4)吴茱萸 10 克。将该药研成细末,用食醋调成糊状,分成 2 份,贴敷双足涌泉穴(可摊至足心),外用塑料纸包扎固定,每日或隔日换药 1 次。适用于婴儿喉喘痰鸣。

冠 心 病

冠心病全称为冠状动脉粥样硬化性心脏病,又称缺血性心脏病,是中老年人的常见病。现代医学认为,冠心病多因胆固醇类脂质沉积在冠状动脉内膜壁下,内皮细胞、平滑肌细胞、结缔组织增生及血小板凝集形成粥样硬化斑块,引起冠状动脉管腔狭窄或闭塞,血管内膜平滑肌强烈收缩,引起冠状动脉痉挛,导致心肌缺血性改变。血中胆固醇过高、高血压和吸烟是发生本病的主要危险因素。中医认为,本病属"胸痹"、"真心痛"、"胸痛"范畴,主要由气滞血瘀、血脉瘀阻,郁遏于胸而致不通则痛。足部治疗主要针对冠心病在稳定或康复期,而心电图检查有异常和轻微症状体征者的保健治疗。

(一)足部按摩治疗冠心病

【选 区】 ①肾上腺、肾、输尿管、膀胱、心、腹腔神经丛、脾、胃。②肾、输尿管、膀胱、肾上腺、腹腔神经丛、心、大脑(头部)、脾、颈椎、甲状旁腺、小肠。

【手 法】 上述 2 组反射区任选一组或交替按摩,开始以轻按揉手法,逐渐加重至中度力量,每个反射区按揉3～5分钟,每次按揉30～40分钟,每日1次,按揉后饮温开水300～500毫升,再热水或中药浴足25分钟左右。

(二)足部点穴治疗冠心病

【主　穴】　①涌泉穴(双)。②泉生足、第二泉生足穴。③太溪、17号穴。

【手　法】　选择其中一组穴,操作者用轻手法逐渐加重按、压、揉3～5分钟,当患者感觉局部有酸、麻、胀、痛感后,换一侧再按、压、揉3～5分钟,然后交换,反复操作3～4遍,每次循环操作20～25分钟,每日1～2次。平时坚持按压,对心血管疾病康复很有好处。

(三)足部药浴治疗冠心病

组方1:韭白、半夏、瓜蒌各30克,丹参35克,细辛、白胡椒、乳香、没药、冰片各9克,地龙12克,桂枝10克。

组方2:茯苓35克,麦门冬、大枣、肉桂各20克,桃仁、党参、木香各15克,甘草、川芎各10克。

【制作与用法】　将上述2组中药任选1方,置锅内,加水2 500毫升,先用武火煮沸后,再用文火煮10～15分钟,捞出中药渣,药液倒入浴足盆内,待温度凉至50℃左右,即可浴足,每日1～2次,也可在晚上睡前30分钟浴足,浴足时用食或中指掐涌泉穴或心反射区,每次浴足25分钟左右,10剂中药为1个疗程。

中药每次浴完足不可倒掉,留下次再与药渣同煮沸5分钟,去药渣浴足,每剂中药可连续使用3～4日。

(四)足部其他方法治疗冠心病

(1)党参、丹参、番红花、延胡索各30克,地龙15克,冰片5克,共研粉末,取药末15克用食醋或生姜汁适量调和成软膏状,贴敷于双足涌泉穴上,外盖塑料布,用胶布固定,每日换药1次。

(2)用橡皮膏将米粒或王不留行、油菜子、莱菔子、绿豆等贴敷在双足的泉生足、第二泉生足穴位上,隔日更换1次,更换后每2~3小时在贴敷处轻捏3~5分钟。

(3)用按摩棒或刮板等用力在涌泉穴、心脏反射区、泉生足、第二泉生足穴,由足趾向足跟方向按刮,每次每穴(区)3~5分钟,刮至皮肤变红,再换对侧按刮,每日1次,每次15~20分钟。

(4)吸尘器吸足底,先把吸尘器口上的其他部件取下,直接露出软管,把圆形软管紧贴在足底,然后凭着吸尘器的吸力"嘬"足底的皮肤,当被"嘬"的部位有一种被"吸入"的感觉时,拿起软管,再去吸别的部位,如此直到把整个足底全部吸遍,每日2~3次,每次吸30~40分钟。

【注意事项】 冠心病是中老年人的常见病,是一种器质性病变。在日常生活中,坚持服药和坚持足部辅助治疗的同时,一定要注意饮食清淡,生活有规律及心情舒畅,同时要戒烟,少饮酒等。冠心病是可以康复的,如不注意也可随时发生危险。

原发性高血压

原发性高血压是多发病,常见病,本病多发生于中年以上的人群。早期无明显症状,随着病情的发展,可出现头晕,头痛,耳鸣眼花,心烦,心悸,失眠,记忆力减退,甚至肢体麻木等症。晚期常可并发心、脑、肾等疾病。中医认为,本病主要为阴阳失衡所致,病位在肝肾,还可以产生肝风、瘀血、痰浊等,临床以虚实夹杂较多见。现代医学认为,高血压不只是循环系统的血管改变,而是体内多系统发生了改变,并受内、外环境的影响。高血压还分原发性和继发性两种。继发性高血压是由其他疾病引起,如肾脏病、糖尿病、内分泌疾病、颅内疾病等所引起的一种症候,而不是一个独立的病。原发性高血压才称为高血压病。足疗对高血压病有较好的预防和治疗效果。

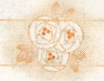

(一)足部按摩治疗原发性高血压

【选 区】 ①大脑(头部)、脑干、小脑、肾、输尿管、膀胱、肾上腺、内耳迷路。②涌泉穴、心、肝、胆、降压点、16号穴、22号穴、23号穴、侠溪穴。③脑垂体、甲状腺、甲状旁腺、生殖腺(睾丸或卵巢)、上身淋巴结、下身淋巴结、额窦、前列腺(或子宫)、腹腔神经丛、内耳迷路。④肾、输尿管、膀胱、心、脑垂体。⑤大脑(头部)、三叉神经、小脑、脑干、心、肾上腺、颈项反射区。

【手 法】 上述5组穴区任选其中1组反射区,每组交替按摩开始以轻度手法揉压刺激,逐渐加重至中度手法,按压时以局部有麻、痛、胀感为宜。手法:①按揉足底心脏反射区3分钟,推揉足心5分钟,推揉足跟5分钟,摇拔每1个足趾15分钟,推搓第1、2跖骨背侧间隙3~5分钟,每日1~2次。②用拇指指边推按两足扁桃体等反射区,每次20~30分钟,每日1~2次。③每个反射区揉压3~5分钟,每次按压30~40分钟,每日1组反射区,揉压1~2次,每次交替进行;临睡前1~2小时操作,手法按压之后,用热水或中药液浴足20~25分钟,效果更佳。

(二)足部点穴治疗原发性高血压

【主 穴】 ①足部奇穴。②心区、降压区、16号穴。③22号穴、23号穴。④至阴、侠溪穴(双)、足底区。

【手 法】 双腿呈盘坐,或左足放在右大腿上或右足放在左大腿上,用拇指腹或手握拳以掌指关节骨突部持续用力按压足底反射区或穴位;用拇指与食指、中指等捏住足背部穴位,持续按揉穴位,用轻、中度力量,以穴位(区)出现酸、胀、麻、痛感即可,每日1~2次,每次25~35分钟,每次交换1组穴位;手法按压后,可用热水或热中药液浸足,效果有递加作用。

(三)足部药浴治疗原发性高血压

组方1:夏枯草、桑叶各30克,菊花、钩藤各20克。

组方2:丝瓜头50克,槐花10克,桑枝15克,牡丹皮、防风各

12克。

组方3：黄芪、杜仲、桑寄生各10克，麦门冬15克，杭菊花8克，荆芥12克。

组方4：豨莶草、夜交藤、吴茱萸、罗布麻叶各15克，决明子12克，芹菜根50克。

组方5：熟地黄、连翘、枳实、蒺藜、桂枝各15克，干菊花10克，栀子8克。

组方6：决明子、枳壳、桔梗、半夏、白芍各12克，泽泻10克，大黄6克，荞麦叶（干品）30克，（新鲜600克）。

【制作与用法】 上述6个组方，用时任选1方，置锅内放水2 500～3 000毫升，先用武火煮沸后，改用文火煮10～20分钟，捞出中药渣，留下次用，药液倒入足浴盆，待药液凉至50℃左右，浸浴双足，每日早晚各1次，晚上睡前30分钟浴足，每次浴足25分钟左右，如药液凉后可再加热。浴足时用双手拇、食指搓、捏双足拇趾腹和拇趾颈部5～10分钟，10剂中药为1个疗程。

【注意事项】 ①每剂中药可连续煮沸3～4日，药渣、药液可连续加温浴足，第一次水要加够，以后加温时少加水，尽可能保持药液浓度。②药液倒入足浴盆内，双足浸浴时药液要没过踝关节，药液太少，第二煮沸时，再加点水煮沸即可。③浴完后，要注意足部保温，禁止裸足在水泥地行走或其他活动。最好是上床休息，足部盖上毛巾或被褥。④浴足时，如出汗多，应适量补充开水或饮料等，白天浴足时，每次可饮300～500毫升水或饮料，睡前浴足视出汗多少或个人习惯而定。⑤保持低盐、低糖、清淡饮食，心情舒畅，生活规律，禁超体重。

（四）足部其他方法治疗原发性高血压

(1) 吴茱萸3克，生姜2克，一同捣烂，晚上睡前敷双足底涌泉穴并固定，次日除去，连续使用10～15次。

(2) 鲜生地黄、生大黄、黄柏各3克，用陈酒浸透，捣烂，晚上睡前敷双足心(肾上腺、心、肾反射区)并固定,次日除去,连续夜间敷贴,至痊愈为止。

(3)吴茱萸、大蒜头各 10 克,一同捣烂呈泥状,敷贴在双足底涌泉穴上,外盖塑料布,包扎固定,敷药 24 小时取下,休息 1 日,第三日再敷药,连续贴敷 10～15 次为 1 个疗程。

(4)取坐位或站位,左右扭转双踝关节 20～30 分钟,每日 1～2 次。

(5)踩踏按摩板,每次 20～25 分钟,每日 1～2 次。

(6)用拇指指端,先掐点足部各趾甲根,反复操作 1～2 分钟;再用拇指和中指相对捻揉各趾,操作 2～3 分钟,每日 1～2 次,每次 30～40 分钟。

(7)用掌根部反复搓擦踝关节周围,至局部产生温热感为度,每日 1～2 次,每次 20～25 分钟。

(8)用手部大鱼际反复搓擦双侧足底,使足底局部发红、发热为度,每日 1～2 次,每次 20～30 分钟。

(9)用按摩锤敲击足心,每足每次 10 分钟,左右交替 2 次。

高脂血症

高脂血症是指脂类代谢紊乱或异常,导致一种或多种血浆脂质浓度超过正常范围。时间久之出现头痛、眩晕、两目干涩、心烦胸闷、腰膝酸软等,甚至并发高血压、糖尿病、冠心病等。中医多认为,高血脂是由于肝阴暗耗,肝阳偏亢,化风内动,上扰清窍;或脾虚化源不足,则五脏失养;或肾失所藏,肾水不足而致。治则以滋阴降火,利湿化痰。坚持足疗,疗效满意。

(一)足部按摩治疗高脂血症

【选　区】①肾上腺、肾、输尿管、膀胱、腹腔神经丛、甲状腺、肝、胆囊、胰、横膈膜、胸部淋巴结、上身淋巴结、下身淋巴结。②腹腔神经丛、肾、输尿管、膀胱、甲状腺、胰、胃、脾、肝、胆囊、下腹部、胸部淋巴结、上身淋巴结、下身淋巴结。

【手　法】　上述2组反射区任选1组或交替按摩。第一组开始先用轻度手法按摩前4个反射区各3分钟;再用中、重度手法按揉压后9个反射区各3~5分钟。第二组先用轻度手法按摩前4个反射区各3~5分钟;再用中、重手法按压后10个反射区各5分钟。按摩时应有得气感,每日1次,每次50分钟左右,均10次为1个疗程。

(二)足部药浴治疗高血脂症

组方1:丹参、泽泻、桑葚、生山楂、怀山药各50克。

组方2:枳实、瓜蒌仁、杏仁、赤芍各30克,番泻叶、大黄、半夏、木香、木通各20克。

【制作与用法】　在上述2个组方中任选1方,置锅内加水2 000毫升,煮沸20分钟后,去药渣,药液倒浴足盆内,待药液凉至50℃左右行双足浸浴,如药液变凉后再加温,每次浴足25~30分钟,每日1~2次。浴足时用拇、食指掐压涌泉穴、第二足趾根部,第四、五趾。浴完足后药液留下次与药渣同煮沸20分钟再浴足,每剂中药可连续使用3~4日,10剂中药为1个疗程。

(三)足部其他方法治疗高脂血症

(1)泽泻、生山楂、大黄各30克,鲜白萝卜60克,鲜橘叶20克。先将前3种中药研细末,用时取药末20克,用后2种捣汁调成糊状,外敷双足涌泉穴和肚脐上,外盖敷料固定,每日换药1次,10次为1个疗程。

(2)左右旋转双踝关节各20分钟,每日2次。

(3)用牙签或发夹钝头刺激足底第三跖趾关节横纹中点5~8分钟,每日3次。

【注意事项】　在降脂治疗的同时应注意合理膳食,锻炼身体(体育运动),促进消耗大于摄入,多饮水,以米食和果蔬为主,控制动物油脂摄入,保持排便通畅等。

低血压

低血压是指正常人收缩压低于12千帕（90毫米汞柱），舒张压低于8千帕（60毫米汞柱）。大部分人没有不适感，但有少部分人可出现头晕、目眩、耳鸣、疲倦、四肢酸软无力、食欲缺乏、面色萎黄、心慌气短、自汗、盗汗、足发冷，甚至当体位变动，或是突然站立时，出现眼前发黑，头晕欲倒等症状。中医认为，低血压因脾肾两亏、气血不足、清阳不升、血不上荣、髓海空虚所致。治疗以补肾益精、补益气血为原则。现代医学认为，低血压是因内分泌系统失调（如脑垂体前叶功能低下，肾上腺功能不全等）及遗传因素所致。采用足疗能取得意想不到的效果。

（一）足部按摩治疗低血压

【选　区】①肾、输尿管、膀胱、大脑（头部）、心、颈项、生殖腺（睾丸或卵巢）、腹腔神经丛、上身淋巴结、下身淋巴结。②肾、肾上腺、输尿管、膀胱、腹腔神经丛、大脑（头部）、脑垂体、心、内耳迷路、甲状腺、肺、生殖腺（睾丸或卵巢）、颈椎、胸椎、骶骨、胃、十二指肠、小肠、腹股沟、上身淋巴结。

【手　法】上述2组反射区，按摩时任选1组或交替按摩。开始以轻、中度手法揉压前4个反射区，再逐渐用中、重度手法按揉剩下反射区，按摩时以患者得气即酸、胀、痛感为度，每日按摩1次，每次每个反射区按3～5分钟，15～20次为1个疗程。

（二）足部点穴治疗低血压

【主　穴】①足后跟、失眠穴。②3号穴、26号穴、清头Ⅲ、涌泉穴。③左足大拇趾、三趾、足心。

【手　法】手法以按、揉、压为主，先轻手法，尔后逐渐加重至中等力度，以患者有酸、胀、痛感为宜，得气持续3～5分钟，每日1～2次，每次25～30分钟，每次交换1组穴位，手法按压后，可用热水或热中药液浴足效果更佳。

(三)足部药浴治疗低血压

组方1:当归、威灵仙、桂枝、肉桂各25克,炙甘草15克。

组方2:黄芪、茯苓、杏仁各15克,柴胡12克,白术、升麻各10克。

【制作与用法】 在上述2组药方中,用时选1方。置锅内放清水2 500毫升左右,先用武火煮沸,再用文火煮15~20分钟,捞出中药渣,留下次备用。将药液倒入浴足盆内,待温度凉至50℃左右,即可浴足,每日1~2次,晚上睡前30分钟浴足20分钟左右,浴完足后可用手指并拢拍打足心左右各50次,每剂中药可连续使用3~4日,5剂中药为1个疗程。

(四)足部其他方法治疗低血压

(1)党参、桂枝、川附子、炙甘草各30克,鲜生姜适量。将前4种药共研细粉,装瓶备用。每次取药粉20克,用鲜姜汁调成糊饼状,贴敷足底涌泉穴,外盖塑料布固定,每日换药1次,或在浴完足后再贴敷,效果更佳,20次为1个疗程。

(2)浴完足后旋转足踝关节15~20分钟,每日1~2次。

(3)自己用拳头或饮料空瓶敲打足15~20分钟,每日1~2次,最好在睡前进行。

(4)用牙签或发夹刺激足跟15~20分钟,每日1~2次。

(5)用烟灼法灼足心、足第三趾掌侧,共15~20分钟,每日1~2次。注意预防灼伤,如灼成水疱者,局部涂2.5%碘酊,应停止治疗或换足再熏灼治疗。

病毒性心肌炎

病毒性心肌炎是指由病毒所致的心肌炎症。临床有急性、亚急性和慢性3种。由于病变范围大小不同,临床症状不一,轻者症状较少;重者可有心悸、胸闷、隐痛乏力。心电图检查可有心动过速、心律失常或ST—T段改变、传导阻滞、心脏扩大等表现。中医认为,本病属"心悸"、"怔忡"、"疲劳"等范畴,多因外感六淫病邪,侵犯心脏,耗伤气阴所致。治则以益气养阴、养血活血、健脾固表,坚持足部治疗常可收效。

(一)足部按摩治疗病毒性心肌炎

【选　区】　①肾、输尿管、膀胱、胃、胰、十二指肠、肝、胆、腹腔神经丛、肺、支气管、鼻、胸、喉、气管、食管、心、脾、肾上腺、脑垂体、头部、甲状腺、甲状旁腺、胸部淋巴结、上身淋巴结、下身淋巴结。②肾、输尿管、膀胱、腹腔神经丛、心、肺、支气管、胸、膈(横膈膜)、头部、鼻、胸部淋巴结。

【手　法】　上述 2 组反射区任选 1 组或交替按摩。第一组开始用轻度手法按摩前 3 个反射区各 3~5 次;然后用中、重度手法按揉中间 13 个反射区各 5~10 次;再用重度手法按压后 10 个反射区各 5~10 次,按摩应有得气感,每日 1 次,每次 30~40 分钟。第二组用轻、中度手法按揉全部反射区各 3~5 分钟,以得气为宜,每日 1 次,每次 30 分钟左右,均 10 次为 1 个疗程。

(二)足部点穴治疗病毒性心肌炎

【主　穴】　三阴交、涌泉、足三里。

【手　法】　揉按涌泉、三阴交、足三里穴各 5~10 分钟,每日 1~2 次。

(三)足部药浴治疗病毒性心肌炎

组方 1:丹参 50 克,金银花、连翘、板蓝根各 30 克,北五加皮、苦参各 10 克。

组方 2:生地黄、柴胡、栀子、半夏各 30 克,茯苓、川厚朴、赤芍、延胡索、木通、桑枝各 20 克,干姜 10 克,甘草 6 克。

组方 3:当归、附子、小茴香、白术各 30 克,黄柏、杜仲、泽泻、葛根各 20 克,桃仁 10 克,细辛 6 克。

【制作与用法】　在上述 3 组药方中任选 1 方,置锅内加水 2 500 毫升左右,煮沸 20 分钟,去药渣,药液倒入足浴盆内,待药液凉至50℃左右,行双足浸浴,如药液变凉再加温,每次浴足30分钟左右,每日1～2次。浴足时用手指掐压足底涌泉穴、心反射区、三阴交、足三里等穴。浴完足后,药液留下次与药渣同煮15分钟,去渣再浴足,每剂中药可连续使用3～4日,5剂中药为1个疗程。

(四)足部其他方法治疗病毒性心肌炎

(1)丹参40克,生姜30克,半夏、茯苓各20克,木香10克。共研细末,生姜捣碎混合取药末30克,用米醋适量调成糊状,分3份。其中2份敷足底涌泉穴,另1份敷肚脐,每日1次。

(2)用吸尘器吸足底、肾、脾等反射区,每日1～2次,每次20～30分钟,双足交换吸。

呃　逆（膈肌痉挛）

呃逆是一种不自主的气逆上冲,动膈而连声,声短而频的临床表现,俗称"打嗝"。现代医学认为是"膈肌痉挛",症状大多轻微,偶尔发作,可不治而愈。而中医认为是胃气上逆所致,与脾、胃、肾、肝关系密切,多因受寒凉刺激,干扰胃气;或因饮食过急,饮食不节,进食生冷,损伤胃气;或情志抑郁,肝气犯胃;或脾胃虚弱,中气虚损,脾胃失和;或肾不纳气,气逆上冲所致。采用足部治疗,常可获得很好疗效。

(一)足部按摩治疗呃逆

【选　区】 ①肾上腺、肾、输尿管、膀胱、胃、腹腔神经丛、膈(横膈膜)、胃、十二指肠、喉、气管、食管、肺、支气管、胸部、甲状旁腺。②甲状旁腺、胸、肾、肾上腺、输尿管、膀胱、脾、颈项、胸椎、肩胛骨、喉、气管、食管、膈(横膈膜)、腹腔神经丛、肺、支气管、小肠、胃。

【手　法】 上述2组反射区任选1组,开始对每个反射区先用轻揉按压,手法由轻逐渐加重,至出现酸、胀、麻、痛等感觉为宜,每个反射区均揉按3~5分钟,每日1次,每次30~40分钟。手法完后,饮开水(60℃左右)200~300毫升。睡前30分钟,热水浴足效果更佳。

(二)足部点穴治疗呃逆

【主　穴】①足窍阴穴。②涌泉穴。

【手　法】 盘腿坐或坐在椅子上,把一只脚放在膝盖上,或一只脚屈曲抬起放在床缘或椅子缘,用拇指掐点足第四趾趾甲根部外侧缘,边掐边揉,至呃逆停止为止;或用左手中、食二指对准右足涌泉穴,做环形按揉60次,然后用右手中、食二指对准左足涌泉穴做环形按揉60次左右,交替各做3遍。睡前30分钟,饮60℃开水200~300毫升后,热水浴足效果更佳。

(三)足部药浴治疗呃逆

组方1:柴胡、木香、延胡索各10克,青皮5克,甘草3克。

组方2:陈皮、香附、艾叶各10克,半夏、桂枝各8克,甘草3克。

【制作与用法】 将上述2组中药方任选1方,置锅内放清水2 000~2 500毫升左右,先用武火煮沸,再用文火煮10~15分钟,去掉药渣留备用。药液倒入浴足盆,待药液凉至50℃左右后浴足,凉后可再加温,浴足时,双足可用力互擦足内缘胃、十二指肠反射区,或用手指捏涌泉等反射区,每日1~2次,每次30分钟,5次为1个疗程。

(四)足部其他方法治疗呃逆

(1)先点按足部横膈膜、胃反射区各5分钟;然后在第一、二跖骨与第二、三跖骨足底缝隙中深按5~10分钟。

(2)患者坐在椅子上,微微抬起左足,他人用右手食指单勾法按压足横膈膜、胃、颈、腹腔神经丛反射区各5~10分钟,并让患者做深呼吸动作,吸气时食指用力按压上述反射区,同时把腿伸直向上抬起;呼气时食指放松,腿回复原位,反复5~10次,右腿做法同左腿,至呃逆消失停止。

(3)患者仰卧或坐位,全身放松,自己或他人用细小圆钝物体(如发夹头、竹筷头、棉签等)用力按压单侧足底涌泉穴,用力量以患者能耐受为度,按压3~5分钟至呃逆消失停止。

【注意事项】 平时少吃辛辣、生冷、煎炸等食品;在进餐中应注意力集中,千万不可囫囵吞枣吃饭。

呕 吐(急性胃炎)

急性胃炎在临床为常见疾病,多因胃部受某种刺激而出现呕吐(反胃)、腹痛、发热等。中医认为,有声有物为"呕",有物无声为"吐",有声无物为"干呕",故统称"呕吐"。主要是胃失和降、胃气上逆所致。多因胃被外邪所伤,或饮食不洁,过食生冷之物,损伤脾胃;或痰饮内阻、肝气犯胃、脏腑病邪干扰;或因饮食不节,食滞伤胃;或脾胃虚弱,胃阳不足所引起。病有急性和慢性之分,证有寒热、虚实之辨。病情复杂,兼证颇多,如呕吐清水痰涎、口干渴、喜热饮、四肢厥冷为寒吐;呕吐酸苦、嗳气、喜冷饮、口渴、小便短赤为热吐。突然呕吐为急性,时吐时停,反复发作为慢性。坚持用足部按摩治疗,症状能缓解,病程可缩短。

(一)足部按摩治疗呕吐(急性胃炎)

【选 穴】 ①肾、输尿管、膀胱、脾、胃、肝、内耳迷路、腹腔神经丛。②腹腔神经丛、肾、输尿管、膀胱、胃、十二指肠、膈(横膈膜)、大脑(头部)、内耳迷路。

【手 法】 上述2组反射区任选1组或交替治疗,用按揉手法由轻逐渐至中等力度,再增加至重度刺激,每个反射区3~5分钟,使患者感觉到酸、胀、痛得气感,每日1~2次,每次按摩30~40分钟。按揉后再行热水浴足或药液浴足,以及饮用40℃左右开水等,效果更佳。

(二)足部点穴治疗呕吐(急性胃肠炎)

【主　穴】　①横膈膜。②涌泉穴。③太白穴。④胃、十二指肠。

【手　法】　任选其中一个反射区或穴位,用中至重度手法刺激3~5分钟,至局部出现酸、胀、痛、麻等得气感,每日1~2次,点穴刺激后再行热水或中药液浴足。

(三)足部药浴治疗呕吐(急性胃肠炎)

组方1:鲜枇杷叶50克,竹茹20克,陈皮10克。

组方2:藿香20克,葛根15克,厚朴12克,甘草5克。

组方3:大黄15克,神曲12克,茯苓、半夏各10克,炙甘草5克。

组方4:陈皮、生姜、茯苓各15克,苍术10克。

组方5:党参、白术、神曲各15克,川黄连10克,胡椒6克。

组方6:附子30克,吴茱萸、干姜、清半夏各20克,炙甘草5克。

组方7:生白术、砂仁、延胡索、白芍各15克,大枣8枚。

【制作与用法】　上述中药组方任选1方,置锅内放清水2 500~3 000毫升左右,先用武火煮沸后,再用文火煮10~15分钟,捞出中药渣,留下次备用。将药液倒入足浴盆内,待药液凉至50℃左右,浴浸双足。如药液凉后可再加热,每次浴足25分钟左右,每日1次。每次足浴时,双足相互搓擦足内缘的胃、十二指肠反射区,或用手指的拇指与食指对捏胃、十二指肠、腹腔神经丛等反射区。中药液浴完足后不可倒掉,留下次与药渣同煮沸15分钟再去药渣浴足,每剂中药可连续使用3~4日,10剂为1个疗程。

(四)足部其他方法治疗呕吐(急性胃肠炎)

(1)患者坐在椅子或沙发上,抬起一足放在另一大腿上,用竹筷或发夹圆端或圆钝物体在足底涌泉穴、腹腔神经丛、胃、十二指肠等反射区进行刮压,每次每区(穴)3~5分钟,再交换另一足,每日1～2次,每次30分钟左右。

(2)吴茱萸6克,绿豆粉9克,前者研粉与后者混匀用适量白酒调和,敷于双足涌泉穴,每日换药1次。

(3)生地黄9克,研粉,用适量醋调匀,敷双足底涌泉穴。适用于热吐。

(4)明矾12克,面粉3克,将明矾研末与面粉混匀,用陈醋适量调匀,敷于足底涌泉穴,每日换药1次。适用于热吐。

(5)鲜生姜10克,捣烂涂足底涌泉穴,每日1次。适用于寒吐。

(6)鸡蛋1只,取蛋清,绿豆粉30克,调匀,敷于双足底涌泉穴与腹腔神经丛反射区,每日1次。适用于热吐。

【注意事项】 ①注意饮食卫生、营养。②戒烟禁酒,忌食生冷和辛辣食物。③不暴饮暴食,改变不良生活习惯等。

胃脘痛(慢性胃炎)

胃脘痛简称胃痛。胃病多是胃黏膜的慢性炎症,又称慢性胃炎。临床上可分为浅表性、萎缩性和肥厚性胃炎。胃病是临床常见病,多发病,中年人居多,男女皆可发生。主要表现有消化不良、食欲缺乏、腹胀、上腹疼痛、嗳气、泛酸、恶心,严重时还伴有贫血。本病多因饮食不规律,饥饱失常,生冷辛辣不节,或因精神刺激等引起。中医认为,情志不畅,气机逆乱,肝邪犯胃,或外邪内侵,劳累受寒,克犯脾胃等可致胃痛。辨证分为脾胃虚寒、肝气犯胃、湿热郁蒸、胃阴不足、瘀血阻络等。每遇劳累过度,饮食失节,精神刺激或气候变化而反复发作,迁延不愈或加剧。坚持用足疗,症状改善明显。

(一)足部按摩治疗慢性胃炎

【选 区】 ①肾、输尿管、膀胱、肾上腺、脑垂体、大脑(头部)、腹腔神经丛、胸椎、胃、脾、胰、十二指肠、小肠、喉、气管、食管、胸部淋巴结、上身淋巴结、下身淋巴结。②肾、输尿管、膀胱、胃、脾、肝、十二指肠、腹腔神经丛、上身淋巴结。③胃、肝、胆囊、甲状旁腺、中脘。④肾、输尿管、膀胱、大脑(头部)、心、肝、胆囊、胃、十二指肠、甲状旁腺。

【手　法】　上述4组反射区任选1组或交替按摩。开始对每个反射区以轻揉按压,手法力度逐渐加重,至出现有胀、麻、痛等感觉为宜,每个反射区均揉按3～5分钟,每日1～2次,每次40～50分钟。手法完后,进行热水浴足或中药浴足效果更佳。

(二)足部点穴治疗慢性胃炎

【主　穴】　①厉兑穴。②足三里穴。③大都、太白、公孙、内庭穴。④八风穴。

【手　法】　坐在椅子上,把一只脚放在膝盖上,先用拇、食两指捏住足第二、三趾甲根缘进行压揉5～10分钟,每日2～3次;再用拇、食两指指腹对合着力于八风穴(2、3、4趾根背部4个穴),进行捏揉10分钟;然后捏揉对侧足的八风穴10分钟,交替捏揉,每次40分钟左右;最后在胫骨前嵴外一横指处,即足三里穴,做持续按揉,出现酸、胀、麻、发热感为宜,按揉5～10分钟,再按对侧足三里穴5～10分钟,交替按揉20～30分钟。

(三)足部药浴治疗慢性胃炎

组方1:吴茱萸、半夏、神曲、党参各10克,陈皮、苍术各12克,砂仁5克,红枣10个,生姜5克。

组方2:干姜、半夏、生白术、淮山药各20克,茯苓15克,陈皮、香附、肉桂各12克,甘草6克。

组方3:延胡索、厚朴、枳壳、橘皮各20克,苍术、神曲各15克,丁香、艾叶各10克,生姜8克。

组方4:高良姜、延胡索、川楝子、制香附、乳香、没药各20克,甘草5克。

【制作与用法】　上述4组中药方任选1方,置锅内放水2 500

~3 000毫升左右,先用武火煮沸,再用文火煮10~15分钟,捞出中药渣,留下次备用。把药液倒入足浴盆,待药液凉至50℃左右浴足。浴足时用食指或中指指端,按揉胃、十二指肠、腹腔神经丛反射区,或按压足三里穴,各区均5~10分钟,足三里穴按10~15分钟,每日1次或在睡前30分钟浴足,每次30分钟左右。中药液浴足完后不可倒掉,留下次与药渣同煮沸5分钟,再去药渣浴足,每剂中药可连续使用3~4日,5剂中药为1个疗程。

(四)足部其他方法治疗慢性胃炎

(1)高良姜、白芥子、延胡索、细辛各30克,神曲20克,共研细末,取药末30克,用鲜生姜汁调成糊状,分别贴敷双足涌泉穴和中脘穴上,外盖塑料纸,胶布固定,每日换药1次。

(2)用拇指揉压胃、十二指肠反射区各5分钟,食指单勾法按压腹腔神经丛反射区5分钟,拇指揉压上身淋巴结反射区3分钟,每日2次,每次按揉30~40分钟。

(3)用足踏按摩板按压20~30分钟,每日1次。

(4)每晚睡前,用烟灼法灼厉兑穴10分钟。

(5)平日有烧心感觉者,可用烟灼法或发夹钝头刺激第三厉兑穴,每日2次,每次10分钟。

(6)用按摩棒钝头由涌泉穴往足跟方向,先轻后重,用力刮至皮肤发红3~5分钟,再刮胃、十二指肠反射区3~5分钟,每日1~2次。

【注意事项】 本病较为常见,只要注意饮食卫生、营养,生活规律,不暴饮暴食,戒烟、戒酒及改变其他不良的生活习惯,忌食生冷与辛辣之物,遇事不怒,乐观舒畅,既可预防也可以治愈。

胃及十二指肠溃疡

胃及十二指肠溃疡,是一种常见的消化系统疾病。现代医学认为,胃及十二指肠溃疡与中枢神经系统功能紊乱,胃液中胃酸和胃蛋白酶的消化作用失常,以及精神刺激、饮食不节、生活不规律、吸烟、酗酒、进食刺激性食物密切相关。中医认为,本病多因情志不舒、饮食失调、损及脾胃、脾不远化、胃失和降、肝气郁结、横逆犯胃、气机阻滞、气滞血瘀;或由慢性胃炎(胃脘痛)转化而成。典型的胃、十二指肠溃疡,具有长期性、周期性和节律性,疼痛多呈钝痛、灼痛或饥饿样痛,常伴有反酸、嗳气、恶心、呕吐等症状。其胃溃疡多在进食后1小时内出现疼痛,疼痛的位置于上腹稍偏左,并可持续1~2小时后方可缓解;十二指肠溃疡,多在空腹饥饿时或饭后2~4小时出现疼痛,疼痛位置于上腹稍偏右,进食后缓解。足部疗法对疼痛可起到缓解作用,若要治愈则需要坚持不懈地进行2~3个月的治疗,同时还要注意饮食起居,才能收到事半功倍的效果。

(一)足部按摩治疗胃及十二指肠溃疡

【选　穴】①肾上腺、肾、输尿管、膀胱、胃、十二指肠、甲状旁腺、腹腔神经丛。②胃、十二指肠、小肠、胰腺、颈项、腹腔神经丛、上身淋巴结、下身淋巴结、足2~3趾的背面。

【手　法】上述2组反射区任选1组或交替进行。开始做轻揉按压,逐渐加重至中等力度刺激,每个反射区按揉3~5分钟,按揉时患者有酸、胀、麻、痛等感觉为宜,每日按揉1~2次,每次按揉30分钟。按揉后,行热水或中药浴足效果更佳。

(二)足部点穴治疗胃及十二指肠溃疡

【主　穴】①16号穴、19号穴、内庭、太白、公孙、大都穴。②厉兑穴、第三趾腹。③足三里穴。④八风穴。

【手　法】坐在沙发上,把一只脚放在膝盖上,先用拇、食两指捏住足第二、三趾甲根缘进行揉压5~10分钟,每日2~3次;用拇、食两指指腹对合着力于八风穴(2、3、4趾根背部4个穴),进行捏揉10分钟;再捏揉对侧足的八风穴10分钟,交替捏揉,每次40分钟左右;然后在胫骨前嵴外一横指处,即足三里穴,做持续按揉、以出现酸、胀、麻、发热感为宜,按揉5～10分钟,再按对侧足三里穴5～10分钟,交替按揉20～30分钟。

(三)足部药浴治疗胃及十二指肠溃疡

组方1:制香附、高良姜、川楝子、吴茱萸、艾叶各20克,陈皮、生姜、半夏各10克。

组方2:黄芪、白术、神曲、木香、厚朴各15克,甘草6克。

组方3:当归、白芍、柴胡、茯苓各15克,芦根10克,竹茹8克,薄荷2克。

【制作与用法】 任选上述组方中的1方,置锅内加水2 500～3 000毫升左右,先用武火煮沸后,再用文火煮10～15分钟,去药渣备用。中药液倒入足浴盆,待温度凉至50℃左右,即可浴足。浴足时,可用手指搓、擦足弓内侧胰、胃、十二指肠反射区,或用手指按压足底腹腔神经丛反射区,以出现酸、胀、痛等得气感为宜,每日浴足1～2次,或在睡前浴足20～30分钟,药液凉后还可随时加温继续浴足,每剂中药可连续使用3～4日,5剂中药为1个疗程。

(四)足部其他方法治疗胃及十二指肠溃疡

(1)浴足时或睡觉前,用足与足之间重擦足内缘,或用足跟重擦足趾,并使足趾屈曲或过伸,每日1次,每次20～30分钟。

(2)用按摩棒钝头从涌泉穴往足跟方向,先轻后重地用力刮3～5分钟至皮肤发红后,再刮胃、十二指肠反射区3～5分钟,每日1～2次。

(3)白及50克,黄芪、白术各30克,天花粉、木香、桂枝、瓦楞子、炮姜各20克,共研粉末,取药末30克,以生姜汁适量调和成糊状,贴敷在双足涌泉穴和中脘穴上,外用敷料盖好,胶布固定,每日换药1次,15～20次为1个疗程。

(4)揉搓足大拇趾及其余趾15～20分钟,揉压足后跟、大都穴各5分钟,每日1～2次。

(5)若第二趾趾关节僵直,弯曲困难感到疼痛者,容易患胃溃疡病,可揉、按、压第二趾,并且拉趾尖,将趾头往下弯曲活动。10～15分钟,或浴足时操作,每日1～2次。

(6)浴足时或睡觉前,可双足互相重擦足内外缘及足底,每次20～30分钟,每日1～2次。

【注意事项】 本病较常见,一定要注意饮食卫生及营养,生活规律,禁暴饮暴食,戒烟、酒,心情愉快,本病是可以治愈的。

泄 泻(急、慢性肠炎)

泄泻又称腹泻,男女老幼、一年四季皆可发病。其主要表现为腹痛肠鸣,每日大便数次或十数次,呈稀便或如水样便,但无脓血和里急后重感。现代医学认为,急、慢性肠炎,结肠炎,肠结核,胃肠神经功能紊乱等均可出现腹泻,系由细菌感染、消化不良和胃肠功能障碍所致。中医认为,本病多由于受寒湿暑热等邪侵袭,或寒凉内犯,饮食所伤,情志失畅,脾胃虚弱,命门火衰,脾胃运化功能障碍,不能受纳水谷和运化精微,水谷停滞,或外感,饮食所伤,导致清浊不分,混杂而下,遂成泄泻,多为急性肠炎,且发病急骤;若脾肾不足,腹泻反复发作,日久不愈,多为慢性肠炎。采用足部疗法能收到很好的效果。

(一)足部按摩治疗急、慢性肠炎

【选 穴】 ①腹腔神经丛、肾、输尿管、膀胱、胃、升结肠、降结肠、乙状结肠、胸部淋巴结、上身淋巴结、下身淋巴结。②胃、十二指肠、小肠、升结肠、横结肠、降结肠、直肠、腹腔神经丛、下身淋巴结。

【手 法】 上述2组反射区任选1组,开始时先用轻揉手法,逐渐加重至中度手法,以按揉时有得气感为宜,每个反射区按揉3～5分钟,每次按摩40～50分钟,每日1次,至病愈,再巩固10日。按摩完后,用热水浴足,20～30分钟,效果更好。

(二)足部点穴治疗急、慢性肠炎

【主 穴】 ①小肠。②太白穴。③商丘穴。④复溜穴。⑤隐白、厉兑、至阴穴。⑥平痛、炉底三针、解溪、19号穴、10号穴。

【手 法】 上述6组穴位任选1组,前4组穴采用按揉、掐压50～60次,后2组穴采用按揉法,每个穴位按揉3～5分钟,至患者出现得气感为宜,每日1次。点穴手法操作可在浴足前或浴足中操作,疗效更好。

(三)足部药浴治疗急、慢性肠炎

组方1:马齿苋、生姜各30克,葱白20克,木香10克。

组方2:葛根50克,白扁豆100克,车前子150克。

组方3:艾叶15克,胡椒、透骨草各10克,盐附子9克。

组方4:吴茱萸、茯苓、泽泻、白术、白扁豆各15克,丁香9克。

组方5:地肤子、地榆各20克,陈皮、桂枝各10克,干姜9克。

组方6:柞树皮100克,葛根20克,石榴皮10克,生甘草5克。

组方7:鲜艾叶300克,山楂10克。

组方8:茜草40克,黄柏10克,生姜5克。

【制作与用法】 上述8个组方药任选1方,置锅内放清水2 500～3 000毫升,先用武火煮沸后,再用文火煮10～15分钟,捞出中药渣,留下次备用。把中药液倒入足浴盆内,待药液凉至50℃左右浴双足。浴足时可用双手中、无名指或拇、食指在足底进行掐压或按压,中药液凉后可再加温50℃左右继续浴足,每日1次,每次25分钟左右,睡前30分钟浴足效果较佳。中药液浴完足后不可倒掉,留下次与药渣同煮沸15分钟,再去药渣浴足,每剂中药可连续使用3～4日,用10剂为1个疗程。

(四)足部其他方法治疗急、慢性肠炎

(1)揉压至阴、太冲、三阴交穴,揉搓足拇趾根部,擦足底正中线各3～5分钟,每日1次。

(2)让患者取俯卧位,术者双手拇、食指指腹对合着力,分别作

用于跟腱上,捻捏跟腱0.5~1分钟,双侧交替,每日1~2次。

(3)踩踏按摩板10~15分钟,每日2次。

(4)用牙签、发夹等刺激隐白、厉兑、至阴穴各5分钟,每日1~2次。

(5)用按摩棒或木、竹片在足底腹腔神经丛、胃、十二指肠等反射区行刮痧法,每日1~2次,每次刮3~5分钟。

(6)盐附子20克,肉桂10克,共研细末装瓶备用。用时取药末10克,用酒或醋适量调成糊状,外敷于两足心、涌泉穴处,外盖敷料,胶布固定,每日1次。

【注意事项】 本病一定要注意饮食卫生及营养,生活要规律。饮食以易消化为主,如糖类、新鲜蔬菜、水果类、鱼类、蛋类、肉类等;少食刺激性食物,如辛辣、生冷、煎炸、过腻等食物;禁用不洁净、过期、霉变的食物。

胃肠道功能紊乱

胃肠道功能紊乱是胃肠道综合征的总称。起病缓慢,病程绵延,根治较难,多呈持续性或反复性发作。患者常有嗳气、厌食、呕吐、腹泻等胃肠道症状。临床检查时,明显阳性指标较少,偶伴有失眠、焦虑、注意力涣散、健忘、神经过敏、情绪易激动、头痛等功能性症状。每次发病可与情绪有关。中医认为,本病多因饮食不节,损伤脾胃,致脾胃虚弱或精神因素而诱发。治则以健脾养胃为主,坚持足部治疗有益。

(一)足部按摩治疗胃肠道功能紊乱

【选 区】 ①腹腔神经丛、肾、输尿管、膀胱、额窦、头部、小脑、脑干、胃、十二指肠、胰、下腹部。②肾、输尿管、膀胱、肝、脾、胃、十二指肠、头部、额窦、小脑、脑干、下腹部、下身淋巴结。

【手 法】 上述2组反射区任选1组或交替按摩。第一组开始先用中等力度手法按揉前4个反射区各2~3分钟;然后用中、重度手法按压后8个反射区各3~5分钟,每日1次,每次40分钟左右。第二组先用轻度手法按摩前3个反射区各3分钟,然后用中、重度手法按压后10个反射区各3~5分钟,每日1次,每次50分钟左右,按摩时均应有得气感为宜,10次为1个疗程。

(二)足部点穴治疗胃肠道功能紊乱

【主　穴】　①厉兑、隐白穴。②至阴、三阴交穴。

【手　法】　先揉搓厉兑、隐白、解溪、足三里等穴各5~8分钟,每日1~2次。再揉压至阴、太冲、三阴交、阴陵泉各3~5分钟,揉搓足拇趾根部5分钟,擦足底正中线3分钟,每日1~2次。

(三)足部药浴治疗胃肠道功能紊乱

组方1:鲜薜草500克,白头翁50克。

组方2:马齿苋100克,白木槿花、白术各30克,干姜、吴茱萸各20克。

组方3:白扁豆50克,木香、补骨脂、党参各20克,诃子肉、石榴皮各20克。

【制作与用法】　上述3个组方中任选1方,置锅内加水2 000毫升,煮沸20分钟后,去药渣,药液倒入浴足盆内,待药液凉至50℃左右行双足浸浴,如药液变凉后可再加温,每次浴足20~30分钟,每日1~2次。浴足时用拇指或中指掐压涌泉、至阴、厉兑等穴,浴完足后,药液留下次再与药渣同煮沸20分钟去渣浴足,每剂中药可连续使用3~4日,5剂中药为1个疗程。

(四)足部其他方法治疗胃肠道功能紊乱

(1)党参、怀山药、吴茱萸、补骨脂、肉桂、枳实各30克,枯矾10克,共研细末,取30克以醋或酒调成糊状,外敷双足底涌泉穴和肚脐,外盖敷料固定,每日1次。

(2)用牙签或发夹钝头刺激隐白、厉兑、至阴等穴各5~8分钟,每日1~2次。

(3)踩踏按摩板10~20分钟,每日1~2次。

【注意事项】 该病要注意饮食卫生及营养,生活要规律,遇事不怒,心情舒畅。治疗期间应注意饮食以易消化为主,禁用辛辣、刺激性食物。

便　秘

便秘是指大便秘结,排便时间延长,欲排便而艰涩不畅的一种症状,多发生在中老年人。便秘可引起腹部胀满,甚至腹痛、头晕、头痛、心情郁闷、食欲缺乏、睡眠不安。长期便秘还会引起便血、肛裂、痔疮等。现代医学认为,便秘多是缺乏排便动力;其次肠道内所受刺激不够,主要是食物对肠道的机械或化学的刺激不足;肠道内黏膜应激减弱造成的。中医则认为,年老体弱,气血两虚,津液不足,肾阳虚衰;或多食辛辣厚味,胃肠积热;或忧愁思虑,情志不畅,日久伤脾,脾运功能低下;或饮食太少,缺少水分和食物纤维,以及缺乏定时大便习惯等。中医将便秘分为热秘、寒秘、气秘、血秘、虚秘。前2种多为实证,后3种多为虚证。足部疗法对便秘治疗有较好的疗效,且无不良反应。

(一)足部按摩治疗便秘

【选　穴】 ①腹腔神经丛、肾、输尿管、膀胱、胃、十二指肠、小肠、直肠、肛门、尾骨、腰椎、骶骨。②胃、小肠,升结肠、横结肠、降结肠。

【手　法】 先用中等按揉手法刺激第一组前4个反射区各3～5分钟;再用重度手法按揉胃、十二指肠、小肠、直肠、肛门、尾骨内侧、腰椎、骶骨各反射区3～5分钟。按揉时患者有酸、胀、痛、麻得气感为度,每日按摩1次,每次按摩40分钟左右,病愈即止。第二组手法先用拇指揉压胃反射区5分钟;继用手鱼际部推揉小肠反射区3～5分钟;接着用拇指从下往上推右足升结肠反射区3～5分钟;再用拇指从外向内推右足横结肠反射区3～5分钟;然后用拇指从内向外推左足结肠反射区3～5分钟,从上往下推按左足降结肠反射区3~5分钟;最后用食指单勾法从外向内按压直肠和肛门反射区3~5分钟。按压时以患者有得气感为度,每日按摩1~2次,每次按摩30~40分钟,病愈为止。

(二)足部点穴治疗便秘

【主　穴】　①涌泉穴。②丘墟穴。

【手　法】　用食指单勾法按揉足底涌泉穴或丘墟穴,用力要均匀、渗透,刺激要持久,以患者能耐受,有酸、胀、痛、麻等得气感为度,两穴可交替按揉,每个穴位按5~8分钟,每日1~2次,可再配合按揉降结肠、直肠、肛门等反射区。

(三)足部药浴治疗便秘

组方1:芒硝20克,大黄10克。

组方2:桃仁30克。

组方3:火麻仁35克。

组方4:黑芝麻、桃仁各30克。

组方5:新鲜番薯叶500克。(注:如果没有新鲜的番薯叶,可在夏、秋季采取晒干、贮藏,需要时取用100克,其效果和鲜品一样。)

组方6:生地黄50克,炙甘草25,黑芝麻、麦门冬、桂枝、大黄、郁李仁、乌药各20克,五味子10克,大枣8枚,生姜3克。

组方7:火麻仁、柏子仁各30克。

组方8:牵牛子10克,大黄、芒硝各20克,甘遂15克。

组方9:大黄10克,番泻叶5克,芒硝、枳实、厚朴各10克。

组方10:黑芝麻梗100克,当归60克,火麻仁30克,郁李仁、肉苁蓉各20克,白芍9克,大黄6克。

【制作与用法】　上述10个组方任选1方,置锅内放水2 500~3 000毫升,先用武火煮沸后,再用文火煮10~15分钟,去掉中药渣,留下次备用。将药液倒入足浴盆内,待药液凉至50℃左右,浸浴双足,如药液冷却后可再加热,每次浴足20~25分钟,每日1

次,每次浴足时用双足跟相互用力搓擦直肠、肛门反射区。中药液浴完足后不可倒掉,留着下次再与药渣同煮沸 5 分钟;去药渣浴足,每剂中药可连续使用 3～4 日,用 5 剂为 1 个疗程。

(四)足部其他方法治疗便秘

(1)用拇指或发夹钝头刺激隐白、厉兑、至阴穴各 5～10 分钟。

(2)拇指按揉涌泉、解溪、太白、大敦、行间、照海、大钟等穴各 2～5 分钟,揉压炉底三针穴各 1～3 分钟,每日 1～2 次。

(3)转动两足踝关节,每次 5～10 分钟,边转动边意念排便。

(4)用拳头轻敲臀部 10 分钟,每日 2 次,每次敲臀时,可做排便动作。

(5)用烟灼法灼各足趾和足掌,每次 10 分钟,每日 1～2 次。

(6)用摆腿疗法。坐在椅子上,将两小腿下垂,且与地面摩擦,至足底发热为度。每日 1～2 次。

(7)坐在椅子或沙发上,双足踏在按摩板上来回随滚球转而按摩足底,每日 2～3 次,每次 30～40 分钟,以足底有发热感为宜。

(8)方 1:番泻叶 10 克,枳实 15 克。方 2:火麻仁 30 克,肉苁蓉 15 克。随证选方,共研细末,取药末 30 克,以食醋调方 1,蜂蜜调方 2 制成糊状,外敷于肚脐和涌泉穴(双)上。外用塑料布覆盖,胶布固定,每日换药 1 次,5 次为 1 个疗程(热秘用方 1,虚秘用方 2)。

【注意事项】 ①便秘患者一定要注意饮食,食物以含粗纤维较多为主,因粗纤维在肠道内发酵,产生气体与纤维对肠道蠕动有极好的帮助,减少食物在肠道留存的时间,粗纤维的食物,如大白菜、白萝卜、芹菜、韭菜、菜苔、豆芽、茴香、咸菜等,辛辣刺激性食物应少食或禁食。②适度从事体育锻炼和腹部按摩,帮助胃肠蠕动。③养成每日大便 1 次的习惯,若在忙时如有便意,不可强忍,否则等到闲空时,又无法通便,反而造成便秘的坏习惯。④最好少用泻药和通便剂,因为久用泻药或通便剂会使肠黏膜麻痹,所以最好不用,以免肠的蠕动对药物产生依赖性,这样反而造成更严重的便秘。

失　眠

失眠主要表现为夜间不能入睡,或睡眠不深,时睡时醒,或醒后难以再入睡,甚至彻夜不寐,常伴有头晕、头痛、食欲缺乏、精神疲乏、记忆力减退等。中医认为,引起本病原因很多,如思虑伤脾,心肾不交,阴虚火旺,胃气不和等。失眠可用足部按摩治疗,方法简便易行,效果理想。

(一)足部按摩治疗失眠

【选　区】　肝、脾、肾、输尿管、膀胱、腹腔神经丛、脊柱、大脑(头部)、额窦、肾上腺、甲状腺。

【手　法】　开始先用中等力度手法揉压前5个反射区各3～5分钟;再对中间4个反射区按揉各3～8分钟;然后对后2个反射区按压各2～3分钟,每晚睡前按摩效果好。

(二)足部点穴治疗失眠

【主　穴】　①失眠、水泉穴。②头区点、心区点、太溪穴。③公孙穴。

【手　法】　第一组用拳头敲击失眠、水泉2穴,每穴敲打100次,但不可过度刺激,否则适得其反,每日1次。第二组用揉按足失眠、头区点、心包区点、心区点、3号穴、厉兑、太溪、行间、照海、隐白穴共25分钟,再按涌泉穴5分钟,每日1～2次。第三组揉压公孙穴5～10分钟,每日1～2次。

(三)足部药浴治疗失眠

组方1:夜交藤60克,炒枣仁、合欢皮、柏子仁、丹参各20克,炙甘草3克。

组方2:半夏、乌梅、五味子各20克,陈皮、粳米各15克,豆豉5克。

组方3:太子参、生龙骨、龙齿、酸枣仁各15克,川芎、红花、柏子仁各10克,白术、黄芪、合欢皮各5克。

【制作与用法】 上述3个组方任选1方,置锅内加水3 000毫升,煮沸20分钟后,去药渣,留下次备用。药液倒入浴足盆,待药液凉至50℃左右行双足浸浴,如药液变凉可再加温,每次浴足25分钟左右,每日1次。每次浴足时用拇、食指按压涌泉、公孙、太溪等穴,旋扭足拇趾等,或睡前30分钟浴足按摩,以提高疗效。浴足后药液不可倒掉,留下次再与药渣同煮沸15分钟,去药渣浴足,每剂中药可连续使用3~4日,5剂中药为1个疗程。

(四)足部其他方法治疗失眠

(1)吴茱萸10克,米醋适量。将中药研细末,用米醋适量调成糊状,外敷双足底涌泉穴,每日换药1次至病愈。

(2)用按摩锤,或手拳敲击失眠、水泉穴各100次,每日1次。

(3)躺床上或坐床上,双足先对搓,持续20次左右;再对手掌搓10次;然后再揉搓足大拇趾,第四趾各10分钟,每日1~2次。

(4)用左足跟踝搓右足五趾,再用右足踝搓左足五趾,各做10次,如此反复3次,每日1~2次。

(5)双踝做向内、外旋转运动各100次,每日1~2次。

眩 晕

眩是指眼花,晕是指头晕,二者合称眩晕。该症既可单独出现,也可并发于其他疾病中。轻者低头闭目即止,重者如乘坐浪尖、翻江倒海,旋转不定,不能睁眼与站立,并伴有恶心、呕吐、心悸、出汗等。西医常诊为梅尼埃病等。中医认为,本病多因心脾不足,气血两虚,清空失养;或肝肾阴虚、肾精亏乏、髓海不足均易眩晕,如肝阳上亢化风,痰浊壅遏,或化火上蒙亦可形成眩晕。眩晕用足部按摩治疗是一种有效简捷方法。

第三章 常见病足部治疗

(一)足部按摩治疗眩晕

【选 区】 ①肾上腺、肾、输尿管、膀胱、头部、小脑、脑干、内耳迷路、耳、眼。②肾、输尿管、膀胱、头部、小脑、脑干、额窦、内耳迷路、肝、脾、耳、眼、颈项。

【手 法】 上述2组反射区任选1组。第一组先用中度手法按揉前4个反射区各3~5分钟,再用重度手法揉压后6个反射区各5分钟。按摩时以患者有酸、胀、痛、麻得气感为宜,每日1次,每次40分钟左右。第二组先用中度手法按压前3个反射区各3分钟,然后用中、重度手法揉按后10个反射区各3~5分钟。按摩时以患者有得气感为宜,每日1次,每次40分钟左右。均以10次为1个疗程。

(二)足部点穴治疗眩晕

【主 穴】 ①隐白、大敦、涌泉穴。②眼、耳、颈各反射区。

【手 法】 先用力按压隐白、大敦、足窍阴、涌泉各穴3~5分钟,重压大敦穴5~10分钟;再用中度力量揉按整个足拇趾5分钟,轻揉眼、耳、颈、胸、肾等反射区各3~5分钟;然后对第四趾重按5分钟,每日1~2次。

(三)足部药浴治疗眩晕

组方1:桑叶、菊花各20克,石决明30克(先煮沸30分钟)。

组方2:茯苓、天麻、半夏各20克,白术12克。

组方3:朱砂、明矾各5克,莲子房1个。

组方4:金银花、旋复花、茯苓、柴胡、枳壳、杏仁、竹茹、荆芥穗各10克,薄荷、甘草各5克。

【制作与用法】 上述4个组方中任选1方,置锅内加水2 500毫升,煮沸20分钟后,药渣留下次备用,药液倒入浴足盆,待药液凉至50℃左右行双足浸浴,如药液变凉可再加热,每次浴足20~30分钟,每日1~2次。浴足时用手拇、食指按掐耳、眼、颈项、涌泉、隐白等反射区,或睡前30分钟浴足按摩,以提高疗效。浴完足后药液不可倒掉,留下次再与药渣同煮沸20分钟,去药渣浴足,每剂中药可连续使用3～4日,5剂为1个疗程。

(四)足部其他方法治疗眩晕

(1)方1:吴茱萸100克,猪胆汁100克,龙胆草50克,土硫黄20克,朱砂15克,明矾30克,小蓟根汁适量;方2:山栀子20克,大黄、黄连各10克,肉桂5克。两组方分别研细末,装瓶密封备用。用时取方1粉末20克,以小蓟根汁、胆汁调成糊状,贴敷涌泉穴、肚脐上,外用敷料固定。方2用食醋调糊状,贴敷涌泉穴,均每2日换药1次,1个月为1个疗程。

(2)伴耳鸣者,用发夹钝头或牙签等按压至阴穴,反复刺激,每日1～2次。

(3)用烟灼法灼隐白、涌泉、大敦、二敦、足窍阴等穴,每日1次,每次20分钟左右。

(4)用单足尖直立,先左足尖直立1～2分钟,交换右足尖直,如此反复10分钟,每日1～2次。

【注意事项】 ①避免疲劳、情绪压抑等引起失眠诱因。②有眩晕病史者禁高空作业。

神经官能症

神经官能症是一种大脑功能活动暂时性失调的总称。本病根据个人的临床表现不一,而出现不同症状,如焦虑性、强迫性、抑郁性、胃肠性和歇斯底里性症状。中医认为,神经官能症多因心阴不足,虚火上扰;或阳不入阴,虚阳上越,痰热内扰;或惊吓,情志不畅,精神抑郁所致。故在心理治疗的同时,结合足部按摩疗法,常可收到良好之效。

(一)足部按摩治疗抑郁性神经官能症

【选　区】 ①腹腔神经丛、肾、输尿管、膀胱、头部、脑垂体、小脑、脑干、额窦、肝、胃、十二指肠、生殖腺(睾丸或卵巢)、前列腺(子宫)、甲状腺、颈项、颈椎、胸椎、腰椎、骶骨、尾骨、上身淋巴结、下身淋巴结、内耳迷路。②肾、输尿管、膀胱、甲状腺、甲状旁腺、小肠、心、脾、腹腔神经丛、上身淋巴结、下身淋巴结、胸部淋巴结,扁桃体、头部、小脑、脑干、脑垂体、额窦、生殖腺(睾丸或卵巢)、胃、肝。

【手 法】 上述2组反射区任选1组或交替按摩。第一组先用轻度手法按摩前4个反射区各2~3分钟,继用重度手法按压中间11个反射区各3~5分钟,再用中度按揉后9个反射区。第二组开始先用轻度手法快速按摩双足1遍,继用中度手法按揉前3个反射区各5次,再用中、重度手法按揉压中间10个反射区5~10次,然后用重度手法按压后8个反射区各10次。按摩时以有得气感为宜,每日1次,每次60分钟左右,10次为1个疗程。

(二)足部药浴治疗神经官能症

组方1:珍珠母、磁石各30克,肉桂、五味子、黄连、柴胡各25克。

组方2:夜交藤200克,合欢皮150克,酸枣仁50克,陈皮40克,枳壳30克,甘草6克。

组方3:龙骨、牡蛎各200克,百合150克,丹参、石菖蒲各50克,栀子仁30克,钩藤20克。

【制作与用法】 上述3个组方中任选1方,置锅内加水2 500毫升,煮沸20分钟后去渣。药液倒入浴足盆,待药液凉至50℃左右行双足浸浴,如药液变凉可再加温,每次浴足25~30分钟,每日1~2次,或在睡前30分钟浴足,效果更佳,每剂中药可连续使用3~4日,5剂为1个疗程。

(三)足部其他方法治疗神经官能症

(1)炒枣仁、紫丹参各30克,香附、郁金、枳壳各15克,柴胡10克,研细末,取药末20克,用食醋调节成糊状,敷在双足底涌泉穴上,外盖敷料固定,每日1次,10次为1个疗程。

(2)睡前双足内侧互搓,每日2~3次,每次20分钟。

(3)每晚睡前盘脚坐 60～120 分钟,每日 1 次。

神经衰弱

神经衰弱属中医的"不寐"、"心悸"、"郁症"等病证范畴,多由心脾不足,阴虚火旺,心虚胆怯和胃中不和所致。现代医学认为,本病是大脑皮质兴奋和抑制过程失去平衡所致。常见症状有头晕、头痛、失眠、多梦、心悸健忘、焦虑不安、精神不振、耳鸣眼花、疲劳气短、消化不良等。在治疗的同时,结合足疗效果更佳。

(一)足部按摩治疗神经衰弱

【选　　区】　①肾、输尿管、膀胱、眼、耳、颈项、斜方肌、甲状腺、肺、肝、胃、胰、十二指肠、小肠、胸椎、腰椎、前列腺(子宫)、生殖腺(睾丸或卵巢)、尿道、阴道、内耳迷路、腹腔神经丛、上身淋巴结、下身淋巴结、大脑、脑垂体、小脑、脑干、额窦、心、脾、三叉神经。②肾、输尿管、膀胱、甲状腺、甲状旁腺、胃、十二指肠、升结肠、横结肠、降结肠、小肠、直肠、肛门。

【手　　法】　上述 2 组反射区任选 1 组或交替按摩。第一组开始先用轻手法快速刺激足部各反射区 1 遍,继用轻度按摩前 3 个反射区各 5 次,再以中、重度手法按揉中间 21 个反射区各 5～10 次,然后用重度手法按压后 8 个反射区各 10 次,每日 1 次,每次 50 分钟左右。第二组先用手按揉前 5 个反射区各 5 分钟,然后用中度按压后 8 个反射区各 3 分钟,每日 1 次,每次 50 分钟,按摩时均应有酸、胀、痛感,均 10 次为 1 个疗程。

(二)足部点穴治疗神经衰弱

【主　　穴】　①失眠(神经)、水泉穴。②涌泉、太溪穴。③隐白、公孙穴。

【手　　法】　先揉压各穴 5～10 分钟,每日 1～2 次;再用食指单勾法按压 5～10 分钟,每日 1 次;然后用掐压法 3～5 分钟,每日 1～2 次。

(三)足部药浴治疗神经衰弱

组方1:灯心草15克,柏子仁20克,丝瓜瓤50克。

组方2:酸枣仁、夜交藤、合欢皮、丹参各20克,生甘草5克。

组方3:磁石、夜交藤各20克,龙齿、菊花各15克,黄连5克。

组方4:川芎35克,柏子仁、酸枣仁各20克,知母、茯苓各8克,甘草3克。

组方5:白芷、浮小麦各30克,夜交藤、香附、大枣各20克,太子参10克,甘草3克。

【制作与用法】 上述5个组方中任选1方,置锅内放清水2 000毫升,煮沸10分钟后,把中药渣去掉,待中药液凉至50℃左右,倒入足浴盆内,浸浴双足,同时按压失眠穴,浸足20分钟左右,每日1~2次,浴完足后,双足要保温,5剂中药为1个疗程。

【注意事项】 药液温度不可过高,否则烫伤足部;温度亦不可过低,过低则不起作用。老人和小孩药浴,操作者一定要用手测试温度,谨防烫伤。在足浴时本人或他人可在足底反射区或穴位进行按压,以提高疗效。足浴后,注意足部保温。足浴时出汗过多者,应补充水分。

(四)足部其他方法治疗神经衰弱

(1)足底药敷治疗:吴茱萸10克,柏子仁6克,共研细末,每次取药末6~9克,用适量米醋调成糊状,涂在左足的涌泉,右足失眠穴,第二日左足涂失眠穴,右足涂涌泉穴,交替涂敷药,上盖敷料、胶布固定,每日换药1次,20次为1个疗程。

(2)夜交藤20克,五味子、酸枣仁各15克,黄连、陈皮各10克,共研成细末,每次用时取药末10克,用白酒调成糊状,敷在涌泉穴、肾反射区,外盖敷料,用胶布固定,每日换药1次,取下的药可再用白酒调成糊状,继续敷用,每剂中药可连用2~3日,20剂为1个疗程。

(3)足后跟踩足趾:先用右足跟从左足拇趾踩到小趾,用力踩

体验足疗魅力

5~6次,然后换脚,用相同的方法踩右足趾,如此反复各踩10分钟,每日1~2次。

(4)电吹风足疗:先用温风对准左足心吹至足底产生灼热感时移开,然后对准右足心吹,待有灼热感时,再换吹左足心,如此反复进行,一般进行10~20分钟,每日1~2次。

(5)烟熏灼足疗:先将烟或香点燃,对准双足底心包区点、足2趾、足3趾腹侧根部,每次熏灼10~20分钟,每日1~2次。

(6)摆足疗法:坐在椅(或凳)子上,使两小腿下垂,然后开始摆动,摆动次数可根据具体情况而定,一直摆至足底发热。注意:应赤足摆,一定要与地面摩擦;不可悬空,并加快摆速,可提高疗效。

(7)双足互搓:躺在床上,保持身体仰卧姿势,把双足向上抬起,两足底相对,并且完全并拢,双足用劲对搓,也可用双手协助,持续对搓20次左右,足底开始发热并有倦意感出现,做完双足后双手掌对搓几下,效果更佳。睡前30分钟做完即可休息,每日操作1~2次,每次8~12分钟。

肋间神经痛

肋间神经痛属"胁痛"范畴,与肝胆有关,两胁为肝胆经脉所布。故经云"肝病者,两胁下痛"。其表现为,一侧或两侧俱痛,痛连小腹或胁下结块,刺痛不移,或足寒转筋等。中医认为,本病多因情志失调,肝气郁结,或瘀血停留;或复受风寒侵袭而致病。治则采用疏肝理气、散瘀止痛。可以配合足部按摩治疗。

(一)足部按摩治疗肋间神经痛

【选 区】 ①肾、输尿管、膀胱、肾上腺、腹腔神经丛、肋骨、下腹部。②肾、输尿管、膀胱、肾上腺、腹腔神经丛、肝、胆囊、肋骨、腹股沟。

【手 法】 上述2组反射区任选1组或交替按摩。第一组开始先用中度手法按揉前5个反射区各3分钟,然后用重度手法按压后2个反射区各5分钟,每日1次,每次30分钟。第二组先用中度手法按揉前5个反射区各3～5分钟,然后用重度手法按压后4个反射区5～8分钟。按摩时要有得气感,每日1次,每次30分钟左右,均10次为1个疗程。

(二)足部药浴治疗肋间神经痛

组方1:当归、海风藤、虎杖、鸡血藤、制香附各30克,柴胡10克,细辛5克。

组方2:黄芩、枳实、白芍、陈皮、防风各30克,大枣、甘草各6克。

组方3:柴胡、白术、半夏、枳壳各30克,木香、延胡索、车前子各15克,生姜、薄荷各6克。

【制作与用法】 上述3个组方任选1方,将中药研成粗粉,装入1～2个布袋内,封口置锅内,加水2000毫升,煮沸20分钟,药液倒入浴足盆内,待药液凉至50℃左右行双足浸浴,并将药包热敷肋部痛点处,药液与药包变凉后,均再加热用,每次浴足、热敷各30分钟左右,每日1～2次,每剂中药可连续使用3～4日,5剂中药为1个疗程。

(三)足部其他方法治疗肋间神经痛

(1)丹参、制香附、延胡索、白芍各30克,三七粉、柴胡各10克,干姜6克,共研细末,取药末30克,以陈醋调成糊状,外敷双足涌泉穴和痛点,外盖敷料固定,每日换药1次,10次为1个疗程。

(2)用烟灼涌泉、隐白、大敦穴及腰椎、肾反射区各8～10分钟,每日1～2次。

寒　症

寒症中医指畏冷症,多见于女性。现代医学认为,本病是因自主神经失调而致血管收缩,引起感觉与运动神经异常,出现全身发冷,可能是甲状腺、肾上腺等激素分泌功能失衡有关。经常手脚发

体验足疗魅力

冷的患者,可能患有低血压、贫血,或是新陈代谢低下等。畏冷部的温度与其他部位的温度相差很大。因此,一旦出现此症,容易诱发其他病症,如妇科病、胃肠病及神经系统症状,所以应注意早期防治。

（一）足部按摩治疗寒症

【选　区】　①肾上腺、肾、输尿管、膀胱、脾、胃、小肠、心、子宫、腹腔神经丛、肝、甲状腺、甲状旁腺、脑垂体、生殖腺（睾丸或卵巢）、上身淋巴结、下身淋巴结、颈椎、颈项。②肾、输尿管、膀胱、腹腔神经丛、肾上腺、甲状腺、甲状旁腺、脑垂体、生殖腺（睾丸或卵巢）、肝、子宫、心、脾、胃、小肠、眼、胸部淋巴结、上身淋巴结、下身淋巴结、腹腔神经丛、交感神经。

【手　法】　上述2组反射区任选1组或交替按摩。第一组开始先以轻度手法快速全足按1遍后,接着用轻度手法按摩前4个反射区各5次,再用中度手法按揉中间7个反射区各10次,然后用重度手法压揉后8个反射区各10次,每日1次,每次按揉50分钟左右。第二组先用轻度手法按摩前5个反射区各5～10次,然后用中度手法按揉中间6个反射区各10～15次,再用重度手法按压后10个反射区各15次,每日1次,每次60分钟左右,按摩时均应有酸痛胀麻感,均10次为1个疗程。

（二）足部点穴治疗寒症

【主　穴】　①至阴、三阴交穴。②涌泉、太溪穴。

【手　法】　先用指压至阴、三阴交、阴陵泉穴各5分钟,每日2次,再用力按压涌泉、太溪穴各3～5分钟,然后揉搓足小趾5分钟,足大拇趾、第二趾各5～10分钟,最后对足大拇趾、第二趾的根部用力按压各3～5分钟,每日1～2次。

（三）足部药浴治疗寒症

组方1:白术、益母草、续断各30克,桂枝、茯苓、丹参、香附各20克,橘皮、艾叶各10克。

组方2：赤芍、附子、草豆蔻各30克，枸杞子、木香、陈皮、桃仁、桑枝各20克，干姜、炙甘草各10克。

【制作与用法】 上述2个组方中任选1方，置锅内加水2 000毫升，煮沸20分钟后，去药渣，药液倒浴足盆内，待药液凉至50℃左右行双足浸浴，如药液变凉可再加热，每次浴足30分钟左右，每日1～2次。浴足时用拇、食指按压双足涌泉、至阴、太溪、三阴交等穴。浴完足后药液留下次再与药渣同煮沸20分钟浴足（去药渣），每剂中药可连续使用3～4日，5剂中药为1个疗程。

（四）足部其他方法治疗寒症

(1)烟灼法灼至阴穴3～5分钟，每日2次。

(2)用温水浸浴双足，并搓揉每个足趾，一般5～10分钟，每日1～2次。

(3)踩踏按摩板，每日1～2次，每次15～20分钟。

(4)用电吹风机温风吹足底心，直到产生灼热感方可移吹对侧，换吹2次，每次20～30分钟，每日1～2次。

糖 尿 病

糖尿病是糖代谢紊乱性疾病，原因是体内胰岛素分泌减少所致。典型病人以"三多一少"（多饮、多食、多尿、体重减少），实验室检查血糖增高，尿糖阳性为特征。中医认为，本病属"消渴"范畴，多因素体阴虚，饮食不节，情志失调等引起阴虚燥热，热伤肾阴，精气亏虚，致尿频量多；热伤肺阴，津液干竭，致渴饮无度；热伤胃阴，消谷善饥，致肌肤消瘦。目前对糖尿病无完全根治疗法，为了防止病情恶化，必须接受治疗，足疗也是其中治疗方法之一。

（一）足部按摩治疗糖尿病

【选　　区】 ①肾、输尿管、膀胱、胰、胃、十二指肠。②肾、输尿管、膀胱、肝、脾、胃、胰、眼、小肠、胸椎、坐骨神经、甲状腺。③肾上腺、肾、输尿管、膀胱、腹腔神经丛、胃、十二指肠、胰、肝、心、脑垂体、甲状旁腺、胸椎、坐骨神经、胸部淋巴结、上身淋巴结、下身淋巴结。④肾上腺、肾、输尿管、膀胱、脑垂体、小脑、脑干、三叉神经、眼、甲状旁腺、甲状腺、胃、十二指肠、小肠、心、肺、腹腔神经丛、生殖腺(睾丸或卵巢)、前列腺或子宫、上身淋巴结、下身淋巴结、大脑(头部)、胰、坐骨神经(内侧)。

【手　法】　任选上述1组反射区，开始先用轻揉手法对每个反射区按揉压，并逐渐加重至中等手法，患者应感觉有酸、胀、痛、麻得气感维持2～3分钟，在按揉中发现足部有硬结节时，要轻揉、慢揉，使硬结慢慢散开，每日1～2次，每次45～60分钟，15次为1个疗程，并复查血糖或尿糖，了解通过足部按摩是否有效。每次足部按摩后，进行热水或药液足浴、足蒸浴，有助于增加疗效。

(二)足部点穴治疗糖尿病

【主　穴】　①涌泉、太溪、然谷穴。②三阴交、足三里穴。

【手　法】　上述2组穴，每日任选1组，交替按压，每个穴位按揉压5～10分钟，按压时应有酸、胀、痛感，每日1～2次。按压后用热水或中药液浴足，也可在浴足时按压上述主穴。

(三)足部药浴治疗糖尿病

组方1：党参、熟地黄、生地黄、玄参、山药、苍术、牡蛎、五味子、麦门冬各15克，黄芪40克。

组方2：淮山药、白芍、茯苓、藿香根、葛根各15克，甘草12克。

组方3：天花粉30克，知母25克，生地黄、玄参、白芍、赤芍、麦门冬、天门冬、栀子各15克，金银花20克，黄芩、黄连各10克。

组方4：生地黄80克，牡丹皮、泽泻、白茯苓、莲肉各30克，淮山药、菟丝子、山茱萸、北五味子各25克，肉桂20克，甘草5克。

组方5：黄芪45克，当归、川芎、地龙、生地黄、赤芍、柴胡、桃仁、丹参、红花、甘草各15克。

组方6：麦门冬、冬瓜皮各35克，黄连20克，栀子、桃仁、红花各15克,桂枝10克,甘草6克。

组方7:淫羊藿30克,熟地黄、制附片、牡丹皮、山萸肉、山药、茯苓、泽泻、葛根各15克,肉桂10克。

组方8:淮山药、黄芩、葛根各25克,人参、天花粉、白术、熟地黄各15克,肉桂10克,甘草6克。

【制作与用法】 上述8个组方中任选1方,置锅内放水2 500~3 000毫升,先用武火煮沸,后用文火煮20分钟左右,捞出药渣,留下次备用。中药液倒入足浴盆,待药液凉至50℃左右浴足,每日1~2次,或在睡前30分钟浴足,每次浴足25~30分钟。浴足时用双手或足相互擦、揉、搓胃、胰、十二指肠反射区,或涌泉穴。

浴足中药组方加减法:血糖不降者加生石膏45克,知母15克;尿糖不降者加天花粉30克,乌梅15克;尿中有酮体者加黄芩、黄连各10克;皮肤瘙痒者加黄柏、知母、苦参各15克;失眠者加首乌30克,女贞子、白蒺藜各15克。中药液浴完足后不可倒掉,留下次再与药渣同煮沸10分钟,去药渣浴足,每剂中药可连续使用3~4日,10剂中药为1个疗程。

【注意事项】 ①糖尿病在治疗的同时一定要注意饮食禁忌,糖、淀粉含量高的食物,如糕点、面、土豆等食物要少吃,含糖高的水果亦少吃或定量,每天要保持营养,可用瘦肉、蛋类、鸡、鸭、牛肉等替代。②绝对禁忌饮酒、吸烟,避免过度劳累,体重过度消耗时应及时到医院检查,及时纠正,以免机体功能失调。③平时膳食中,以煮、蒸、卤、煨为好,少食油煎、炸、烤等食物。④在平日的膳食中以杂粮、豆类,新鲜绿叶蔬菜、瓜类、海产类为好。⑤适当增加运动量。

(四)足部其他方法治疗糖尿病

(1)两足对搓胰、胃、十二指肠8~10分钟,或用硬币中、重刮足底正中线3分钟,每日1次。

(2) 用空饮料瓶敲打足底,左右各打 100 次,每日晚睡前 1 次。
(3) 踩踏按摩板,每日 2 次,每次 15～20 分钟。

肥 胖 症

肥胖症是进食热能超过消耗量,多余的热能转化为脂肪不能利用,沉积在人体皮下组织,沉积过多,使体重明显增加。如超过正常标准的 20% 以上者称为肥胖,如果不及时治疗和控制饮食,久之即可并发冠心病、动脉粥样硬化、高血压病、糖尿病、痛风、多发性骨关节病等一系列严重疾病。因此,要适量控制饮食,增加运动量,配合足部按摩治疗,常可收到奇效。

(一)足部按摩治疗肥胖症

【选　区】 ①腹腔神经丛、肾上腺、肾、输尿管、膀胱、甲状腺、甲状旁腺、脾、心、脑垂体、食管。②肾、输尿管、膀胱、肾上腺、甲状腺、脾、直肠。③肾、输尿管、膀胱、生殖腺(睾丸或卵巢)、前列腺或子宫、肋骨、胸椎、小肠、直肠、肛门、腹腔神经丛、头部、脑垂体、小脑、脑干、额窦、肾上腺、甲状腺、甲状旁腺、心、肺、脾、胃。

【手　法】 上述 3 组反射区任选一组或交替按摩。第一组先用中度手法按揉前 5 个反射区各 4～5 分钟,然后用中、重度手法按揉压后 6 个反射区各 3～5 分钟,按摩时应有得气感,每日 1 次,每次 40～50 分钟,10 次为 1 个疗程。第二组先用中度手法按揉前 3 个反射区各 5～10 分钟,然后用中、重度手法按压后 4 个反射区各 5 分钟,按摩时应有得气感。每日 1 次,每次 30～40 分钟,10 次为 1 个疗程。第三组先用轻度手法全足快速按摩 10 分钟,再用轻度手法按摩前 3 个反射区各 5 次,然后用中、重度手法按揉中间 8 个反射区各 10 次,最后用重度手法按压后 12 个反射区各 15～20 次,按摩时应有得气感,每日 1 次,每次 50～60 分钟,10 次为 1 个疗程。

(二)足部点穴治疗肥胖症

【主　穴】　①第二足趾。②第四、五足趾。

【手　法】　每顿吃饭前先掐捏足第二足趾2~3分钟,交换另足2趾,力量应大,时间较长些,否则效果不佳;然后揉压足第四、五足趾各10分钟,尤其是足趾尖应多揉压,并按压足后跟、肾上腺反射区及失眠穴5~10分钟,每日1~2次。

(三)足部药浴治疗肥胖症

组方1:生山楂、清半夏、茯苓、泽泻、猪苓、荷叶各30克,生大黄15克。

组方2:龙胆草、黄柏、白术各30克,车前子、香附、沙参、吴茱萸各20克,使君子、干姜、甘草各6克。

【制作与用法】　上述2个组方中任选1方,置锅内加水2 000毫升,煮沸20分钟后去药渣,药液倒入浴足盆内,待稍凉行双足浸浴,如药液变凉可再加温,每次浴足30分钟,每日1~2次,浴足时用手指掐压足底涌泉穴和掐足4、5足趾。浴完足后药液不要倒掉,留着下次再与药渣同煮沸20分钟去渣浴足,每剂中药可连续使用3~4日,10剂中药为1个疗程。

(四)足部其他方法治疗肥胖症

(1)党参、生山楂、泽泻、清半夏、枳壳各30克,大黄20克,共研细末,取药末30克,以鲜荷叶30克煎水调成糊状,外敷双足底涌泉穴和肚脐,外盖敷料固定,每日换药1次,30日为1个疗程。

(2)用发夹钝头反复刺激足第二趾腹侧10分钟,每日3次。

(3)左右旋转足踝关节15~20分钟,每日2次。

(4)双足相互踩足趾,交替进行,每次20分钟,每日2~3次。

【注意事项】　①增加运动量。②控制饮食,减少油脂摄入量(原则是早餐要好,高质量;中餐吃饱;晚餐尽可能不吃,或用黄瓜、萝卜、莴笋之类充饥替代)。③保持大便通畅,每日1~2次。

再生障碍性贫血

再生障碍性贫血是指血液携氧功能不足的血液疾病之一。临床表现为身倦体乏、面色苍白、头晕眼花、耳鸣,活动后则心悸、气急,常伴有失眠,四肢麻木,闭经或月经紊乱,甚则出现晕厥等。中医认为,本病属"血证"、"血虚"、"虚劳"范畴,与心、脾、肝有关。主要是先天不足,后天失养,以致脏腑功能失调或虚弱,或因饮食摄入不足,营养缺乏,久病体虚,失血过多等因素所致。治则养肝益肾,调节脏腑,坚持足部治疗对此病有益。

(一)足部按摩治疗再生障碍性贫血

【选　区】 ①腹腔神经丛、肾、输尿管、膀胱、脾、心、胃、胰、十二指肠、小肠、肝、胸椎、腰椎、骶骨。②肾、输尿管、膀胱、肾上腺、肝、心、脾、胃、胰、大脑(头部)、内耳迷路。

【手　法】 上述2组反射区任选1组或交替按摩。第一组先用轻度手法按摩前4个反射区各3~5分钟,然后用轻、中度手法按揉后10个反射区各3分钟,按摩时应有得气感,每日1次,每次40~50分钟。第二组先用轻、中度手法按揉前4个反射区各3~5分钟,然后再用中、重度手法揉压后7个反射区各5分钟,按摩应有得气感,每日1次,每次40分钟左右,10次为1个疗程。

(二)足部点穴治疗再生障碍性贫血

【主　穴】 ①三阴交、涌泉穴。②足三里、血海穴。

【手　法】 ①先点揉双三阴交、涌泉穴各5~10分钟,每日1~2次。②再揉按双足三里、血海两穴各5~10分钟,每日1~2次。

(三)足部药浴治疗再生障碍性贫血

组方1:党参60克,制附片、吴茱萸各30克,天花粉20克,大枣10枚。

组方2:炒白术、五味子、当归、陈皮各30克,木香、远志、厚朴、干姜各20克,丹参10克,炙甘草6克。

【制作与用法】 上述2组方中任选1方,置锅内加水2000毫升,煮沸20分钟后去药渣,药液倒入浴足盆内,待药液凉至50℃左右行双足浸浴,如药液变凉可再加热,每次浴足30分钟,每日1～2次,浴足时用手指按压涌泉、三阴交、足三里等穴。浴完足后药液不要倒掉,留着下次再与药渣同煮15～20分钟去渣浴足,每剂中药连续使用3～4日,10剂中药为1个疗程。

(四)足部其他方法治疗再生障碍性贫血

党参、黄芪、白术、熟地黄、制附子、补骨脂各30克,当归、肉苁蓉各15克,肉桂5克,共研细末,取药末25克,以蜂蜜适量调成糊状,外敷双足涌泉穴和肚脐,外盖敷料固定,每日1次,10次为1个疗程。

肾小球肾炎

肾小球肾炎简称肾炎,它是与免疫变态反应相关的疾病,有急性与慢性之分,可发生在任何年龄,但多见于成年人。其临床表现为眼睑及全身水肿,多伴寒热、咳喘或腰痛,尿检有红、白细胞与蛋白、管型,或血压增高等。中医认为,肾小球肾炎属"水肿"范畴。病在肺、脾、肾及三脏功能失调。多由外邪犯肺,肺失宣降,日久不愈,三脏必虚而致水湿内停,复感风邪所致。因此,在治疗的同时,可做足疗辅助治疗。

(一)足部按摩治疗肾小球肾炎

【选　　区】 ①肾、输尿管、膀胱、尿道或阴道、肝、胰、胃、小肠、腹腔神经丛、肾上腺、甲状腺、甲状旁腺、脾、上身淋巴结、下身淋巴结、生殖腺(睾丸或卵巢)。②肾、肾上腺、输尿管、膀胱、上身淋巴结、下身淋巴结。若伴高血压病者配脑垂体、额窦、大脑(头部)、内耳迷路;伴低蛋白血症者配脑垂体、胃、小肠。③腹腔神经丛、肾、肾上腺、输尿管、膀胱、脾、上身淋巴结、下身淋巴结。

【手　法】　上述 3 组反射区任选一组或交替按摩,手法大致相同。开始采用轻、重力度手法按揉反射区各 3～5 分钟,每组按摩 40 分钟左右,按摩时以患者有酸、胀、痛、麻感为宜,每日 1～2 次,10 次为 1 个疗程。

(二)足部点穴治疗肾小球肾炎

【主　穴】　①涌泉穴。②然谷穴。③足三里、承山穴。

【手　法】　先采用食指单勾法按压涌泉穴 5 分钟,搓揉足小趾 3～5 分钟,每日 2～3 次。再用手拇指按住足上然谷穴,用力按压,待有疼痛感后,松开一下,再按一下,如此反复操作 3～5 分钟;接着搓揉足底周围凸起部位,并抓起踝关节朝一个方向旋转活动,每日 2 次。然后用力按压足三里、承山、涌泉穴,每穴 3～5 分钟,并敲打足底 50～100 次,每日 1～2 次;随后推按内、外踝部位 5～10 分钟,每日 1～2 次;最后点揉炉底三针、解溪、陷谷、太白、太溪穴各 3～5 分钟,每日 1～2 次。

(三)足部药浴治疗肾小球肾炎

组方 1:玉米须 50 克,陈皮、西瓜皮、冬瓜皮、大腹皮各 30 克,生姜皮 20 克。

组方 2:金银花、紫花地丁各 30 克,车前子、茯苓、牛膝、萆薢、薏苡仁各 15 克,黄柏、白术各 10 克。

组方 3:羌活、苍术、柴胡、荆芥、防风、麻黄、牛蒡子各 15 克,葱白 6 克。

组方 4:鲜白茅根 150 克,小蓟草、马兰根各 20 克。

组方 5:茯苓 80 克,白术、生姜皮、五加皮各 20 克,大戟、淮牛膝各 15 克,金银花 3 克。

【制作与用法】　上述 5 个组方中任选 1 方,置锅内加水 2 500 毫升,煮沸 15～20 分钟后,捞出药渣,留下次备用,将药液倒入浴足盆内,待药温凉至 50℃左右行双足浸浴,如药液变凉可再加温,每次浴足 25～30 分钟,每次浴足时用拇、食指掐压涌泉、然谷、足三里等穴和肾反射区等,以提高疗效,或睡前30分钟浴足按摩,效果更佳。药液浴足完后,不可倒掉,留下次再与药渣同煮沸15分钟,去药渣浴足,每剂中药可连续使用3~4日,10剂中药为1个疗程。

(四)足部其他方法治疗肾小球肾炎

(1)紫皮独头大蒜1个,蓖麻子70粒。大蒜除外衣,蓖麻子去外壳,共捣烂如泥,外敷双足底涌泉穴,外用纱布包扎固定,每日换药1次,连敷7日。

(2)踩踏按摩板,每日2次,每次20分钟。

(3)患者采用坐位,将吸尘器软管头紧贴足底,打开开关吸足底皮肤。当被"噘"的部位有一种被"吸入"的感觉时,移开软管,把双足底全部吸遍,每足10分钟,每日1~2次。

(4)两腿相交而坐,用双手握住双踝部,尽力拉足底朝天,然后放松,如此反复做10遍,每日1~2次。

【注意事项】 对急性肾小球肾炎以西医治疗为主,对慢性肾小球肾炎可用足部治疗为辅。

肾盂肾炎

肾盂肾炎是由于尿道逆行感染所致,其中以大肠杆菌感染者占60%~70%,常与下尿道感染同时存在。本病有急性与慢性之分。主要临床表现为尿急、尿频、尿痛、腹痛、腰痛、肾区叩击痛,伴有恶寒发热,尿检验有白细胞、红细胞、脓尿或菌尿等。中医认为,本病属劳淋和腰痛范畴。多因身体虚弱,湿热蕴结下焦,病邪内伏,久则伤肾,而致肾虚,膀胱气化失司所致。足部按摩对本病有较好的辅助治疗作用。

(一)足部按摩治疗肾盂肾炎

【选 区】 ①肾、输尿管、膀胱、大脑、脑垂体、颈项、胃、小肠、肝、胆囊、脾、腹腔神经丛、肾上腺、甲状腺、甲状旁腺、子宫、阴道、尿道、卵巢、上身淋巴结、下身淋巴结、腰椎。②肾上腺、肾、输尿管、膀胱、腹腔神经丛、尿道、阴道、前列腺、卵巢、甲状腺、上身淋巴结、下身淋巴结、下腹部、大脑(头部)、脑垂体。

【手　法】　上述2组反射区任选1组或交替按摩,手法大致相同。应用轻、中、重力度手法揉按反射区各5~10分钟,按摩时间40~50分钟,按摩时以患者有得气感为度,每日1~2次,10次为1个疗程。

(二)足部点穴治疗肾盂肾炎

【主　穴】　①行间、公孙穴。②至阴、昆仑穴。③涌泉、然谷穴。

【手　法】　先用中等力度点揉行间、公孙、昆仑穴各5~10分钟,每日2~3次。再用中等力度揉搓足小趾至阴5分钟,擦足底中线3~5分钟,揉压足心和足后跟各5分钟,每日2次。然后用中等力度揉压涌泉、然谷穴各5分钟,并推足小趾至足跟的膀胱经3分钟,每日1~2次。

(三)足部药浴治疗肾盂肾炎

组方1:黄柏、龙胆草、白花蛇舌草、大青叶各20克。

组方2:皂角粉、白乌桕树叶各20克,半夏15克,水仙头1个,生姜10克。

组方3:黄连、陈皮、半夏、大黄、毛冬青、厚朴、苍术各15克。

组方4:黄芪、白术、当归、陈皮各20,升麻、柴胡、炙甘草各15克。

【制作与用法】　上述4个组方中任选1方,置锅内加水2000毫升,煮沸15~20分钟后,去药渣,留下次备用,将药液倒入浴足盆内,待药液凉至50℃左右行双足浸浴,如药液变凉,可再加温,每次浴足25~30分钟,每日1~2次,每次浴足时可用拇、食、中指揉按足底肾反射区、涌泉穴、至阴穴等,或在睡前30分钟浴足按摩,以提高疗效。浴完足后药液不能倒掉,留着下次再与药渣同煮沸15分钟,去药渣浴足,每剂中药可连续使用3～4日,5剂中药为1个疗程。

(四)足部其他方法治疗慢性肾盂肾炎

(1)黄芪、白茅根各30克,当归、熟地黄、白僵蚕各15克,白术、桑白皮、阿胶各10克,白果仁、肉桂各5克。上药烘干共研细末,取药末30克,用食醋调成糊状,敷于双足涌泉穴和肚脐,外盖纱布固定,每日换药1次,10次为1个疗程。

(2)踩踏按摩板,每日2次,每次15分钟。

(3)取下蹲位,臀部离地30厘米高,两手以外侧经膝下,由小腿内侧伸到足背上,立即用手握住1只足的5个足趾,尽力握1次,使5个足趾向内弯,每足如此操作5次,每日1～2次。

尿路感染

尿路感染是指泌尿系感染,是一种由细菌侵袭而引起的泌尿系疾病,女性多见。其主要表现为急性期多伴有恶寒发热,慢性期伴有低热,临床主要症状是腰痛、尿频、尿急、尿痛,偶有血尿。中医认为,本病属"淋病"、"腰痛"范畴。多因下焦湿热素盛,受外邪菌毒侵袭,以致湿热蕴积,蕴结不解,下注膀胱;或久延不愈,热盛伤及肾阴,肾阴不足,虚火上扰;或正气亏虚,伤及脾肾所致。在其他治疗的同时配合足部按摩治疗效果明显。

(一)足部按摩治疗尿路感染

【选 区】①腹腔神经丛、肾、输尿管、膀胱、脾、尿道、阴道、下身淋巴结、胸部淋巴结。②肾上腺、肾、输尿管、膀胱、前列腺或子宫、尿道、阴道、下腹部、下身淋巴结。

【手 法】上述2组反射区任选1组或交替按摩,采用轻、中、重度手法顺序按揉反射区各5～8分钟,按摩时以患者有酸、胀、麻、痛感为度,每次按摩30～40分钟,每日1次,10次为1个疗程。

(二)足部点穴治疗尿路感染

【主　穴】　①大敦、行间穴。②涌泉、然谷穴。③至阴、通谷穴。

【手　法】　先用中等力度按揉大敦、行间、太冲穴、中封穴各5～10分钟,每日1～2次。再用中度力量揉搓涌泉、然谷穴各5～8分钟,每日1～2次。然后用中等力度按揉至阴、通谷穴各5～8分钟,每日1～2次。每日交替点穴,15日为1个疗程。

(三)足部药浴治疗尿路感染

组方1:苦参、龙胆草、马齿苋、白茅根各40克。

组方2:金银花、车前草、紫花地丁、萹草各30克。

组方3:苦参、大黄各30克,明矾、滑石粉各20克。

组方4:川黄连、黄柏、黄芪各20克,蒲公英15克,金钱草10克。

【制作与用法】　在上述4组中药方中任选1方,置锅内放水2 500毫升,煮沸15～20分钟后,捞出药渣,留下次备用,将药液倒入浴足盆内。待药液凉至50℃左右后行双足浸浴,如药液变凉可再加热,每次浴足25～30分钟,每日1～2次,每次浴足时用双手拇指和食指掐压反射区或穴位,以提高疗效。药液浴完足后,不可倒掉,留下次再与药渣同煮沸15分钟,去药渣浴足,每剂中药可连续使用3～4日,10剂为1个疗程。

(四)足部其他方法治疗尿路感染

(1)槐角、龙葵、蒲公英、车前草、苦参各60克,研成药末,取药末20克,以蜂蜜调成糊状,贴敷于双足底涌泉穴和肚脐上,外盖敷料固定,每日换药1次,10次为1个疗程。

(2)海金砂、黄柏、车前草、龙胆草各30克,共研细末,取药末20克,以食醋调成膏状,敷于双足底涌泉穴上,外盖纱布固定,每日换药1次,10次为1个疗程。

(3)用筷子头或笔钝头在足底的涌泉、然谷、通谷穴和肾、膀胱、输尿管等反射区按压,每日1～2次,每次15～20分钟。

(4)双足踩、搓按摩板,每次20～30分钟,每日1～2次。

前列腺增生

前列腺增生亦称前列腺肥大,是老年男性常见病,其发病原因目前未完全明确,一般认为是由于性激素失去平衡,慢性前列腺炎症性改变造成前列腺组织增生。由于前列腺的解剖位置特殊,增生的腺体可致膀胱颈部梗阻,长期严重膀胱梗阻,即出现尿频、尿急、尿不尽、夜尿增多、尿流变细、尿中断等。严重者出现尿潴留或尿失禁,甚至血尿等。前列腺增生症属中医"癃闭"范畴,与脾、肺、肾三脏功能失调有关。肺失肃降,不能通调水道,下输膀胱,或三焦火热,气道不降;或脾失健运,不能升清降浊;或肾阳不足,下焦气化失司,逐渐导致前列腺增生。利用足部按摩为一种简便有效的方法。

(一)足部按摩治疗前列腺增生

【选　区】　①肾上腺、肾、输尿管、膀胱、尿道、前列腺、大脑、脑垂体、甲状旁腺、睾丸、上身淋巴结、下身淋巴结、骶骨。②前列腺、睾丸、肾上腺、肾、输尿管、膀胱、尿道、脑垂体。

【手　法】　上述2组反射区任选1组或交替按摩,治疗手法由轻、中、重力度顺序按揉反射区各3～8分钟,按摩时以患者有酸、胀、麻、痛得气感为宜,每日1次,每次40分钟左右,10次为1个疗程。

(二)足部点穴治疗前列腺增生

【主　穴】　①涌泉穴。②中冲、肾俞穴。③会阴穴。

【手　法】　先揉按双足涌泉穴、肾区点、膀胱区点各5分钟,每日2次。再点压中冲穴(手中指尖端之中央)30次;擦按双足涌泉穴各30次;手掌揉按肾俞穴(俯卧,在第二腰椎棘突下,命门穴旁开1.5寸)30次;手掌中等力度,揉摩小腹300次;按揉腹部5～10次,每日1次。并且每日坚持按会阴穴1次,每次20～30分钟。

(三)足部药浴治疗前列腺增生

组方1：黄芩、桑白皮各30克，桔梗、黑丑、白丑各6克。适用三焦火盛型前列腺增生症。

组方2：王不留行、皂角各90克，鲜芦根50克，葱头30克。

组方3：通天草50克，生大黄、芒硝、黄柏各15克，血竭、苏木各5克。

【制作与用法】 在上述3个组方中任选1方，置锅内放水2500毫升，煮沸15～30分钟后，去掉药渣，留下次备用，将药液倒入浴足盆内，待药液凉至50℃左右行双足浸浴，如药液凉可再加温，每次浴足25分钟左右，每日1～2次，每次浴足时可用中、无名指掐按涌泉穴、肾反射区、肾区点，或在睡前30分钟浴足按摩，可提高疗效。药液浴完足后不可倒掉，留下次再与药渣同煮沸15分钟，去药渣浴足，每剂中药可连续使用3～4日，10剂中药为1个疗程。

(四)足部其他方法治疗前列腺增生

(1)黄芪100克，滑石40克，琥珀、木通各15克，共研细末，取药末30克，以蜂蜜适量调成糊状，分敷双足涌泉穴和肚脐上，外盖纱布固定，每日换药1次，10次为1个疗程。

(2)用烟灼法灼双足肾上腺、生殖腺、肾脏、输尿管、膀胱、腰椎、尾骨反射区，每次20～30分钟，每日1～2次。

(3)两腿相交而坐，用两手握两足的踝关节，尽力拉脚上屈，反复做10次，每日2次。

(4)取下蹲位，臀部离地30厘米左右，两手从外侧经膝下，由小腿伸到足背上，立即用手各握一足的五趾，尽力握1次，使5个足趾向内弯，每足如此操作5次，每日1～2次。

尿失禁

尿失禁是指尿液不能控制,从膀胱经尿道自行外溢的一种症状。在临床上,尤以老年人、久病体质虚弱者为多,多发生在白天。根据临床表现,一般可分为压力性、急迫性、反射性和充盈性尿失禁。中医认为,本病属肾虚不能固摄所致。如能坚持足部按摩治疗,会收到很好疗效。

(一)足部按摩治疗尿失禁

【选　区】　①腹腔神经丛、肾上腺、肾、输尿管、膀胱、头部、小脑、脑干。②肾、输尿管、膀胱、腹腔神经丛、肾上腺、头部、脑垂体、脑干、小脑、上身淋巴结、下身淋巴结、脊椎各段。

【手　法】　上述2组反射区任选1组或交替按摩,开始采用轻、中度手法揉按第一组反射区各3~5分钟,按摩时要有得气感,每日1次,每次30分钟。再用轻度手法按揉第二组反射区前5个反射区点,接着用中度手法按推揉后7个反射区各15~20次,按摩时要有得气感,每日1次,每次40分钟,10次为1个疗程。

(二)足部点穴治疗尿失禁

【主　穴】　①涌泉、太溪穴。②至阴、昆仑穴。

【手　法】　先用轻、中手法揉按涌泉、公孙、照海、太溪各穴5~8分钟,每日1~2次。再用中度手法按压至阴、金门、仆参、昆仑等穴各3~5分钟,每日1~2次,均15次为1个疗程。

(三)足部药浴治疗尿失禁

组方1:益智仁50克,生附子20克(此方有毒,切忌入口)。

组方2:山萸肉、熟地黄各20克,山药、茯苓、牡丹皮、泽泻各10克,白术8克。

组方3:黄芪、党参、半夏各20克,白术、紫河车、补骨脂、陈皮、茯苓各15克,防风10克,甘草6克。

【制作与用法】　上述3个组方中任选1方,置锅内加水2 500

毫升,煮沸20分钟后,去药渣,留下次备用,药液倒入浴足盆,待药液凉至50℃左右行双足浸浴,如药液变凉可再加温,每次浴足25分钟,每日1～2次,浴足时用拇、食指揉按涌泉穴、双足后跟等及肾反射区,或在睡前半小时浴足按摩,可提高疗效,10次为1个疗程。

(四)足部其他方法治疗尿失禁

(1)党参50克,生附子、吴茱萸、益智仁、芡实各30克,滑石15克,肉桂10克,共研细末,取药末30克,以食醋调糊,贴敷双足涌泉穴、肚脐上,外用敷料固定,每日换药1次,10次为1个疗程。

(2)踩踏按摩板,每日2次,每次20分钟。

(3)坐床上,双足底相贴,相互摩擦,再搓双手掌,各操作20次。

尿潴留

尿潴留是指排尿困难,多发生于中老年男性,多由前列腺增生、结石、损伤等压迫或阻塞尿道造成尿潴留。其表现为小便短涩,点滴而下,小腹坠胀不适,或小便突然闭塞不通,少腹急胀欲死等。中医认为,本病多因肾虚不化,膀胱不利,与肺、脾、肾三脏功能失调有关。上焦肺热气壅、中焦湿热壅、下焦肾阳不足,均可导致膀胱气化无力而致病。足部按摩是一种简便有效的方法。

(一)足部按摩治疗尿潴留

【选 区】 ①肾、输尿管、膀胱、头部、脑垂体、心、颈椎、腰椎、胸椎、骶骨、尾骨、肾上腺、甲状腺、甲状旁腺、胸部淋巴结、上身淋巴结、下身淋巴结、肺、胆囊、肝、脾、尿道、阴道、睾丸或卵巢、下腹部。②腹腔神经丛、肾上腺、肾、输尿管、膀胱、头部、小脑、脑干、尿道、阴道、睾丸或卵巢、前列腺、下腹部。

【手 法】 上述2组反射区任选1组或交替按摩,开始先用轻度手法按摩第一组前3个反射区各5～10次,继用中度手法按揉 18 个反射区各 10~15 次,然后用重度手中按压后 4 个反射区各 15~20 次,每日 1~2 次,每次 40 分钟左右。接着先用中度手法按揉第二组前 5 个反射区各 3 分钟;再用重度手法按压后 8 个反射区各 5~8 分钟。按摩均应有酸、胀、痛、麻感为宜,每日 1~2 次,每次 40 分钟左右。

(二)足部点穴治疗尿潴留

【主　穴】　①生殖腺反射区、涌泉穴。②阴谷穴。

【手　法】　先用按揉双足跟生殖腺反射区、涌泉穴各 5~8 分钟,每日 1~2 次;再用拇指在腘窝横纹内侧端的两筋之间取阴谷穴重按 8~10 分钟,每日 1~2 次。

(三)足部药浴治疗尿潴留

组方 1:吴茱萸、制附子、滑石各 30 克,车前子、桑白皮、黄芩各 20 克,桔梗 6 克。

组方 2:甘遂末 20 克,田螺 15 克,葱白 10 根。

组方 3:山栀子 30 克,大麻子 50 粒,大蒜头 1 个。

【制作与用法】　上述 3 个组方中任选 1 方,置锅内加水 2 000 毫升,煮沸 20 分钟后,去药渣,药液倒浴足盆内,待药液凉至 50℃左右行双足浸浴,如药液变凉可再加热,每次浴足 25 分钟,每日 1~2 次,浴足时用拇指按压涌泉穴、足跟外踝和阴谷穴。浴完足后药液不要倒掉,留下次再与药渣同煮沸 15 分钟浴足,每剂中药可连用 3~4 日。

(四)足部其他方法治疗尿潴留

(1)满天星、车前草各 100 克,鲜青蒿 300 克,共捣烂如泥,取药泥 30 克外敷涌泉穴和肚脐上,外盖敷料固定,每日 1 次。

(2)独头大蒜 2 个,栀子 10 粒,食盐 0.5 克,捣烂如泥,外敷涌泉穴和肚脐,每日换 1 次。

(3)用电吹风机对准足跟外侧吹热风,每次吹 10~15 分钟,每日 1~2 次。

(4)可用发夹钝头或按摩棒钝头按压足跟外侧,每日1~2次,每次20~30分钟,双侧交替按摩。

痢　疾

痢疾是肠道传染病,多发生在夏秋季节,其病原菌为志贺菌属。主要表现为腹痛、腹胀、腹泻、脓血便与营养不良等。中医除称痢疾外,尚有"肠澼"、"下痢"、"赤白痢"、"湿热痢"、"虚寒痢"等名称。多因饮食不节或不洁,伤及脾胃,湿热熏蒸,气血凝滞,化为脓血。若湿热之毒与胃肠积滞相结合久羁不除,则脾阳受损,阳虚生内寒,脾气益虚,久必伤肾,导致中气下陷,传导失常,久之形成寒热虚实夹杂,故缠绵难愈。在治疗的同时采用足疗有很好的辅助治疗作用。

(一)足部按摩治疗痢疾

【选　区】　肾、输尿管、膀胱、肾上腺、腹腔神经丛、脾、胃、小肠、升结肠、横结肠、降结肠、乙状结肠、直肠、肛门、下身淋巴结、下腹部。

【手　法】　先采用中等力度手法按揉刺激肾、输尿管、膀胱、肾上腺、腹腔神经丛反射区各3分钟,再用重度手法揉压刺激胃、脾、直肠及肛门、小肠、升结肠、横结肠、降结肠、乙状结肠、下身淋巴结等反射区各3~5分钟,然后用轻、中度手法按揉刺激下腹部反射区5分钟,按揉时患者应有酸、胀、痛、麻等感觉为宜,每日1次,每次按摩50分钟左右,5次为1个疗程。

(二)足部点穴治疗慢性痢疾

【主　穴】　①内庭穴。②公孙穴。③小肠穴。④足三里穴。

【手　法】　采用食指单勾法或拇指掐压法对上述4穴进行掐压,用力要均匀、渗透,持久刺激,同时患者应有酸、胀、痛、麻等得气感,每次按压1个穴位,每个穴位按压5~10分钟,或交替按压其他穴位,再配合其他反射区的按压同时进行,效果更好。

(三)足部药浴治疗慢性痢疾

组方1:白头翁、马齿苋各30克,白木槿花、木香各15克。

组方2:黄柏、黄芩、白芍、厚朴各20克,炙甘草6克。

组方3:苍耳草30克,艾叶20克,石榴皮15克。

组方4:黄连20克,地榆15克,枳壳10克,白术9克。

组方5:紫花地丁、车前草、三棵针各20克,凤尾草15克。

组方6:败酱草30克,槐花、侧柏叶各20克,连翘、苍术各10克。

【制作与用法】 上述6个组方中任选1方,置锅内放清水2 500～3 000毫升,先用武火煮沸后,改用文火煮10～15分钟,捞去中药渣,留下次再用,把药液倒入足浴盆内,待药液凉至50℃左右,浸浴双足,如药液凉后可再加温,每次浴足25分钟左右,每日1～2次,或在睡前30分钟浴足,浴足时可用中指或无名指掐压涌泉穴及直肠、肛门、小肠反射区各3～5分钟。中药液浴完足后不可倒掉,留下次再与药渣同煮沸15分钟,去药渣浴足,每剂中药可连续使用3～4日,5剂为1个疗程。

(四)足部其他方法治疗慢性痢疾

(1)①大蒜头1～2个(约10克)。②吴茱萸20克。将蒜头捣成蒜泥,敷于两足心涌泉穴上,1小时后取下,每日贴敷1次。适用于细菌性痢疾与阿米巴痢疾。将吴茱萸研细末,用食醋调成膏状,敷贴在双足底涌泉穴上,用纱布包好,2小时后取下,每日1次。适用于慢性菌痢,不思饮食,四肢厥冷者。

(2)赤足踩按摩板,来回100次,至足底发红,每日1～2次。

(3)用按摩棒或吸尘器、棒头或吸头在足底的涌泉穴及脾、胃、小肠、直肠、肛门、下身淋巴结、下腹部等反射区按吸,每个反射区各吸3～5分钟,每日1次。

【注意事项】 患病期间饮食要清淡、易消化、高营养、少量多餐,每餐可食3～5瓣生大蒜,效果较好;戒烟、禁酒、禁辛辣,少食生冷食品。

急、慢性肝炎

急、慢性肝炎是由肝炎病毒引起的传染性疾病。临床上又分为甲型、乙型、丙型、丁型、戊型肝炎；急性肝炎又分黄疸型和无黄疸型两种，慢性肝炎亦分慢性迁延性和慢性活动性肝炎。其主要表现为头昏、乏力、纳差、恶心呕吐、肝区（胁）疼痛、肝大、面色无华、口苦、胁胀、形体消瘦、睡眠不好等。检验肝功能，丙氨酸氨基转移酶明显升高。急性黄疸型肝炎治疗及时，可在半年左右治愈；而急性无黄疸型、慢性迁延性和慢性活动性肝炎，有时难以治愈。中医认为，肝炎属"胁痛"、"黄疸"、"湿阻"、"癥积"等范畴。病由实致虚，终成肝郁脾虚、肝肾不足、脉络瘀阻、湿热残留等虚实夹杂的病理表现。足部疗法对急、慢性肝炎治疗有较好的疗效。

（一）足部按摩治疗急、慢性肝炎

【选　区】①肾、输尿管、膀胱、腹腔神经丛、胃、胸椎、肝、胆囊。②肾、输尿管、膀胱、肝、胆囊、腹腔神经丛、脾、上身淋巴结、下身淋巴结、胸部淋巴结。

【手　法】　上述2组反射区任选1组。第一组反射区先按揉压肾、输尿管、膀胱反射区各3～5分钟，再揉压腹腔神经丛、胃、胸椎反射区各3～5分钟，然后按揉肝、胆囊反射区各3～5分钟。按揉时以患者有酸、胀、痛、麻得气感为宜，每日按摩1次，每次按摩30～40分钟。第二组先用轻度手法按揉肾、输尿管、膀胱反射区各3分钟，然后用中度手法按揉腹腔神经丛、肝、胆囊、脾反射区各3～5分钟，再用中、重度手法按压上身淋巴结、下身淋巴结、胸部淋巴结反射区各3～5分钟。按压时以患者有酸、胀、痛、麻得气感为宜，每日按摩1次，每次按摩40分钟左右。第一组与第二组交替进行，10次为1个疗程，1个疗程结束，休息3～5日，再行第二个疗程。

(二)足部点穴治疗急、慢性肝炎

【主　穴】　①太冲穴。②足三里穴。③肝脏(反射区)。

【手　法】　用食指单勾法或拇指掐压法对上述3穴交替进行掐压,用力要均匀、渗透,刺激持久,患者应有酸、胀、痛、麻等得气感,每次按摩1个穴,每个穴按压5～10分钟,再配合其他反射区或穴位同时进行,效果更好。

(三)足部药浴治疗急、慢性肝炎

组方1:党参50克,茵陈、赤芍、金银花各30克,丹参30克。

组方2:茵陈30克,板蓝根20克,栀子、大黄、黄芩各10克,茯苓12克。

组方3:白术、附子、云苓、泽漆各20克,茵陈30克,五味子10克。

组方4:当归、赤芍、柴胡、郁金、枳壳各20克,甘草6克。

组方5:党参、白术、延胡索、川楝子、柴胡各20克,桂枝10克。

组方6:当归、赤芍、桃仁、红花、白茅根各20克,丹参10克。

【制作与用法】　上述6个组方中任选1方,置锅内放清水2 500～3 000毫升,先用武火煮沸后,再用文火煮15分钟左右即可,去掉药渣,留下次备用,把药液倒入浴足盆内,待药液凉至50℃左右,浸浴双足,如药液冷却后可再加温,每次浴足20～25分钟,每日1～2次。每次浴足时用双手拇指与食指在足底涌泉穴及肝、胆等反射区掐压,手法采用持续重掐法各5～10分钟。中药液浴完足后,不可倒掉,留下次再与药渣同煮沸15分钟去药渣浴足,每剂中药可连续使用5～6日,10剂中药为1个疗程。

(四)足部其他方法治疗急、慢性肝炎

(1)用拇、食两指,将足大拇趾、第四趾向右旋转、推压各5～8分钟,按压大敦、行间、太冲、足窍阴、侠溪、地五会、足临泣、丘墟等穴各3分钟,每日1次,一般坚持1～3个月多能见效。

(2)按揉足肝脏、胆囊反射区各3～5分钟,揉压腹腔神经丛、

胃、胸椎反射区各3~5分钟,按压肾、输尿管、膀胱反射区各3~5分钟,每日1次。

(3)点揉足底炉底三针、中封穴各10分钟,每日1次。

(4)重搓两足足底15分钟,推按两足足背跖骨缝各10~15分钟,每日1~2次。

(5)党参、白术、茯苓、制香附各15克,柴胡、赤芍、茵陈、虎杖各9克,共研细末,取药末30克,以醋、水各半调成糊状,敷于足底涌泉穴(双)和肝俞穴(双)上。外用塑料纸盖住,胶布固定,每日换药1次,10次为1个疗程。

【注意事项】 ①饮食要高营养(高糖、高维生素、高蛋白、低脂肪)。②患者在家中使用的饮食用具要分开单用,定期消毒。③保持情绪乐观,心情舒畅,家庭和睦,正确对待疾病。④戒烟、禁酒,不能过度疲劳。

二、外科常见病

胆囊炎、胆石症

胆囊炎、胆石症是临床外科常见病之一,其主要致病原因为细菌感染,胆汁排泄受阻,胆盐刺激引起化学性炎变,以及胰液向胆管反流等引起发炎。其表现为恶心、呕吐、发热、畏寒、头痛、口苦,右上腹痛并放散至背部,可伴有黄疸等。胆囊炎与胆石症的关系非常密切,往往互为因果。中医虽无胆囊炎、胆石症病名,但对其症候和诊治早有认识和记载。中医认为,本病是内伤七情,肝气郁结,肝失疏泄,胆失通畅,胆汁郁积,郁久化热;或饮食不节,脾胃受寒,运化失司,湿热内生;湿热交蒸,蕴结不散则发病。出现胁痛、胃痛、肝胃不和、肝脾不和等。病在肝胆脾胃,其标在胆和胃,其本在肝和脾。

第三章 常见病足部治疗

(一)足部按摩治疗胆囊炎、胆石症稳定期

【选　区】　①肾、输尿管、膀胱、腹腔神经丛、胃、十二指肠、肝、胆囊、胸部淋巴结、上身淋巴结、下身淋巴结。②肾上腺、肾、输尿管、膀胱、上身淋巴结、下身淋巴结、小肠、腹腔神经丛、横膈膜、胆囊、肝、胃、胰、脾。

【手　法】　上述2组反射区任选1组,先用中等力度手法按揉第一组的肾、输尿管、膀胱反射区各3分钟,然后用中、重度手法按揉腹腔神经丛、胃、十二指肠、肝、胆囊、胸部淋巴结、上身淋巴结、下身淋巴结反射区各3~5分钟,按摩时以患者有酸、胀、痛、麻为度,每日1次,每次按摩35分钟左右,10次为1个疗程,如需要第二个疗程时,中间休息5日再进行第二个疗程。用轻至中度按揉第二组之肾上腺、肾、输尿管、膀胱反射区各3~5分钟,然后用中至重手法按揉上身淋巴结、下身淋巴结、小肠、腹腔神经丛、横膈膜、胆囊、肝、胃、胰、脾各反射区3~5分钟,按揉时以患者有得气感为度,每日1~2次,每次按揉40分钟左右,10次为1个疗程,如进行第二个疗程时,中间休息5~7日。

(二)足部点穴治疗胆囊炎、胆石症稳定期

【主　穴】　①胆囊。②足窍阴穴。③阳陵泉、太冲穴。

【手　法】　上述3组穴任选1组(个)穴,采用食指单勾法,用中至重度手法按压,用力要均匀、渗透,使刺激持久,患者能耐受为度。每个穴位按压5~8分钟,每日1~2次,3组穴位交替按压。

(三)足部药浴治疗胆囊炎、胆石症

组方1:海金砂、金钱草、金银花、龙胆草、蒲公英各30克,川楝子、延胡索、大腹皮各15克。

组方2:黄芩、栀子、生地黄、泽泻、生大黄各20克,生甘草10克。

组方3:郁金、柴胡、赤芍、白芍、青皮、陈皮、香附、茵陈各20克,玄明粉10克。

组方4:陈皮、姜半夏、广木香、厚朴、苍术各20克,生姜、白豆蔻各10克。

组方5:党参、白术、黄芩、茯苓、枳壳、茵陈各20克,生大黄、川芎各10克。

【制作与用法】 上述5组中药组方任选1方,置锅内放清水2 500～3 000毫升,先用武火煮沸后,后用文火煮10～15分钟,捞出中药渣,留下次备用,将药液倒入浴足盆内,待药液凉至50℃左右,浸浴双足,如药液冷却后可再加温,每次浴足25分钟左右,每日1次,每次浴足时,可用手中指、无名指掐胆囊区、肝区、拇指捏胃区等。中药液浴完足后,不可倒掉,留下次再与药渣同煮沸15分钟,去药渣浴足,每剂中药可连续使用3～4日,10剂中药为1个疗程。

(四)足部其他方法治疗胆囊炎、胆石症

(1)金钱草、鸡内金、龙胆草、郁金、枳壳各30克,大黄10克,共研细末,取药末30克,以猪苦胆汁调和成软膏状,外敷双足底涌泉穴和阿是穴(痛点处)上,外盖塑纸,胶布固定,每日换药1次。

(2)用按摩棒或圆钝物体,在涌泉穴及腹腔神经丛、胃、胆囊等反射区进行边按边刮,每个穴或反射区按刮5～8分钟,每日1次。

【注意事项】 ①饮食宜用清淡易消化的糖类、高维生素、低脂肪食物,宜多食绿叶蔬菜、豆制品、豆类、新鲜水果及米面杂粮等。②禁忌肥肉、荤油及鸡蛋与煎炸食品,禁烟酒。③禁暴饮暴食。

乳 腺 炎

乳腺炎是指女性乳房部位发生的急性化脓性疾病。本病多见于初产妇或产后3～4周妇女。乳腺炎属中医"乳痈"范畴,根据发病期不同,又分为外吹乳痈、内吹乳痈、乳痈3种,统称乳痈。多因小儿吮乳吹风,或乳汁积滞,不得外流所致;或因胎气旺盛,胸满气上,邪热壅滞阳明所致;或因肝郁气滞,饮食不节,脾失健运,湿热

第三章 常见病足部治疗

蕴结;或产后血虚,外感风寒热邪,壅滞内郁所致。采用足部按摩治疗对本病见效甚速,且无条件限制。

(一)足部按摩治疗乳腺炎

【选 区】 ①生殖腺(卵巢)、胸部淋巴结、上身淋巴结、下身淋巴结、胸。②肾、输尿管、膀胱、大脑(头部)、胸、胸部淋巴结、额窦、上身淋巴结。

【手 法】 上述2组反射区任选1组或交替按摩,开始先用中重度手法按压第一组反射区各3~5分钟,按摩时应有酸、胀、痛得气感,每日2~3次,至病愈即止。用轻度手法按揉第二组的前3个反射区各3分钟,然后用重度手法按压后5个反射区各3~5分钟,每日1~2次,病愈为止。

(二)足部点穴治疗乳腺炎

【主 穴】 ①地五会、足临泣穴。②炉底三针、涌泉穴。

【手 法】 上述2组穴位任选1组或交替按摩,①用中等力度手法按揉地五会、足临泣两穴,每次15~20分钟,每日1~2次。②用食指单勾法按压炉底三针、涌泉穴5~8分钟,每日1~2次。

(三)足部药浴治疗乳腺炎

组方1:蒲公英、野菊花各30克,金银花、连翘、丝瓜络、川牛膝各15克。

组方2:黄连10克,黄柏、桑枝、樱桃核各15克。

组方3:大黄、金银花、蒲公英、菊花各15克,云母10克。

【制作与用法】 上述3组方中任选1方,置锅内加水2500毫升,煮沸15~20分钟后,去药渣,药液倒入浴足盆内,待药液凉至50℃左右行双足浸浴,如药液变凉可再加温,每次浴足25分钟,每日1~2次,浴足时用拇、食指掐压涌泉、地五会穴及足底反射区,或睡前30分钟浴足按摩,可提高疗效。浴完足后药液与药渣,可留下次煮沸再用,每剂中药可连续使用3~4日,10剂为1个疗程。

(四)足部其他方法治疗乳腺炎

(1)蒲公英、夏枯草、露蜂房、浙贝母各30克,共研细末,取药末20克,用食醋调成糊状,贴敷双足涌泉穴和乳房肿痛处,外盖敷料固定,每日换药2次,至病愈即止。

(2)用烟灼法灼地五会、足临泣穴各5～10分钟,每日1～2次。

(3)采用站位,左足踩踏右足背与足趾,踩20次,交换右足踩踏左足背与足趾,各踩60次,每日1～2次。

【注意事项】 在急性期局部可采用冷敷和口服抗生素等综合措施。

乳腺小叶增生

乳腺小叶增生又称慢性囊性乳腺病,多发生在25～40岁之间的女性,为妇外科常见病。其临床表现为乳房内肿块,形似核桃,质地坚硬,或是结节状,边界清楚,活动度大;在怀孕期,肿块迅速增大,一般为单个或多个,多发生在一侧,部分有恶变之虑。中医认为,乳房小叶增生属"乳癖"范畴,多因情志内伤,肝郁痰凝,积聚乳房,胃热壅滞,或因思虑伤脾,郁怒伤肝,以致冲任不调,气滞痰凝而成。

(一)足部按摩治疗乳房小叶增生

【选　区】 ①肾、输尿管、膀胱、脑垂体、卵巢、子宫、甲状腺、甲状旁腺、胸部淋巴结、上身淋巴结、下身淋巴结、心、肝、脾、肺、胃、胸、颈椎、腰椎、骶骨、尿道、阴道、下腹部、坐骨神经(内侧)。②腹腔神经丛、肾上腺、肾、输尿管、膀胱、胸、胸部淋巴结、脑垂体、卵巢、额窦、上身淋巴结。

【手　法】 上述2组反射区任选1组或交替按摩,第一组开始先用轻度手法按揉前3反射各5～7次,继以中、重手法按压中间13个反射区各10次,再用重度手法按压后11个反射区各10

~15次,每日1次,每次50分钟。第二组开始先用轻、中度手法按揉前5个反射区各2~3分钟,然后用重度手法按压后6个反射区各3~5分钟,每日1次,每次按摩40分钟,10次为1个疗程。

(二)足部药浴治疗乳腺小叶增生

组方1:老鹳草、山慈姑、八角茴香、核桃仁各30克。

组方2:大黄、芒硝、桂枝各25克,川芎6克,延胡索、生姜各5克。

组方3:牡丹皮、小茴香各20克,香附、川红花、当归、大黄各10克。

【制作与用法】 上述3组方中任选1方,置锅内加水2000毫升,煮沸20分钟,去药渣。药液倒入浴足盆内,待药液凉至50℃左右行双足浸浴,如药液变凉可再加热,每次浴足25分钟,每日1~2次,浴足时用拇、食指按压足底涌泉穴,推搓足背2、3、4趾,或睡前30分钟浴足按摩。浴完足后药液与药渣,留下次煮沸再用,每剂中药可连续使用3~4日,5剂中药为1个疗程。

(三)足部其他方法治疗乳腺小叶增生

(1)露蜂房、山慈姑、黄药子、夏枯草、胆南星各30克,浙贝母、青皮、香附、川红花、川牛膝各20克,共研细末,取药末30克,以食醋调成糊状,贴敷于双足涌泉穴和乳房肿块处,外盖纱布固定,每日换药1次,10次为1个疗程。

(2)采用站立或坐位,右足踩踏左足背与足趾,上下搓20次,交换左足踩踏右足背与足趾,上下搓20次,交换各踩60次,每日1~2次。

【注意事项】 在进行足部按摩前,须去医院检查确诊,排除肿瘤因素,久治不愈患者应定期去医院复查,以防癌变。

网 球 肘

网球肘又称肱骨外上髁炎,是一种常见的职业性外伤病症。

多因肘关节长期活动过度所致。表现为肘关节疼痛,持物无力。中医认为,本病受风、寒、湿等外邪侵袭,导致肘部气滞血瘀产生不通则痛的疾病。采用足部按摩治疗对本病有帮助。

(一)足部按摩治疗网球肘

【选　区】　①肾、输尿管、膀胱、甲状腺、甲状旁腺、脾、肘、颈椎、肩、颈项、肩胛骨、胸椎。②腹腔神经丛、肾、输尿管、膀胱、肘、颈椎、甲状旁腺、胸部淋巴结、上身淋巴结、下身淋巴结。

【手　法】　2组反射区任选1组或交替按摩,第一组开始先用轻度手法按揉前3个反射区各5次,然后用中重手法揉压中间3个反射区,再用重度手法按压后6个反射区各10次。第二组开始用中度手法按揉前4个反射区各2～3次分钟,然后用重度手法按压后6个反射区各3～5分钟,按摩时应有酸胀痛麻感,每日1次,每次30～40分钟,均10次为1个疗程。

(二)足部药浴治疗网球肘

组方1:海风藤、十大功劳叶各30克,桑枝、艾叶、桂枝各15克,归尾、川红花、苏木各10克,乳香、没药各6克。

组方2:熟地黄、杜仲、独活、牛膝各30克,伸筋草、续断各15克,细辛、干姜各6克。

组方3:党参、葛根、羌活、赤芍各30克,白术、桃仁、艾叶各15克,茯苓10克,甘草6克。

【制作与用法】　上述3个组方中任选1方,将中药研粗末,装入布袋封口,置锅内加水2 000毫升,煮沸20分钟后,药液倒入浴足盆,待凉至50℃左右行双足浸浴,药包热敷肘部痛点,药包和药液变凉后均可再加热,每次浴足热敷25～30分钟,每日1～2次。浴足时用拇、中指按揉颈椎、胸椎和肘部反射区,每剂中药可连续使用3～4日,5剂中药为1个疗程。

第三章 常见病足部治疗

肩关节周围炎

肩关节周围炎简称"肩周炎",是中老年人多发病、常见病。本病多因夜间受凉,而致肩关节酸痛,活动则剧,抬举后伸等活动受限,甚者可影响生活自理。检查时,肩关节周围均有压痛,抬举困难。中医认为,本病属"漏肩风"、"五十肩"范畴。多因露肩贪凉,风寒湿邪乘虚侵袭,阻滞经络所致。足部按摩对肩周炎有较好的辅助治疗效果。

(一)足部按摩治疗肩关节周围炎

【选　区】　①肾上腺、肾、输尿管、膀胱、腹腔神经丛、颈项、肩、斜方肌、小脑、脑干、胸部淋巴结、上身淋巴结、下身淋巴结、手臂。②肾、输尿管、膀胱、心、肝、脑垂体、颈项、颈椎、胸椎、肩、肩胛、斜方肌、肘。

【手　法】　上述2组反射区任选1组或交替按摩。第一组开始先用中度手法按揉前5个反射区各2~4分钟,然后用重度手法按压后9个反射区各15~30次,再按手臂5分钟,按摩时应有得气感,每日1次,每次50分钟,10次为1个疗程。第二组开始先用中度手法按揉前6个反射区各3分钟,然后用重度手法按压后7个反射区各3~5分钟,按摩时应有酸、胀、痛、麻感,每日1次,每次45分钟,10次为1个疗程。

(二)足部点穴治疗肩关节周围炎

【主　穴】　①心、颈反射区。②颈椎、肩反射区。

【手　法】　先搓揉足拇趾、第四趾及小趾各5分钟,点揉心、颈反射区各3~5分钟,再用拇指指腹揉压双足颈、肩、斜方肌、肩胛反射区5~8分钟,每日2次。

(三)足部药浴治疗肩关节周围炎

组方1:当归、伸筋草、透骨草、桂枝各30克,干姜10克,艾叶50克。

体验足疗魅力

组方2：川牛膝、白芍、红花各40克，一把抓、乳香、丹参各20克，茯苓、香附各10克。

组方3：葛根、郁金各30克，透骨草、橘皮、车前子各20克，干姜10克，甘草6克。

【制作与用法】 在上述3个组方中选1方，将中药研成粗末，装布袋内，置锅内加水2000毫升，煮沸20分钟后，将药液倒入浴足盆，待药液凉至50℃左右浸浴双足，药渣包敷肩痛点，药包、药液变凉后可再加温，每次浴足25分钟，每日1～2次，每剂中药可连用3～4日，5剂中药为1个疗程。

(四)足部其他方法治疗肩关节周围炎

(1)川乌、草乌、桂枝、续断、透骨草、樟脑(后研)各30克，共研细末，取药末15克，用葱白、生姜汁或白酒适量调成糊，敷双足涌泉穴，外盖敷料固定，每日1次，10次为1个疗程。

(2)用电吹风机，以热风对准足底心反射区吹至有灼热感时移吹另一足，待凉后再吹第二次，如此反复10分钟，每日2次。

(3)每日坚持上肢被动运动30～50分钟。

【注意事项】 肩部要防止受寒、湿等。局部要保温。

落　枕

落枕亦称"颈肌劳损"。患者晨起或突然感觉颈项部强直、疼痛、酸胀、转动失灵、强动则痛。轻者自行痊愈，重则延续数周。其原因是睡眠时头颈部位置不当，枕头高低不适所致。中医认为，该病系受风寒湿邪侵袭，使气血凝滞，经脉瘀阻所致。通过足部治疗，去风散寒，舒筋活络有较好的治疗效果。

(一)足部按摩治疗落枕

【选　区】 ①腹腔神经丛、肾、输尿管、膀胱、颈项、肩、斜方肌。②肾、输尿管、膀胱、头部、颈项、肩、肩胛骨、颈椎、斜方肌。

【手　法】 上述2组反射区任选1组或交替按摩。第一组开始先用轻、中度手法按揉前4个反射区各3分钟,然后用重度手法按压后3个反射区各5分钟。第二组开始用轻、中度手法按揉前3个反射区各2～3分钟,再用重度手法按压后6个反射区各3～5分钟,按摩时应有得气感,每日1次,病愈为止。

(二)足部点穴治疗落枕

【主　穴】　①涌泉、通谷穴。②昆仑、京骨、至阴穴。

【手　法】　先用拇、食指由轻到重按摩第一组穴各5～8分钟,并重搓揉双足大拇趾各10分钟;然后用拇、食指掐按揉第二组穴各5～8分钟,并搓揉双足小趾各10分钟。

(三)足部药浴治疗落枕

组方1:白芍50克,葛根、桂枝各30克,川芎15克,甘草5克。

组方2:当归、乳香、没药、木香各30克,续断20克,细辛10克,延胡索、肉桂各6克。

组方3:川牛膝50克,郁金、香附各20克,透骨草、丹参、车前子各15克,干姜6克。

【制作与用法】　在上述3组方中任选1方,将中药研成粗末,装入布袋内扎口,置锅内加水2 000毫升,煮沸20分钟后,药液倒入浴足盆,待药液凉至50℃左右浸浴双足,药渣包敷颈项部疼痛点,药包、药液变凉后均可再加温,每次浴足25分钟,每日1～2次,每剂中药可连续使用3～4日,5剂为1个疗程。

(四)足部其他方法治疗落枕

(1)葛根、桂枝、川芎各30克,续断20克,细辛9克,共研细末,取药末30克,以白酒调成糊状,敷双足涌泉穴和颈部痛点,外盖敷料固定。

(2)用电吹风在双足内侧颈项区和足底涌泉穴,每次10～20分钟,每日1～2次。

颈椎病

颈椎病是指颈椎及周围软组织，如颈椎间盘、椎体小关节、骨质磨损、前后纵韧带、黄韧带、脊髓鞘膜等发生病理性改变，导致颈部脊髓、颈神经根、交感神经、椎动脉、椎间孔等受到压迫或刺激而引起的症候群（即颈椎综合征）。临床主要表现有头颈肩臂麻木疼痛，重者肢体酸软无力，肢凉出汗等。若病变累及椎动脉与交感神经时，则出现头晕、头痛、心悸、血压升高等。中医认为，颈椎病属肾虚精亏、气血不足及气滞血瘀痰浊致经络瘀滞，风寒湿邪外袭，痹阻太阳经脉，经脉不通，筋骨不利而发病。每日坚持足部按摩，常可收桴鼓之效。

（一）足部按摩治疗颈椎病

【选　区】①腹腔神经丛、肾、输尿管、膀胱、颈项、颈椎、胸椎、肩、斜方肌。②肾、输尿管、膀胱、脑垂体、甲状腺、甲状旁腺、肾上腺、肝、胆、上身淋巴结、下身淋巴结、肘、膝、尾骨、内耳迷路、大脑（头部）、小脑、脑干、颈椎、颈项、肩、肩胛骨、胸、斜方肌。

【手　法】上述2组反射区任选1组或交替按摩。第一组开始先用中度手法按揉前4个反射区各3分钟，然后用重度手法按压后5个反向区各5分钟，每日1次，每次40分钟。第二组开始先用轻度手法揉按前3个反射区各5次，然后用中重手法按揉压中间12个反射区各5～10次，再用重度手法按压后9个反射区各10次，其中颈项反射区用拇指指端由轻到重反复按摩，并使患者有酸胀痛感为宜，每日1次，每次50分钟，10次为1个疗程。

（二）足部点穴治疗颈椎病

【主　穴】涌泉穴、足大拇趾。

【手　法】先搓揉足心涌泉穴、足大拇趾、第四趾、第五趾各5～10分钟，再转动左右足踝，每次10～20分钟，然后捻揉摇拔各个足趾，特别是跖趾关节部，每次20分钟，每日1～2次。

(三)足部药浴治疗颈椎病

组方1:威灵仙、姜黄片各30克,葛根20克,当归、桂枝、羌活、土鳖虫、川椒、没药、千年健、大黄、血竭各15克,儿茶、乳香各10克。

组方2:归尾、海金砂各30克,泽泻、木香、白术、干姜各20克,续断、独活各10克。

【制作与用法】 上述2组方中任选1方,将药研粗末装入布袋扎口,置锅内加水2 000毫升,煮沸30分钟后,将药液倒浴足盆,药液稍凉至50℃左右浸浴双足,药袋敷颈项痛点,药液、药包凉后均可再加温连用,每次浴足30分钟,热敷30~40分钟,每日1~2次,每剂中药可用3~4日,5剂中药为1个疗程。

(四)足部其他方法治疗颈椎病

(1)吴茱萸、白芥子各30克,牛膝、细辛、木香各10克。上药共研细末,取药末30克,用黄酒适量调敷双足涌泉穴和大椎穴上,外盖敷料固定,每日换药1次,10次为1个疗程。

(2)用电热吹风机对准颈、肩、头部反射区,反复吹热风30~40分钟,每日1~2次。

(3)全身放松,两足分开与肩同宽,配合深呼吸5~10次。

(4)两手交替摩擦颈后部10~20次,直到局部发热。

(5)两手空拳向左右颈项拳击10~20次。

(6)自然直立,双手叉腰,头前屈、后仰、左右侧屈各10~20次。

(7)头部做"∞"型旋转或做"凤"字旋转,各做5~10分钟。

(8)一侧上肢向后渐渐平伸,头向同侧慢慢转动,另一手叉腰,两侧交替各做10~20次。

(9)双手搭置肩部,做肩部旋转活动10~20次。

(10)双手抱头,双手用力往前顶头,头部用力抵抗双手,互相抵抗10~20次。

(11)双手互握,翻掌向上并举吸气,然后手放下垂于两侧,同时呼气,做5～10次。

(12)双臂外展,做弯腰放松呼吸动作10～20分钟。

腰扭伤

腰扭伤是指在日常工作与生活中因姿势不正确,或提物、担物过重,用力过猛,或突然活动扭伤,或跌仆闪挫等因素,产生腰部剧痛,甚则不能转身,多呈持续性疼痛,活动时加剧,静则稍减。腰扭伤分急性与慢性,急性为前所述,慢性者由于急性腰扭伤治疗不及时,迁延成慢性,经久不愈。中医认为,本病为肾虚,抗病力差,受风寒湿邪侵袭,导致腰部经脉气滞瘀阻,其表现痛无定处,窜痛者,以气滞为主;痛有定处,刺痛如刀割,以瘀阻为主。在进行腰背部功能锻炼的同时,应加强足部辅助治疗。

(一)足部按摩治疗腰扭伤

【选　区】　①腹腔神经丛、肾上腺、肾、输尿管、膀胱、肝、胸椎、腰椎、肋骨(外)、上身淋巴结、下身淋巴结。②肾、输尿管、膀胱、坐骨神经、髋关节、膝、肾上腺、尿道、阴道、腹腔神经丛、胃、小肠、胸椎、腰椎、骶骨、尾骨。

【手　法】　上述2组反射区任选1组或交替按摩。第一组开始先用中度手法按揉前5个反射区各3分钟,然后用重度手法按压后6个反射区各3～5分钟,按摩时应有酸、胀、痛、麻感,每日1次,每次40分钟左右。第二组开始先用轻度手法按揉前3个反射区各5次,然后用中重手法按揉压中间9个反射区各5～10次,再用重度手法按压后4个反射区各10次。也可用按摩棒代替手,以加强力度。按摩应有得气感,每日1次,每次50分钟左右,10次为1个疗程。

(二)足部点穴治疗腰扭伤

【主　穴】　①涌泉、照海穴。②至阴、昆仑穴。

【手　法】　先用食指单勾法按压涌泉、公孙、照海、太溪等穴各5～8分钟,每日1～2次。再用拇指或中指按压至阴、通谷、金门、昆仑等穴各5～8分钟,每日1～2次。

(三)足部药浴治疗腰扭伤

组方1:海桐皮、透骨草、红花、牡丹皮各30克,大黄、乳香、没药、川牛膝、桂枝各15克。

组方2:千年健、续断、杜仲、赤芍各40克,黄芪、肉桂、木香各20克,细辛6克。

组方3:威灵仙、吴茱萸、丹参各40克,羌活、干姜各30克,茯苓、艾叶各20克,甘草6克。

【制作与用法】　上述3个组方中任选1方,研成粗末,装入1或2个布袋内封口,置锅内加水2 000毫升,煮沸20分钟后,药液倒入浴足盆,待药液凉至50℃左右浸浴双足,药包热敷腰部伤痛点。药液和药包变凉后均可再加温,每次浴足、热敷25～30分钟,每日1～2次。浴足时可用手指按捏涌泉、照海、至阴、昆仑等穴与足跟,每剂中药可连续使用3～4日,5剂中药为1个疗程。

(四)足部其他方法治疗腰扭伤

(1)紫荆皮90克,五加皮、归尾、泽兰、苏木各60克,川牛膝50克,姜黄、郁金、栀子、草乌、川乌、乳香、没药各30克,上药共研细末,取30克,以酒或醋调糊状,敷涌泉穴(双)和腰部痛点,外盖敷料固定,每日换药1次。

(2)先用左手拇、食指掐压右足昆仑与太溪穴;再交换用右手拇、食指掐压左足昆仑与太溪穴,每日1～2次,每次10～20分钟。

慢性腰痛

慢性腰痛是指没有明显外伤史的腰部软组织损伤而致慢性疼痛。这种疼痛多为隐痛,时轻时重,经常反复发作,休息后减轻,疼痛多与气候有关,常在天气突变或阴雨寒冷季节加重。而腰部活动可无明显限制或影响不大。病变部位常触及压痛点与条索状物,并可见肌肉痉挛拘急等。中医认为,腰痛除了与肾脏的功能改变密切相关外,亦受风、寒、湿等外邪的侵袭,跌打闪挫的损伤,均可导致腰部经脉气滞血瘀产生不通则痛的病变。本病除加强腰背部肌肉功能锻炼外,进行足部按摩很有帮助。

(一)足部按摩治疗慢性腰痛

【选 区】 ①肾、输尿管、膀胱、颈椎、胸椎、腰椎、骶骨、尾骨。②肾、腰椎、骶骨。

【手 法】 上述2组反射区任选1组或交替按摩。第一组开始先用中度手法按前3个反射区各3~5分钟,然后用重度手法揉后5个反射区各2~3分钟,按摩时应有得气感,每日1次,每次按摩20~30分钟。第二组用中、重度手法按揉压3个反射区各5~10分钟。实证应用泻法,手法宜重,虚证用补法,手法宜轻,按摩时应有得气感,每日1次,10次为1个疗程。

(二)足部点穴治疗慢性腰痛

【主 穴】 ①隐白、大敦穴。②昆仑、涌泉穴。

【手 法】 第一组用手指揉压隐白、大敦穴各5~10分钟,每日2~3次。第二组每日揉压昆仑、涌泉穴各10分钟,可止痛。用力按压足后跟10~15分钟。

(三)足部药浴治疗慢性腰痛

组方1:苏木、伸筋草、艾叶、麻黄、千年健各30克,杜仲10克。

组方2:当归尾、续断、川牛膝、透骨草各50克,桂枝、木香各20克,细辛10克。

组方3:吴茱萸、葛根、独活各40克,威灵仙、白术、赤芍各30克,干姜20克,丹参、桃仁各20克。

【制作与用法】 上述3个组方中任选1方,共研成粗末,装入1个或2个布袋内封口,置锅内加水2 500毫升,煮沸20分钟后,药液倒入浴足盆内,待药液凉至50℃左右行双足浸浴,药包热敷腰部痛点。药包和药液变凉后均再加温,每次浴足、热敷25~30分钟,每日1~2次。浴足时还可用手指按压捏隐白、大敦、昆仑、涌泉和足跟等穴,每剂中药可连续使用3~4日,5剂中药为1个疗程。

(四)足部其他方法治疗慢性腰痛

(1)方1:补骨脂、制附子、杜仲、熟地黄、菟丝子、大茴香、川楝子各30克;方2:当归、木香、桃仁、川芎、延胡索、制香附、杜仲各30克。将上药分别研细末,分瓶装备用。用时取药末30克,以醋、酒各半调成糊状,敷双足底涌泉穴和双肾俞穴,外盖敷料固定,每日换药1次。方1用于肾虚腰痛;方2为瘀血腰痛。

(2)烟灼隐白、大敦穴各5分钟,每日2次。

(3)双足踩核桃20~30分钟,每日1~2次。

(4)平路倒步走,每日适量增加时间和距离。

腰椎间盘突出症

腰椎间盘突出是指两个椎体之间髓核向后突出,压迫了神经根,临床上出现受压的腰部和肢体疼痛,称之腰椎间盘突出症。其病变在腰部,但出现腰痛的同时伴有坐骨神经痛。初起时为间歇性或持续性疼痛,压痛明显,活动时加重,并有放射性疼痛等。中医认为,腰椎间盘突出症是由于髓核突出,加之肾虚抗病力差,受风寒湿邪侵袭,促使病情加重。本病在进行腰背部肌肉锻炼的同时,进行足疗效果更好。

(一)足部按摩治疗腰椎间盘突出症

【选 区】 ①肾、输尿管、膀胱、心、肝、脾、头部、小脑、脑干、脑垂体、肾上腺、甲状腺、甲状旁腺、上身淋巴结、下身淋巴结、胃、小肠、腹腔神经丛、胸椎、腰椎、骶骨、尾骨、髋关节、膝、坐骨神经。②腹腔神经丛、肾、输尿管、膀胱、胸、胃、小肠、肝、胆囊、上身淋巴结、下身淋巴结。

【手　法】　上述2组反射区任选1组或交替按摩。第一组开始先用轻度手法按揉前3个反射区各5次,然后用中、重度手法揉按压中间15个反射区各5～10次,再用重度手法按压后7个反射区各10次,按摩时应有得气感,每日1次,每次60分钟。第二组先用轻、中度手法按揉前4个反射区各3～4分钟,再用重度手法按压后11个反射区各3～5分钟,按摩时应有酸、胀、痛、麻得气感,每日1次,每次50分钟左右,均10次为1个疗程。

(二)足部点穴治疗腰椎间盘突出症

【主　穴】　①昆仑、涌泉穴。②隐白、大敦穴。

【手　法】　先揉压昆仑、涌泉穴各10分钟,再用手指揉压隐白、大敦穴各5～10分钟,每日2～3次。

(三)足部药浴治疗腰椎间盘突出症

组方1:秦艽30克,当归、杜仲、红花、丝瓜络、延胡索、透骨草、川牛膝各20克,生川乌9克。

组方2:威灵仙、独活、羌活、木香各30克,续断、归尾、牛膝、桂枝各20克,泽泻10克。

【制作与用法】　上述2个组方中任选1方,共研粗末,装入布袋扎口,置锅内加水2 000毫升,煮沸30分钟后,药液倒入浴足盆,待药液凉至50℃左右浸浴双足,药袋热敷痛点处。药液、药袋冷后可再同加温连用,浴足时用拇、食指掐压大敦、隐白、昆仑、涌泉等穴,每次浴足30分钟,热敷30～40分钟,每日1～2次,浴完双足要保温。每剂中药可连续使用3～4天,10剂中药为1个疗程。

(四)足部其他方法治疗腰椎间盘突出症

(1)吴茱萸、黑附子、威灵仙、土鳖虫、全蝎、杜仲、川芎、肉桂、延胡索、苍术、独活、羌活、干姜、冰片各10克,红花、川牛膝各15克,川椒、细辛各6克,皂角刺9克,上药共研细末,取药末30克,以黄酒、生姜汁或食醋(任选一种)调成糊状,敷双足涌泉、双腰眼穴上。外用敷料覆盖固定,每日换药1次。

(2)双足自然站立,把足跟抬起站定,时间、次数自定,每日2～3次。

【注意事项】 下肢、腰部要注意保温,预防风寒湿邪侵袭。

骨性关节炎

骨性关节炎是指退行性关节病。全身各关节均可发生,但以膝关节较为常见。本病的发生与营养、生物机械力、酶的改变及遗传素质等多种因素相关,造成软骨退行性变,关节韧带附着处骨质增生,形成骨赘所致。临床表现以膝关节为例,关节酸痛、僵硬感,晨起与久坐后起立较明显,活动后缓解等。中医认为,该病属"骨痹"范畴,多因外感风寒湿邪,内伤于肝肾不足,气血失和,以及跌打损伤等均可使气血运行不畅,阻滞络脉,病久则肝肾两亏、功能障碍等。若遇寒冷、气候变化和潮湿时,疼痛和僵硬则加重。利用足部按摩疗法常可奏效。

(一)足部按摩治疗骨性关节炎

【选 区】 ①肾、输尿管、膀胱、头部、脑垂体、甲状旁腺、肝、脾、肾上腺、生殖腺(睾丸或卵巢)、上身淋巴结、下身淋巴结、胃、十二指肠、小肠、腹腔神经丛、腰椎、髋关节、膝、肘。②肾、肾上腺、输尿管、膀胱、膝、踝、甲状腺、甲状旁腺、下身淋巴结。③肾、输尿管、膀胱、腹腔神经丛、脑垂体、甲状旁腺、甲状腺、肾上腺、生殖腺、胃、十二指肠、小肠、颈椎、胸椎、腰椎、骶椎。

【手 法】 上述3组反射区任选1组或交替按摩。第一组开始先用轻度手法按摩前3个反射区各5次,然后用中、重度手法按揉中间13个反射区各5～10次,再用重度手法按压后4个反射区各10次,按摩时应有酸胀痛感,每日1次,每次50分钟左右。第二组先用中度手法按揉9个反射区各3～5分钟,重点按压膝、踝、反射区各5分钟。第三组先用轻度手法按摩前4个反射区各3分钟,再用中、重度手法揉按中间8个反射区各3～5分钟,然后用重度手法掐按压后4个反射区各10分钟,按摩时应有得气感,每日1次,每次50分钟,均10次为1个疗程。

(二)足部点穴治疗骨性关节炎

【主　　穴】 ①然谷、水泉穴。②涌泉、三阴交穴。

【手　法】 先用拇、食指按压然谷、水泉穴各3～5分钟,上楼梯疼痛者加至阴穴3～5分钟,下楼梯疼痛者按压大敦穴3～5分钟;再揉搓涌泉、三阴交穴各5分钟,每日1～2次。

(三)足部药浴治疗骨性关节炎

组方1:生川乌、生草乌、生附子、透骨草、秦艽各30克,干姜10克。

组方2:当归尾、续断、伸筋草各40克,艾叶、丹参、芍药各20克,细辛6克。

组方3:吴茱萸、木香、葛根、桃仁各30克,牡丹皮、茯苓、羌活各20克,干姜、甘草各6克。

组方4:海桐皮、千年健、苏木各50克,乳香、没药、桂枝各20克,茯苓、延胡索、川厚朴各10克。

【制作与用法】 上述4个组方中任选1方,共研成粗末,装入1～2个布袋封口,置锅内加水2 500毫升,煮沸20分钟后,药液倒浴足盆内,待药液凉至50℃左右行双足浸浴,药包热敷关节痛点。如药液、药包变凉可再加温使用,每次浴足、热敷30分钟左右,每日1～2次。浴足时用手指按压足底穴和三阴交穴,每剂中药可连续使用3～4日,10剂中药为1个疗程。

(四)足部其他方法治疗骨性关节炎

(1)吴茱萸、补骨脂、桂枝、桑树根、伸筋草各50克,共研细末,取药末20克,以姜汁或白酒调成糊状,敷涌泉穴,外盖敷料固定,每日1次,10次为1个疗程。

(2) 烟灼然谷、水泉穴各 3~5 分钟,上下楼痛者加至阴、大敦穴各 3 分钟,每日 1 次。

(3) 光足相互擦搓,每次 10~20 分钟。

【注意事项】 尤其气候变化,必要时经常戴护膝。患病的关节注意保温。

类风湿关节炎

类风湿关节炎是以关节病为主的慢性自身免疫性疾病。现代医学认为,该病可能与变态反应、感染、内分泌失调、家庭遗传、免疫反应等因素有关。临床表现为手指(或足趾)的 1~2 个关节开始肿大,皮肤呈红肿热痛,游走性,常从四肢远端小关节开始,以后再累及其他关节,可有不规则发热、贫血等全身表现,晚期关节多呈半屈位畸形。中医认为,本病属"痹症"范畴,多因外邪侵袭经络,气血闭阻不畅所致。治疗以舒筋通络,行痹止痛固本为主。足疗对本病减轻症状,缓解病情很有帮助。

(一)足部按摩治疗类风湿关节炎

【选 区】 ①肾上腺、肾、输尿管、膀胱、胃、胰、十二指肠、大脑、小脑、脑干、额窦、三叉神经、肺、眼、脑垂体、甲状腺、甲状旁腺、胸、脾、上身淋巴结、下身淋巴结、胸椎、腰椎、骶骨、尾骨、肩、肘、膝。②腹腔神经丛、肾、输尿管、膀胱、肾上腺、甲状旁腺、胸部淋巴结、下身淋巴结、颈项、肩、肘、髋关节、膝、胸椎、腰椎。③肾、输尿管、膀胱、甲状旁腺、肾上腺、上身淋巴结、下身淋巴结、腰椎、骶骨、尾骨。

【手 法】 上述 3 组反射区任选 1 组或交替按摩。第一组开始先用轻度手法按摩前 4 个反射区各 5 次,然后用中度手法按揉中间 10 个反射区各 5~10 次,再用重度手法按压后 14 个反射区各 10 次,按摩时要有得气感,每日 1 次,每次按摩 70 分钟左右。第二组先以轻、中度手法按揉前 5 个反射区各 2~3 分钟,然后用中、重度手法揉按压后10个反射区各3～5分钟,每日1次,每次50分钟左右。第三组以轻、中度手法按揉前7个反射区各3～5分钟,然后用中重手法揉按压后3个反射区各5分钟,按摩时要有酸胀痛麻得气感,每日1次,每次40分钟左右,15次为1个疗程。

(二)足部点穴治疗类风湿关节炎

【主　穴】　①八风、地五会穴。②足底、足趾穴。

【手　法】　先点揉足八风、地五会穴各10分钟,每日1次;再压揉足底心、足第三趾各10分钟,每日2～3次;然后按揉足部小关节至踝关节1～2遍,重按或重推足底、足背跖骨间隙5分钟,捻拨摇各趾及踝关节3～5分钟,每日1～2次。

(三)足部药浴治疗类风湿关节炎

组方1:白芍、黄芪、木瓜、鸡血藤各40克,茯苓、威灵仙、牛膝各20克,川芎、木香各15克。

组方2:当归、川芎、独活、羌活各30克,秦艽、海风藤、桑枝、木香、炙甘草各20克,桂枝、细辛各10克。

组方3:当归、桃仁、红花、地龙、五灵脂各30克,羌活、秦艽、牛膝、川芎、香附、没药各20克,续断10克,甘草6克。

组方4:老桑树根300克,伸筋草、秦艽各50克。

【制作与用法】　上述4个组方中任选1组,共研成粗末,装入2～4个布袋封口,置锅内加水2 500毫升,煮沸20分钟后,药液倒入浴足盆内,待药液凉至50℃左右行双足浸浴,药包热敷关节疼痛部位,如药液和药包变凉后均可再加温,每次浴足、热敷30分钟左右,每日1～2次,每剂中药可连续用3～4日,10剂中药为1个疗程。

(四)足部其他方法治疗类风湿关节炎

(1)生川乌、生草乌、生南星、生半夏、炮山甲各20克,全蝎5克,冰片1.5克,上药共研细末,取药末20克,用白酒或生姜汁调糊,外敷双足底涌泉穴,外盖敷料固定,每日换药1次。

(2)每日踩踏按摩板1~2次,坚持功能锻炼。

【注意事项】 本病应综合治疗,预防感冒,注意保温和营养。防寒、湿、潮。心情要愉快

痛风性关节炎

痛风性关节炎是一种嘌呤代谢异常所致的疾病。该病多伴有肥胖、糖尿病、高血压病。多发生在40岁以上的中老年人,常有家族遗传病史。临床表现为关节突然发红、发热、疼痛、肿胀,多发生在第一跖趾关节,也可见足跟、踝关节、腕关节、趾关节等部位,7~15日后症状逐渐消退。中医认为,本病多因风寒湿热等外邪侵袭人体、闭阻经络、壅滞气血所致。足疗对痛风性关节炎有一定的治疗效果。

(一)足部按摩治疗痛风性关节炎

【选 区】 ①腹腔神经丛、肾、输尿管、膀胱、肾上腺、肝、胃、小肠、胸部淋巴结、上身淋巴结、下身淋巴结。②肾上腺、肾、输尿管、膀胱、胃、肝、脾、膝、上身淋巴结、下身淋巴结、前列腺、生殖腺(睾丸或卵巢)、脑垂体、甲状腺、颈项、胸椎、腰椎、骶骨、尾骨。

【手 法】 以上2组反射区任选1组或交替按摩。第一组用中、重度手法按揉压全组各反射区5~10分钟,按摩应有得气感。每日1次,每次40分钟。第二组开始先用轻度手法按摩前4个反射区各5次,然后用中重手法揉按中间8个反射区各5~10次,再用重度手法按压后7个反射区各10次,按摩时要有得气感。每日1次,每次40分钟左右,10次为1个疗程。

(二)足部药浴治疗痛风性关节炎

【组 方】 秦艽150克,吴茱萸、细辛各20克。

【制作与用法】 中药入锅内加水2 500毫升,煮沸20分钟后,去药渣,倒入浴足盆,待药液凉至50℃左右浸浴双足30分钟,浴完足后药液不要倒掉,留下次与药渣同煮沸20分钟,去渣浴足,

每剂中药可连续使用3~4日,5剂中药为1个疗程。

(三)足部其他方法治疗痛风性关节炎

当归50克,干姜、吴茱萸、川芎、制川乌、制草乌各30克,伸筋草、秦艽、桑白皮各20克,白芷、防风、荆芥、细辛各15克,上药共研细末,取药末20克,以陈米醋调成糊状,敷双足底涌泉穴,外盖敷料固定,每日1次。

坐骨神经痛

坐骨神经起源于腰,沿盆腔、臀部、股后侧、腘窝、小腿后外侧至足底。当坐骨神经附近组织发生病变、损伤等,均可引起坐骨神经发生疼痛。其主要表现为腰部和下肢疼痛,多限于一侧,疼痛为间歇性或持续性,夜间较白天重。中医认为,本病属"痹证"范畴,多因风寒湿邪侵袭,阻滞经络所致。

(一)足部按摩治疗坐骨神经痛

【选　区】　①肾、输尿管、膀胱、腹腔神经丛、坐骨神经、髋关节、膝。②肾上腺、肾、输尿管、膀胱、尿道、阴道、前列腺或子宫、生殖腺(睾丸或卵巢)、脾、胸部淋巴结、上身淋巴结、下身淋巴结、甲状腺、甲状旁腺、腰椎、骶骨、尾骨、腹股沟、下腹部、坐骨神经。

【手　法】　上述2组反射区任选1组或交替按摩。第一组先用中度手法按揉前4个反射区各3分钟,再用重手法按压后3个反射区各5分钟,按摩应有得气感。每日1次,每次30分钟。第二组开始先用轻度手法按摩前4个反射区各5次,然后用中、重度手法按揉压中间8个反射区各5~10次,再用重度手法按压后8个反射区各10次,按摩时应有得气感。每日1次,每次60分钟左右,均10次为1个疗程。

(二)足部点穴治疗坐骨神经痛

【主　穴】　①隐白、大敦穴。②昆仑、太溪穴。

【手　法】　先用手指揉压隐白、大敦穴各5~10分钟,每日2

~3次;再揉压昆仑、太溪穴各10分钟,每日1~2次。

(三)足部药浴治疗坐骨神经痛

组方1:续断、桂枝、独活、麻黄、透骨草、海风藤、络石藤各50克。

组方2:当归、杜仲、牛膝、威灵仙、丹参各40克,桂枝、细辛各10克,干姜6克。

组方3:赤芍、延胡索、地龙各50克,羌活、川芎、木香、秦艽各20克,桑枝10克,甘草3克。

【制作与用法】 上述3个组方中任选1方,共研成粗末,装入1~2个布袋,封口,置锅内加水2500毫升,煮沸20分钟后,药液倒浴足盆内,待药液凉至50℃左右行双足浸浴,药包待温度适宜后热敷痛点部位。药包和药液变凉后均可再加温,每次浴足、热敷30分钟左右,每日1~2次,浴足时用手指按压涌泉穴,搓擦足跟,每剂中药可连续使用3~4日,6剂中药为1个疗程。

(四)足部其他方法治疗坐骨神经痛

(1)制马钱子30克,肉桂、木瓜、乳香、没药、麻黄、全蝎、千年健各30克。上药共研细末,取药末20克,以生姜汁、白酒各半调成糊状,敷足底涌泉穴、坐骨神经痛点,外盖敷料固定,每日换药1次,10次为1个疗程。

(2)浴足或睡前双足内侧相互搓擦100次,每日1~2次。

脑血管意外后遗症

脑血管意外分出血性和缺血性两类,在急性期过后,多留有后遗症,临床上表现为口眼㖞斜,舌强语謇、半身不遂(偏瘫)或上下肢体瘫痪、麻木或疼痛等症。中医将该病称为"中风"。多因"热极生风"或"虚风内动"导致风自内生而致病。治则以滋养肝肾,化痰祛湿,舒筋活络,加强功能运动。足部按摩对脑血管意外后遗症的辅助治疗有一定效果。

(一)足部按摩治疗脑血管意外后遗症

【选 区】 ①腹腔神经丛、肾、输尿管、膀胱、额窦、上颌、下颌、三叉神经、肝、心、甲状腺、脑垂体、小肠、胃、肩、肘、膝、髋关节、颈椎、胸椎、腰椎、骶骨。②肾上腺、肾、输尿管、膀胱、甲状腺、甲状旁腺、腹腔神经丛、三叉神经、上颌、下颌、内耳迷路、肩、肩胛骨、斜方肌、肘、颈椎、胸椎、腰椎、膝、髋关节、胃、胰、十二指肠、小肠、直肠、肛门、下腹部、上身淋巴结、下身淋巴结、胸部淋巴结、头部、小脑、脑干、脑垂体、额窦、心、肝、脾。

【手 法】 上述2组反射区任选1组或交替按摩。第一组开始先用轻、中度手法按揉前4个反射区各3分钟,再以中、重度手法按揉压中间14个反射区各3~5分钟,然后以重度手法按压后4个反射区各5~8分钟,按摩时要有得气感,每日1次,每次40~60分钟,10次为1个疗程。第二组先以中度按摩前4个反射区各5~10次,然后用中、重度手法按揉压中间26个反射区各10次,再用重度手法按压后8个反射区各10~15次,按摩时应有得气感,每日1次,每次60~70分钟,10次为1个疗程。

(二)足部点穴治疗脑血管意外后遗症

【主 穴】 ①涌泉、八风穴。②太溪、昆仑穴。

【手 法】 先用左手拇、食指按揉涌泉穴5~10分钟,再用拇、食指指腹对合着力于八风穴,每穴15~20分钟,然后点揉足内侧的公孙、然谷、照海、太溪、昆仑等穴,揉时有酸胀麻痛感,每穴5~8分钟。每日1~2次,10次为1个疗程。

(三)足部药浴治疗脑血管意外后遗症

组方1:伸筋草、透骨草各50克,川牛膝、红花各30克。

组方2:当归、葛根、羌活各30克,草乌、桂枝、续断、丝瓜络各20克,丹参、桃仁各10克。

组方3:紫荆皮70克,川牛膝50克,独活、川厚朴、延胡索各30克,黄连10克,甘草6克。

组方4：海风藤、皂角刺、威灵仙各50克，川芎、杜仲、苏木各20克，蜈蚣、细辛、乳香、没药各10克。

【制作与用法】 上述4个组方中任选1方，置锅内加水2 500毫升，煮沸20分钟后，去药渣，药液倒入浴足盆，待药液凉至50℃左右行双足浸浴，如药液变凉后可再加温，每次浴足30分钟，浴足时用拇、食指按压涌泉穴和捏掐足跟。浴完足后药液留下再与药渣同煮沸20分钟，去渣浴足。每剂中药可连续使用3~4日，10剂中药为1个疗程。

(四)足部其他方法治疗脑血管意外后遗症

(1)穿山甲、大川乌头、红海蛤各60克，续断、蜈蚣、细辛各10克。上药共研细末，取15克，以捣葱白汁调成糊状，待浴足后敷足底涌泉穴(双)，外用纱布固定，每晚敷药，次晨取下。

(2)双足搓踩核桃，每日3~4次，每次30分钟。

(3)双足足踩足，内侧搓内侧，每次15~20分钟，每日2~3次。

足 跟 痛

足跟痛由足跟骨的慢性炎症所引起，炎症包括足跟脂肪纤维垫炎、跟腱周围炎、跟骨骨刺、跟部滑囊炎、跖腱膜炎等。中老年人较常见。其临床表现有足跟疼痛，起病缓慢，多为一侧，晨起站立时，感觉足跟沉重、胀痛，活动后疼痛减轻，但行走过久后疼痛骤增，无红肿，遇冷痛增，在跟骨结节处有压痛。中医认为，本病多因肝肾亏虚，阴血不足，或风寒湿热侵袭，使经脉之气痹阻所致。足疗对足跟痛有一定辅助治疗作用。

(一)足部按摩治疗足跟痛

【选　区】 ①肾、输尿管、膀胱、髋关节、胸部淋巴结、上身淋巴结、下身淋巴结、甲状腺、甲状旁腺、肝、腰椎。②肾、输尿管、膀胱、髋关节、甲状腺、生殖腺(睾丸或卵巢)、肝、腰椎、尾骨、足跟压痛点。

【手法】 上述2组反射区任选1组,或交替按摩。第一组开始先用轻度手法按揉前3个反射区各5次,再以中度手法揉压中间4个反射区各5~10次,然后用重度手法按压后4个反射区各10次,按摩时有得气感。每日1次,每次30分钟。第二组开始先用轻、中度手法按揉前9个反射区各3~5分钟,然后用重度手法按摩压痛点5~10分钟,按摩时应有得气感。每日1次,每次30分钟。

(二)足部点穴治疗足跟痛

【主　穴】 涌泉、昆仑、太溪穴。

【手　法】 先用手掌或拇指按推足心、足跟,由前向后反复20~30次,再按揉涌泉、太冲、然谷、太溪、昆仑、解溪穴各1~3分钟,然后拿捏足跟内外侧缘摇拔2~3分钟,最后用手掌搓足心和足跟各50次,每日1次或交换治疗。

(三)足部药浴治疗足跟痛

组方1:一把抓、川芎各30克,延胡索10克,川牛膝、细辛各6克。

组方2:当归尾、杜仲、独活各30克,透骨草、桂枝、木香各20克,续断、没药各15克。

组方3:姜黄、吴茱萸、土鳖虫、葛根各25克,桂枝、川厚朴各20克,干姜、丹参、桃仁各10克。

【制作与用法】 上述3个组方中任选1方,共研成粗末,装入布袋内封口,置锅内加水2 000毫升,煮沸20分钟后,药液倒入浴足盆内,待药液凉至50℃左右浸浴双足,药液变凉后可再加温,每次浴足25分钟,每日1~2次,浴足时用拇、食指掐捏足跟和足底穴位,足浴后用药渣包热敷足跟,每剂中药可连续使用3~4日,5剂中药为1个疗程。

(四)足部其他方法治疗足跟痛

(1)当归、川芎、乳香、没药、栀子、姜黄各20克,制穿山甲、肉桂各10克,冰片5克。上药共研细末,取药末20克,以食醋调成糊状,敷足跟痛点,外盖敷料固定,每日换药1次,10次为1个疗程。

(2)双足内侧互搓,每次100下,每日1～2次。

(3)每日用按摩锤均匀击打痛点周围100次,每日1～2次。

(4)采用站立位,踩按摩板,或家用搓衣板等。

静 脉 炎

静脉炎是指静脉内腔发生炎症,若伴血栓形成,又称血栓性静脉炎。临床表现为四肢或大腿,或小腿出现硬索状肿痛;或静脉怒张,同时伴有灰褐色或浅灰色色素沉着;或灼热红肿,压痛明显,如患在下肢,则行走剧痛。中医认为,该病多因血热壅滞,络损致瘀,或气虚瘀留湿滞所致。可应用足部按摩配合治疗。

(一)足部按摩治疗静脉炎

【选 区】 ①腹腔神经丛、肾、输尿管、膀胱、肾上腺、颈椎、胸椎、腰椎、骶骨。②肾、输尿管、膀胱、腹腔神经丛、大脑、脑垂体、肝、脾、额窦、肘、膝、下腹部、胸、胸部淋巴结、上身淋巴结、下身淋巴结、颈、胸、腰椎、骶骨、尾骨。

【手 法】 上述2组反射区任选1组或交替按摩,10次为1个疗程。第一组开始先用中度手法按揉前5个反射区各3分钟,然后用重度手法按压后4个反射区各3～5分钟,按摩时应有得气感。每日1次,每次30分钟。第二组先用轻度按摩前4个反射区3分钟,然后用中、重度手法揉按中间12个反射区各3～5分钟,再用重度手法按推后5个反射区各5分钟,按摩时应有酸、胀、痛、麻感,每日1次,每次40分钟左右。

(二)足部药浴治疗静脉炎

组方1:七叶一枝花(取根茎)50克,丹参、当归、紫草各20克,红花、甘草各10克。

组方2:秦艽、独活、川芎、地龙各50克,牛膝、桂枝、茯苓各20克,干姜、小茴香各10克。

【制作与用法】 上述2组方中任选1方,将中药研成粗末,装入1~2个布袋内,封口,置锅内加水2 000毫升,煮沸20分钟后,药液倒入浴足盆,待药液凉至50℃左右浸浴双足,药包热敷病变部位,药包和药液变凉后均可再加温,每次浴足、热敷30分钟左右,每日1~2次。每剂中药可连续使用3~4日,5剂中药为1个疗程。

(三)足部其他方法治疗静脉炎

(1)七叶一枝花(取根茎)40克,牡丹皮、赤芍、丹参、当归各15克,细辛10克。上药共研细末取药末30克,以醋调成糊状,分3份,2份贴双足底涌泉穴,另1份外敷痛点处,外盖敷料固定,每日1次,每10次为1个疗程。

(2)用电吹风机对准足底和病变部位,吹热风,每日1~2次,每次30分钟左右。

痔 疮

痔疮又称痔或痔核。是直肠末端静脉及肛管皮下静脉曲张所形成的静脉曲张团,以排便时脱出、出血,发炎时肿痛,可引起贫血等为主要症状。中医认为,痔疮多因饮食不节、过食生冷、辛辣、饮酒过度,或因大便秘结、排便久蹲,以及久坐湿地,关格壅塞,风热下行,乃成痔疮。因此,平时应保持大便通畅,少食辛辣食物,及时治疗习惯性便秘、慢性咳嗽等,对预防痔疮发作至关重要。足疗对痔疮治疗和预防均有效。

(一)足部按摩治疗内痔、外痔、混合痔的稳定期

【选 区】 ①肾、输尿管、膀胱、脑垂体、生殖腺(卵巢)、子宫、甲状腺、甲状旁腺、胸部淋巴结、上身淋巴结、下身淋巴结、心、肝、

脾、肺、胃、胸、颈椎、胸椎、腰椎、骶骨、尿道、阴道、下腹部、坐骨神经。②腹腔神经丛、肾上腺、肾、输尿管、膀胱、胸、胸部淋巴结、脑垂体、生殖腺(卵巢)、额窦、上身淋巴结。③肛门、直肠、骶骨、小肠、横结肠、肾脏、输尿管、膀胱。

【手　法】　上述3组反射区任选1组或交替按摩。第一组先采用轻度手法按压肾、输尿管、膀胱反射区各5～10次，约7分钟；再以中、重度手法按压脑垂体、生殖腺、子宫、甲状腺、甲状旁腺、胸部淋巴结、上身淋巴结、下身淋巴结、心、肝、脾、肺、胃反射区各10次，约20分钟；然后用重度手法按压胸、骶骨、尿道、阴道、下腹部、坐骨神经反射区各10～15次，约25分钟，按压时患者应有酸痛胀麻感。每日按摩1次，每次50分钟左右，10次为1个疗程。第二组先采用轻、中度手法按揉腹腔神经丛、肾上腺、肾、输尿管、膀胱反射区各2～3分钟；然后用重度手法按揉胸、胸部淋巴结、脑垂体、生殖腺、额窦、上身淋巴结反射区各3～5分钟，按摩时患者应有得气感为宜。每日1次，每次按摩40分钟左右，10次为1个疗程。第三组用力揉压足肛门、直肠反射区各5分钟，揉按骶骨、小肠、横结肠、肾脏、输尿管、膀胱反射区各3～5分钟。每日1～2次，每次30～40分钟，10次为1个疗程。

(二)足部点穴治疗内痔、外痔、混合痔的稳定期

【主　穴】　①通谷穴。②束骨穴。

【手　法】　采用掐轻至中、重手法掐通谷或束骨穴，每日交替掐压，每次1个穴，持续按揉5～10分钟，每日1～2次。

(三)足部药浴治疗痔疮发作时疼痛及止痛

组方1：艾叶50克，金银花20克。

组方2：干萝卜叶50克，槐米30克。

组方3：无花果30克，石榴皮20克。

组方4：板蓝根30克，金银花20克，火麻仁15克，黄芩、槐花、地榆、冬瓜仁、陈皮、甘草各10克。

组方5：凤眼草60克,威灵仙、荆芥穗、枳壳、乳香各30克,细辛20克。

组方6：当归、苍术、蒲公英、大黄各20克,花椒、槐角各10克。

组方7：桃树根50克,侧柏叶30克,苦参、马齿苋各20克。

组方8：生大黄、苦参、芒硝各20克,白及、红花、乳香、没药各10克。

组方9：木通、胡黄连、石决明、当归尾、地榆、槐角、僵蚕、连翘、金银花各20克,川芎、乳香各10克。

组方10：翻白草、蛤蟆草、芙蓉、瓦松、生枳壳、芒硝各20克。

【制作与用法】 上述10个组方中任选1方,置锅内放清水2500～3000毫升,先用武火煮沸后,再用文火煮10～15分钟,去掉中药渣,留下次用,把药液倒入浴足盆内,待药液凉至50℃时,行双足浸浴,如药液冷却后可再加温,每次浴足20～25分钟,每日1～2次,或在睡前30分钟浴足,浴足时可用双手拇指与食指对双足通谷和束骨穴揉压5～10分钟。中药液浴完足后不可倒掉,留下次再与药渣同煮沸15分钟,去药渣浴足,每剂中药可连续使用2～3日,5剂为1个疗程。

另取本组之一中药方,煮好后可先洗肛门痔疮(坐浴),每次坐浴10～20分钟,每次大便后必须坐浴(指痔疮发作时),5次为1个疗程。

(四)足部其他方法治疗内痔、外痔、混合痔的稳定期

(1)用拇指推按两足前脚掌各10分钟,每日2次。

(2)点压双足涌泉、束骨穴或用踩法踩足底5～10分钟,每日1次。

(3)用力重按揉双足小趾根部、通谷穴各10～15分钟,每日1～2次。

【注意事项】 ①平日排便时不可久蹲或久坐马桶,养成良好的排便习惯。②痔疮发作或即将发作时,便后一定要清洗肛门,减少感染机会。③应多吃水果、蔬菜,保持大便通畅。④痔疮发作时应卧床休息,间断行胸膝位姿势,抬高臀部,利于肛门静脉丛血液回流,可减轻疼痛。⑤平时戒烟、禁酒及少食生冷、辛辣食物。

丹　毒

丹毒是由链球菌感染所引起急性皮肤和皮下组织感染的一种皮肤病。发病急骤,局部皮肤焮红,肿热疼痛,边界分明,多发生于颜面、小腿、前臂等处,常伴寒战高热和全身不适等症候。中医亦称"丹毒",多因血分有热,火毒侵犯肌肤;或肝脾湿热下注,化火生毒,阻于肌肤。若兼湿邪郁蒸血分,经常复发,缠绵不愈。治宜清热利湿,化瘀通络,配合足疗,效果较好。

(一)足部按摩治疗丹毒

【选　区】　①腹腔神经丛、肾上腺、肾、输尿管、膀胱、甲状旁腺、肝、脾、下肢淋巴结。②肾、输尿管、膀胱、腹腔神经丛、大脑(头部)、脑垂体、额窦、肺、支气管、心、肝、脾、上身淋巴结、下身淋巴结。

【手　法】　上述2组反射区任选1组或交替按摩。第一组开始先用中度手法按揉前5个反射区各3分钟,再用重度手法按压后4个反射区各5~8分钟,按摩时有得气感,每日1~2次,每次40分钟。第二组开始先用中度手法按揉前4个反射区各3~5分钟,再用重度手法按压后10个反射区各3~5分钟,按摩以有酸、胀、痛、麻感为度,每日1~2次,每次45分钟。两组均按至病愈即止。

(二)足部药浴治疗丹毒

组方1:野菊花、芙蓉叶、侧柏叶、生地黄各30克,生蒲黄15克,生大黄9克。

组方2:石膏50克,黄连、蒲公英各30克,独活、丝瓜络各20克。

组方3:知母、金银花各40克,茯苓、生地黄各30克,川芎、细辛各10克。

【制作与用法】 上述3个组方中任选1方,置锅内加水2 000毫升,煮沸20分钟后,去药渣,药液倒浴足盆,待药液凉至50℃左右行双足浸浴,如药液变凉可再加温,每次浴足25分钟,每日1~2次。浴足时用拇食指掐压足底涌泉穴和双足后足跟。浴完足后药液留下次再与药渣煮沸15~20分钟,去药渣浴足。每剂中药连续使用3~4日,5剂为1个疗程。

(三)足部其他方法治疗丹毒

(1)大黄、黄柏、黄芩各90克,黄连、牡丹皮、川牛膝各30克,上药研细末,取药末30克,用食醋调成糊状,分3份,2份敷双足涌泉穴,另一份涂患处,每日换药1次,至病愈。

(2)睡前30分钟用双手揉搓双足拇趾10~15分钟,双足底相互搓5~10分钟。

【注意事项】 患者如出现高热、败血症或脓毒血症时,必须到医院诊治。注意休息,抬高患肢,多饮水,戒烟,禁酒,忌辛辣等。

三、妇科常见病

月经不调

月经不调为月经的周期量、色、质等发生异常的病理状态,主要表现为月经提前或推后,月经先后不定期,月经的量过多或过少等,是妇女的一种常见病。其原因多为情志内伤,或嗜食辛辣,胃肠积热,营血损伤,多产、流产,经期不注意卫生,以及冲任脉损伤所致。月经不调,重在调经,足疗对妇女调整月经很有帮助。

(一)足部按摩治疗月经不调

【选　区】 ①肾、输尿管、膀胱、大脑(头部)、小脑、脑干、腹腔神经丛、腰椎、骶骨、尾骨、上身淋巴结、下身淋巴结、子宫、生殖腺（卵巢）、阴道、尿道、脑垂体、肾上腺、甲状腺、腹股沟。②肾上腺、腹腔神经丛、肾、输尿管、膀胱、大脑（头部）、脑垂体、心、肝、脾、子宫、生殖腺（卵巢）、腰椎、骶骨、下腹部。

【手　　法】　上述2组反射区任选1组或交替按摩。第一组开始先以轻度手法快速按摩双足1遍，继以轻到中度手法按揉肾、输尿管、膀胱反射区各5次，再以中至重度手法揉压大脑、小脑、脑干、腹腔神经丛、腰椎、尾骨、骶骨、上身淋巴结、下身淋巴结反射区各10次，然后重度手法按揉子宫、生殖腺、尿道、阴道、脑垂体、肾上腺、甲状腺、腹股沟反射区各10～15次。按摩时患者以有酸、胀、痛感为宜，每日1次，每次按摩40～50分钟。第二组先用轻、中度手法按揉肾上腺、腹腔神经丛、肾、输尿管、膀胱反射区各2～3分钟，再以中重手法揉压大脑、脑垂体、生殖腺、子宫、心、肝、脾、腰椎、骶骨、下腹部反射区各3～5分钟。经前用泻法，手法宜重，经期手法宜轻柔。按摩时患者应有得气感，每日1次，每次40～50分钟。

(二)足部点穴治疗月经不调

【主　　穴】　①八风穴。②涌泉穴。③肾反射区。

【手　　法】　①采用中、轻力度手法按揉肾反射区，按摩时以患者有酸、胀、痛感为度，按揉5～8分钟，每日1～2次，每次行经前1周开始按摩至经期结束。②揉搓足小趾5分钟，按揉通谷、涌泉、然谷穴各3～5分钟，每日1～2次。③以一手持足，另一手半握拳，用食指单勾法，由足跟向足趾方向推按5～6次，每日2～3次。④点揉太溪、行间、照海、公孙、然谷、水泉、八风穴各5～8分钟，每日1～2次。

(三)足部药浴治疗月经不调

组方1：益母草30克，当归、熟地黄、白芍、川芎各15克。血热加牡丹皮15克，生地黄2克；寒痛加艾叶30克，生姜10克；气滞加制香附30克；血瘀加川红花20克。

组方2：陈皮、香附、茯苓、当归、川芎、白芍、生地黄、延胡索各10克，赤芍6克，甘草5克。

组方3：当归、白芍、茯苓、柴胡各10克，白术、香附各8克，薄荷、益母草各5克，甘草3克，生姜3片。

组方4：半夏、羌活、黄芪、当归各15克，地龙、秦艽、香附、苍术、黄柏、续断、桃仁、龟板各10克，川芎、没药、红花、甘草各5克。适用于血瘀。

组方5：生地黄20克，枳壳、桃仁、当归、半夏各15克，赤芍、红花、柴胡、牛膝、桔梗、胡黄连、槐花各10克，川芎、甘草各5克，白酒适量。适用于血瘀。

【制作与用法】 上述5组中药方，可据病情任选1方，置锅内放水2 500～3 000毫升，先用武火煮沸后，再用文火煮15分钟左右，去掉中药渣，留下次用，把中药液倒入浴足盆内，待药液凉至50℃左右，行双足浸浴，如药液变凉后可再加温。每次浴足20～25分钟，每日1～2次，或在睡前30分钟浴足，浴足时可用拇指、食指、中指在足部的涌泉、通谷、八风穴、肾反射区等进行掐捏3～5分钟。中药液浴完足后，药液不要倒掉，留下次再与药渣同煮沸5～10分钟，去药渣浴足。每剂中药可连续使用3～4日，用10剂为1个疗程。

（四）足部其他方法治疗月经不调

（1）丹参、益母草、制香附各30克，共研细末，取药末30克，寒证以生姜汁，热证以食醋适量，调成糊状，分敷两足心涌泉穴和脐部，外盖敷料，胶布固定。每日换药1次，5次为1个疗程。

（2）用电热风机对准血海、三阴交两穴进行吹热风，每日1～2次，每次20～30分钟。

（3）用烟灼或艾灸热灼血海、三阴交两穴，每日1～2次，每穴10～15分钟。

第三章 常见病足部治疗

血海穴：把腿用力伸直，在膝盖内侧自然出现凹陷处；或屈膝成直角，把手掌按在膝上，食指与小指指向膝上，大拇指指向膝内侧即是此穴。

三阴交穴：将食指、中指、无名指、小指合并，横放在内踝尖上，最上一指与胫骨内侧后缘相交凹陷处即是此穴。

痛　经

痛经是妇女在行经前后或行经期间出现的周期性小腹疼痛。痛经分原发性和继发性两种。女性在月经初潮后就开始有腹痛者为原发性痛经；因生殖器官炎症、肿瘤、子宫内膜异位等器质性病变引起者为继发性痛经。临床表现有腰部酸痛、乳房胀痛、头痛、腹痛、恶心、呕吐等全身症状。中医认为，本病多系气滞血瘀、寒湿凝滞、气血虚损所致。气血瘀阻，冲任失调，"不通则痛"，故发生痛经。治疗以行气活血，调摄冲任为先。足部按摩对妇女痛经有很好的治疗效果。

（一）足部按摩治疗痛经

【选　区】　①肾、肾上腺、输尿管、膀胱、大脑(头部)、脑垂体、生殖腺(卵巢)、子宫、肝、脾、下腹部、腰椎、骶骨。②腹腔神经丛、肾、输尿管、膀胱、肾上腺、脑垂体、子宫、生殖腺(卵巢)。

【手　法】　上述2组反射区任选1组或交替按摩。第一组先用轻、中度手法按揉肾、肾上腺、输尿管、膀胱反射区各3～5分钟，然后用中重手法揉压大脑、脑垂体、卵巢、子宫、肝、脾、下腹部、腰椎、骶骨反射区5～8分钟，按摩时以患者有酸胀痛得气感为宜。于每次月经前1周开始按摩，每日1次，每次40～50分钟。第二组开始先用中度手法按揉腹腔神经丛、肾、输尿管、膀胱反射区各3～5分钟，再用重度手法揉按肾上腺、脑垂体、子宫、卵巢反射区各5～8分钟，按摩时以患者有得气感为宜。一般在月经1周前开始治疗至行经停止，每日1次，每次30～40分钟。

(二)足部点穴治疗痛经

【主　穴】　①涌泉穴。②通谷、然谷穴。③公孙穴。

【手　法】　对涌泉穴用揉按中度手法,揉按 3~5 分钟。采用中、重度手法对通谷、然谷、公孙穴掐按 5~8 分钟。每日 1~2 次,每日 1 组穴位,或交替按摩。

(三)足部药浴治疗痛经

组方 1:益母草、延胡索各 30 克,艾叶 20 克,仙鹤草 25 克。

组方 2:当归、香附各 30 克,桂枝、白术各 10 克,细辛 3 克。

组方 3:乌药、香附、延胡索、当归、赤芍、牛膝各 10 克,木香、砂仁、小茴香、甘草各 5 克。

组方 4:党参、川芎、赤芍、吴茱萸、甘草各 10 克,干姜、肉桂各 5 克。

组方 5:熟地黄、艾叶、白芍、续断各 20 克,益母草、杜仲各 10 克。

【制作与用法】　上述 5 组中药方任选 1 方,置锅内放清水 2 500~3 000 毫升,先用武火煮沸后,再用文火煮 10~15 分钟,去掉中药渣,留下次备用,把中药液倒入浴足盆内,待药液凉至 50℃左右,行双足浸浴,如药液变凉时可再加温,每次浴足 25 分钟左右,每日 1~2 次,或在睡前 30 分钟浴足。浴足时可用拇、食、中三指再掐按、搓揉涌泉、通谷、然谷、公孙穴,每穴按摩 5~8 分钟。中药液浴完足后,药液不要倒掉,留下次再与药渣同煮沸 5 分钟去药渣浴足。每剂中药可连续使用 3~4 日,用 10 剂为 1 个疗程。

(四)足部其他方法治疗痛经

(1)用按摩棒或刮痧板等由上往下在足部揉刮生殖腺、子宫反射区,每侧按 5 分钟,垂体、肾脏反射区各 3 分钟,下腹部反射区 5 分钟,每次月经前 1 周开始揉刮,每日 1 次,月经结束治疗停止。

(2)用钢笔圆头、竹筷头、按摩锤等在足部大敦、太冲穴各揉 5 分钟。

(3)采用两足对擦足凹部和足跟内侧的公孙穴、28号穴、然谷穴、子宫反射区和水泉区,每日1~2次。

(4)当归、香附各30克,吴茱萸、艾叶各20克,共研末,取药末25克,用食醋或黄酒调成糊状,分别敷于双足底涌泉穴和肚脐上,外盖敷料固定。

闭 经

停经3个月以上,称之闭经,多伴有厌食、消瘦或肥胖等。中医认为,多因气血不足,肝肾亏虚,气滞血瘀和痰湿阻遏等原因所致。治宜调经养血,行气活血,足部疗法能有较好的调节作用。

(一)足部按摩治疗闭经

【选 区】 ①肾、腹腔神经丛、输尿管、膀胱、肾上腺、脑垂体、卵巢、子宫、阴道。②肾上腺、肾、输尿管、膀胱、头部、脑垂体、卵巢、子宫、肝、脾、阴道、下腹部、腰椎、骶骨。

【手 法】 上述2组反射区任选1组或交替按摩。第一组开始先用中度手法按揉前4个反射区各3分钟,再用重度手法按压后5个反射区各5分钟,按摩时应有得气感。每日1次,每次40分钟,10次为1个疗程。第二组开始先用中度手法按揉前4个反射区各3分钟;再用重度手法按压后10个反射区各3~5分钟,按摩时应有酸、胀、痛麻感。每日1次,每次40~50分钟,10次为1个疗程。

(二)足部点穴治疗闭经

【主 穴】 ①水泉、涌泉穴。②大敦、太冲穴。

【手 法】 先用拇指、食指按揉水泉、涌泉穴各5分钟,再按揉大敦、太冲穴各5分钟,并捏住足后跟两侧,用重力按压10分钟。每日2次。

(三)足部药浴疗闭经

组方1:马鞭草、益母草各50克,荠叶、川牛膝各30克。

组方2：鸡血藤60克，桑椹40克，地龙、苍术、红花各20克，当归10克。

组方3：桃仁、牡丹皮各30克，祁艾20克，柴胡、益母草各15克，生姜6克。

【制作与用法】 在上述3个组方中任选1方，置锅内加水2 000毫升，煮沸20分钟，去药渣，药液倒浴足盆，待药液凉至50℃后行双足浸浴，如药液变凉可再加温，每次浴足25～30分钟，浴足时用拇、食、中指捏、掐足底和足后跟反射区各5～10分钟。浴完足后药液和药渣留下次同煮沸20分钟，去渣再浴足。每剂中药可连续使用3～4日，10剂为1个疗程。

(四)足部其他方法治疗闭经

(1)当归、益母草、川红花各40克，三棱、莪术、牡丹皮各10克，䗪虫6克，共研细末，取药末25克，用白酒调成糊状，敷涌泉穴(双)、肚脐上，外盖敷料固定。每日换药1次，10次为1个疗程。

(2)睡眠前30分钟，用左手拇、食、中指拿右足跟，右手拿左足跟，左右摇摆各100次，每日1～2次。

(3)睡眠前30分钟，左足放右大腿上，用拇、中、食指按揉左足跟内侧10分钟；交换右足放在左大腿上，用手指按揉右足跟内侧10分钟，各操作2次，每日按摩1～2次。

带下病

成年健康女性阴道流出少量、透明、黏滑、白色或黄白色黏液，为正常生理现象，俗称为白带。若女性患生殖系统疾病，如阴道炎、宫颈炎、盆腔炎、阴道内异物等，可出现白带增多且色质异常，此称为带下病。临床表现为外阴瘙痒、头痛口苦、精神疲倦、腰痛如折、腿软无力、小腹冷痛等。中医认为，带下病多因脾虚生湿、湿郁化热、湿热下注，或气血虚弱、外邪入侵所致。治疗以除湿止带为先。足部治疗对本病有意想不到的效果。

第三章 常见病足部治疗

(一)足部按摩治疗带下病

【选　区】　①肾上腺、肾、输尿管、膀胱、甲状腺、甲状旁腺、上身淋巴结、下身淋巴结、腹腔神经丛、脑垂体、生殖腺(卵巢)、子宫、尿道、阴道、下腹部。②肾、输尿管、膀胱、尿道、阴道、脾、胸部淋巴结、上身淋巴结、下身淋巴结、甲状腺、甲状旁腺、下腹部。

【手　法】　上述2组反射区任选1组或交替按摩。第一组开始先用揉按手法刺激肾上腺、肾、输尿管、膀胱反射区各3分钟,再用中度手法按揉甲状腺、甲状旁腺、上身及下身淋巴结、腹腔神经丛反射区各3~5分钟,然后用重度手法按压脑垂体、生殖腺、子宫、尿道、阴道、下腹部反射区各5分钟,每日1次,每次按摩50~60分钟,10次为1个疗程。第二组开始先用轻度揉按手法刺激肾、输尿管、膀胱反射区各3分钟,然后用中度揉压尿道、阴道、脾、胸部淋巴结、上身及下身淋巴结、甲状腺、甲状旁腺、下腹部反射区各3~5分钟,按摩时患者应有酸胀麻痛得气感。每日按摩1次,每次40~50分钟,10次为1个疗程。

(二)足部点穴治疗带下病

【主　穴】　①照海、公孙穴。②涌泉、通谷、然谷穴。

【手　法】　先点按揉照海、公孙穴,每穴5~10分钟;再揉搓足小趾5分钟,按压涌泉、通谷、然谷穴各5~8分钟。每日1~2次。

(三)足部药浴治疗带下病

组方1:白茄花30克,土茯苓50克。

组方2:龙眼树皮或根皮50克,迎春花30克。

组方3:党参、熟地黄、龙骨各15克,当归、白芍、芡实各10克,白鸡冠花、炒白术、半夏、牡蛎各5克。

组方4:苦参、白鸡冠花各30克,党参、白术各20克。

组方5:苦参60克,黄柏、大青叶各50克,苍术30克,百部20克,千里光、蚤休各40克。

组方6：蛇床子10克，防风、透骨草、苦参、川椒、白蒺藜、黄柏、金银花、连翘各8克。

组方7：蛇床子10克，明矾、百部、苦参各8克，川椒5克。

组方8：白芍、当归各20克，生地黄、牡丹皮、牛膝、黄柏、香附各10克，红枣10个。

组方9：鲜桃树叶、百部各25克，蒲公英、苦参、生黄精、白鲜皮各20克，川椒10克。

【制作与用法】 上述9组中药方可据病情任选1方，置锅内放清水2500～3000毫升，先用武火煮沸后，再用文火煮10～15分钟，捞出中药渣，留下次备用，把中药液倒入浴足盆内，待药液凉至50℃左右，行双足浸浴，如药液变凉可再加温，每次浴足25分钟左右，每日1～2次，或在睡前30分钟浴足，浴足时可用拇、食、中指在足底按压尿道反射区及照海、公孙、涌泉、通谷、然谷等穴各5～8分钟。中药液浴完后，药液不可倒掉，留下次再与药渣同煮沸5～10分钟，再去药渣浴足。每剂中药可连续使用3～4日，5剂中药为1个疗程。

(四)足部其他方法治疗带下病

(1)怀山药、木槿花、白鸡冠花、马齿苋各30克，虎杖根15克，共研细末，取药末30克，以食醋调和成糊状，涂敷在双足底涌泉穴和肚脐上，外盖敷料，胶布固定，每日换药1次。

(2)睡前赤足，做双足内侧互搓20～30分钟。

(3)睡前行踩按摩板，用拇、食指捏双足跟腱，每次20～30分钟。

(4)摩擦足后跟5～10分钟，揉压跟腱下部5～10分钟，每日1～2次。

(5)以一手持脚，另一手半握拳，食指弯曲，以食指第一指间关节顶点施力，由第一足趾尖向足跟方向按摩4～6次，每日2～3次。

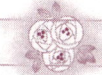

第三章 常见病足部治疗

妊娠呕吐

妊娠呕吐又称妊娠恶阻。在怀孕初期,患者出现轻度恶心呕吐、食欲缺乏,属正常生理反应,到妊娠第三个月后自行消失。但有些孕妇呈持续性或剧烈呕吐,甚至食入即吐,不能进食,全身乏力,明显消瘦,因此必须及时治疗,否则影响母体健康和胎儿发育。足部按摩对此症见效甚快,而无任何不良反应。

(一)足部按摩治疗妊娠呕吐

【选　区】　①腹腔神经丛、肾、输尿管、膀胱、肾上腺、胃、肝、生殖腺(卵巢)、甲状腺。②腹腔神经丛、肾上腺、肾、输尿管、膀胱、甲状腺、胃、肝、颈项、膈(横膈膜)。

【手　法】　上述2组反射区任选1组或交替按摩。第一组先用轻度手法揉腹腔神经丛、肾、输尿管、膀胱、肾上腺反射区各3分钟,再用轻度手法轻揉胃、肝、生殖腺、甲状腺反射区各3～5分钟,每日1～2次,每次按摩30分钟左右,病愈即止。第二组先用轻度揉手法刺激腹腔神经丛、肾上腺、肾、输尿管、膀胱反射区各3分钟,再用轻度手法轻揉甲状腺、肝、胃、颈项、膈反射区各3～5分钟,按摩时患者应有得气感为宜。每日1次,每次40分钟左右,手法要轻,症状消失即停止。

(二)足部点穴治疗妊娠呕吐

【主　穴】　①内庭穴。②厉兑、隐白穴。

【手　法】　先揉按内庭穴10分钟左右,即可缓解症状;再轻按压厉兑、隐白穴各10～15分钟,并揉按食指指甲桡侧旁的商阳穴3～5分钟,每日1次。然后用拇指按揉冲阳、太白穴各10分钟,每日1～3次。

(三)足部药浴治疗妊娠呕吐

组方:竹茹50克,姜半夏、川黄连各10克。

【制作与用法】　将上药入锅内,放水2 000～2 500毫升,用武

体验足疗魅力

火煮沸后,再用文火煮10~20分钟,捞出药渣,药液倒入浴足盆内,待药液凉至50℃左右,行双足浸浴,每次浸浴分钟左右,每日1~2次,药液变凉时可再加温,或在睡前30分钟浴足,在浴足时用拇、食、中指轻搓揉涌泉、内庭、厉兑、隐白穴各3~5分钟。浴完足后药液不可倒掉,留下次再与药渣同煮沸10~15分钟,去药渣浴足,每剂中药可连续使用2~3日。此中药可头煮内服,每日服2次,二、三煮药液浴足,如此内服外浴,效果更好,10次为1个疗程。

(四)足部其他方法治疗妊娠呕吐

(1)取伏龙膏药30克,用生姜汁调成稀糊状,敷双足心涌泉穴和肚脐上,外盖敷料,胶布固定,每日换药1次,症状消失即停止。

(2)用烟灼内庭穴或厉兑穴,每次5~8分钟,每日2次。

(3)用手指按压百会穴(该穴位于两耳尖头顶连线的中点)3~5分钟,每日2~3次。

产后缺乳

产后缺乳令产妇和家人十分苦恼。现代医学认为,产后缺乳多因乳腺发育不良,产后出血过多,或情绪不佳等因素引起,感染、腹泻等因素亦可引起乳汁缺少。中医认为,产后缺乳是脾胃虚弱、乳汁化源不足,或气滞血瘀、肝气郁结、经脉运行受阻,乳汁不畅所致。为预防产后缺乳,在分娩前可行足部按摩。

(一)足部按摩治疗产后缺乳

【选　区】①肾、输尿管、膀胱、心、胃、胰、十二指肠、小肠、肝、胆囊、小脑、脑干、大脑(头部)、三叉神经、上身淋巴结、下身淋巴结、胸、脑垂体、颈项、胸椎、肾上腺、甲状腺、生殖腺(卵巢)、子宫。②肾、输尿管、膀胱、脑垂体、肾上腺、生殖腺(卵巢)、胸、胸部淋巴结、上身淋巴结、甲状旁腺。

【手　法】上述2组反射区任选1组或交替按摩。第一组开

第三章 常见病足部治疗

始先用轻度手按揉肾、输尿管、膀胱反射区各5次,然后用中、重度手法揉压心、胃、胰、十二指肠、小肠、肝、胆囊、小脑、脑干、大脑、三叉神经、上身淋巴结、下身淋巴结反射区各10次,再用重度手法按揉胸、脑垂体、颈项、胸椎、肾上腺、甲状腺、生殖腺、子宫反射区各10~15次,按摩时产妇应有酸胀痛麻感。每日按摩1次,每次50分钟左右,10次为1个疗程。第二组先用轻度手法按揉肾、输尿管、膀胱反射区各3分钟,然后用中度手法揉压脑垂体、肾上腺、生殖腺、胸、胸部淋巴结、上身淋巴结、甲状旁腺反射区各3~5分钟,按摩时以患者有得气感为度。每日1次,每次20~30分钟,10次为1个疗程。

(二)足部点穴治疗产后缺乳

【主　穴】　①肾、肝、头反射区。②涌泉、太冲、大敦、行间穴。

【手　法】　先推按足部肾、肝、头各反射区3~5分钟;再捻揉各足趾5~10分钟,尤其对趾尖处更应仔细按摩,揉压足心5分钟;然后点按涌泉、太冲、大敦、行间穴各5~8分钟,每日1~2次。

(三)足部药浴治疗产后缺乳

组方1:黄芪30克,当归、川红花、王不留行各20克,丝瓜络10克。

组方2:党参、生地黄、枳壳各20克,肉桂15克,艾叶10克,桂枝8克。

【制作与用法】　上述2组方中药任选1方,置锅内加水2 000~2 500毫升,先用武火煮沸后,再用文火煮15~20分钟,去掉药渣,留下备用,把药液倒入浴足盆内,待药液凉至50℃左右时,行双足浸浴,如药液变凉可再加温,每次浴足25分钟左右,每日1~2次,或在睡前30分钟浴足时,用拇、食指按压涌泉穴和双足1~5趾头等。浴完足后药液不可倒掉,留下次再与药渣同煮沸10~15分钟,再去药渣浴足,每剂中药可连续使用3~4日。此2组中药可头煮内服,每日服2次,二、三煮药液浴足,5次为1个疗程。

（四）足部其他方法治疗产后缺乳

孕妇若已分娩，当乳汁缺少时，在足部按摩的基础上，再按摩乳房，先将两手洗净，左右分开，抵在乳房的根部，然后分别左右交替地从乳房根部按摩到乳头，然后捏住乳头向外提拉；接着再用一只手捏住乳房并使之固定，用另一只手捏住乳头，轻轻地提拉，最后充分地抚摸乳房的周围，每日2～3次，每次20～30分钟。按摩前后，产妇要饮用温开水，并保证充足睡眠与休息等。

在上述治疗的同时，增加产妇营养及催乳食物，忌寒、燥、酸、冷等刺激性食物。

盆 腔 炎

盆腔炎是指盆腔内的生殖器官及其周围组织的炎症，包括子宫内膜炎、输卵管炎、卵巢炎、子宫结缔组织炎和盆腔腹膜炎等。临床可分急、慢性两种，急性者表现为高热、下腹剧痛、腹肌紧张拒按、带下黄赤、月经量多；慢性者可见低热或不发热，小腹绵绵作痛，经前后为甚，带下色黄，或形成癥瘕包块且病程较长。中医认为，本病多因湿浊热毒，寒湿凝滞，结于下焦，渐而气滞血瘀，壅滞互结所致。急性期湿热偏重，慢性期气滞血瘀为多。采用足部按摩治疗，有较好的辅助治疗作用。

（一）足部按摩治疗盆腔炎

【选　区】　①肾、输尿管、膀胱、脑垂体、甲状旁腺、子宫、生殖腺（卵巢）、尿道、阴道、胸部淋巴结、上身淋巴结、下身淋巴结。②肾、输尿管、膀胱、肾上腺、大脑（头部）、脑垂体、甲状腺、肝、子宫、生殖腺（卵巢）、尿道、阴道、下身淋巴结、下腹部、腰椎、骶骨、尾骨。

【手　法】　上述2组反射区任选1组或交替按摩。第一组先用中度手法按揉前3个反射区各3分钟，再用重度手法揉压后9个反射区各3～5分钟，按摩时以患者有得气感为宜，每日1次。第二组先用中度手法揉按前4个反射区各3分钟，再用重度手法

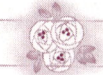

按压13个反射区各3~5分钟,按摩时以患者有酸胀痛麻感为宜。每日1次,每次60分钟,均10次为1个疗程。

(二)足部点穴治疗盆腔炎

【主　穴】　①涌泉、通谷穴。②三阴交、大都穴。

【手　法】　①用中度手法按揉涌泉、通谷穴,各5~8分钟,按摩时以患者有得气感为宜。每日1~2次。②用中、重度手法按压三阴交、大都穴各5~10分钟,按摩时患者以有酸、胀、痛感为宜,每日1~2次。两组可交替按摩,10次为1个疗程。

(三)足部药浴治疗盆腔炎

组方1:蒲公英、土茯苓、白花蛇舌草、虎杖各30克,大黄、黄柏各10克。

组方2:败酱草、鸭跖草各40克,川黄连10克,川芎、细辛各6克。

组方3:金银花、知母各20克,丹参、桃仁各15克,艾叶、小茴香各10克。

组方4:石膏、山栀子各20克,黄芩、柴胡、三棱、莪术、追骨风各15克,生姜6克。

【制作与用法】　上述4个组方中任选1方,置锅内放清水2 000毫升,煮沸20分钟,捞去药渣留下备用,药液倒浴足盆内,药液待凉至50℃左右行双足浸浴,如药液变凉可再加温,每次浴足25分钟。浴足时用拇、食指掐按涌泉穴、足后跟,或睡前30分钟浴足按摩,以提高疗效。浴完足后药液不可倒掉,留下次再与药渣同煮沸15分钟,去药渣浴足。每剂中药可连续使用3~4日,5剂中药为1个疗程。

(四)足部其他方法治疗盆腔炎

(1)莪术、三棱、桃仁、延胡索各50克,丹参100克,土茯苓、川黄柏各20克,冰片3克,共研细末,取药末30克,以食醋调成糊状,敷双足涌泉穴和肚脐上,外盖纱布固定,每日换药1次,30日为1个疗程。

(2)选用中号磁片贴双侧足底涌泉穴,每日1次,10日为1个疗程。

(3)踩踏按摩板20分钟,每日1～2次。

宫 颈 炎

宫颈炎是指子宫颈由于分娩、流产或手术损伤,阴道炎症,以致病原菌入侵而发生的炎症。本病有急性与慢性两种,如患者有发热、脓性带、腰背痛、盆腔部下坠感伴尿频、尿急、性交痛等多为急性;而慢性则见白带增多、腰痛、下腹坠胀、痛经等。中医认为,本病属"带下"、"腹痛"范畴,多因脾虚生湿,湿郁生热,湿热下注,或外感湿毒之邪,或外伤瘀阻所致。足部按摩治疗有较好的辅助治疗效果。

(一)足部按摩治疗宫颈炎

【选　区】 肾、输尿管、肾上腺、大脑(头部)、脑垂体、甲状腺、甲状旁腺、生殖腺(卵巢)、子宫、尿道、阴道、直肠、肛门、下腹部、腹股沟、腰椎、骶骨。

【手　法】 先用轻度手法按揉前4个反射区各2分钟,再用重度手法按压中间6个反射区各3～5分钟,然后用重度手法揉压后7个反射区各3分钟,按摩时以患者有酸、胀、痛、麻等气感为度。每日1次,每次40分钟左右,10次为1个疗程。

(二)足部点穴治疗宫颈炎

【主　穴】 ①三阴交、行间穴。②中封、涌泉穴。

【手　法】 先用中度手法揉按三阴交、行间穴各5～8分钟,再用中度手法按压中封、涌泉穴5～8分钟,按摩时以患者有得气感为宜,每日1～2次。

(三)足部药浴治疗宫颈炎

组方1:鱼腥草50克,土茯苓、虎杖各30克,明矾10克,冰片

2克。

组方2：金银花、迎春花各50克，车前草30克，赤芍20克。

组方3：紫花地丁30克，川黄连、丹参、益母草各20克，炙甘草6克。

【制作与用法】 上述3个组方中任选1方，置锅内加水2 500毫升，煮沸20分钟左右，去药渣留下备用，将药液倒入浴足盆内，待药液凉至50℃左右行双足浸浴，如药液变凉可再加温，每次浴足20～30分钟，浴足时用拇、食指掐压后足跟及行间、中封、涌泉等穴，或在睡前30分钟浴足按摩，可提高疗效。浴完足后药液不可倒掉，留下次再与药渣同煮沸15分钟，去渣浴足。每剂中药可连续使用3～4日，5剂中药为1个疗程。

(四)足部其他方法治疗宫颈炎

(1)生半夏50克，露蜂房、枯矾、儿茶各10克，冰片3克。上药共研细末，取药末30克，以食醋调成糊状，敷足底涌泉穴(双)和肚脐，外盖纱布固定，每日换药1次，10次为1个疗程。也可用本药末2～3克，直接喷入宫颈口，每日1～2次，可提高疗效。

(2)选用直径10～30毫米磁片贴双足涌泉穴或三阴交穴等，每日1次，每次30分钟，10次为1个疗程。

(3)踩踏按摩板20分钟，每日1～2次。

子宫脱垂

子宫脱垂是指子宫从正常位置沿阴道下降，子宫颈达到坐骨棘水平以下，甚至脱出到阴道口外者。其原因为分娩时难产等因素使子宫的韧带及肌肉松弛所致。临床上分Ⅰ、Ⅱ、Ⅲ度子宫脱垂。轻者表现为劳动、咳嗽、久蹲、久立、行走或大便后子宫脱出，经卧床、休息即能回复。中医认为，本病属"阴挺"、"阴脱"、"阴菌"范畴。多由肾气亏损，中气下陷，脾气不足，胞脉松弛不固所致。足疗对本病有辅助治疗效果。

(一)足部按摩治疗子宫脱垂

【选　区】　①子宫、阴道、肾、生殖腺(卵巢)。②腹腔神经丛、肾、输尿管、膀胱、肾上腺、子宫、阴道及涌泉穴。

【手　法】　上述2组反射区,任选1组或交替按摩。第一组取双足子宫、阴道反射区,先用拇指固定,食指弯曲呈镰刀形,以食指内侧缘用力推压3~4次,或用拇指指腹用力按压3~4次,再用揉压肾、子宫、生殖腺反射区各3~5分钟,推揉双足涌泉穴3分钟,按摩时以患者有酸、胀、痛感为宜。每日按摩1~2次,10次为1疗程。第二组先用轻、中度手法按揉腹腔神经丛、肾、输尿管、膀胱、肾上腺反射区各3分钟,再用中度力量手法揉压子宫、阴道、涌泉穴各5分钟,按摩时患者有得气感为度。每日1次,每次按摩30分钟左右,10次为1个疗程。

(二)足部点穴治疗子宫脱垂

【主　穴】　①涌泉穴。②照海(为百川之血海)穴。

【手　法】　患者呈坐位,①一足放在另一大腿上,用中度力量对涌泉穴进行揉按3~5分钟,使患者有酸胀痛感为宜,相反动作同样操作另一足3~5分钟,每日1~2次。②用拇指以中度力量用力揉按照海穴,或用拇指与食指捏住足跟,用力捏揉照海穴3~5分钟,再换另一足,相同操作3~5分钟,每日1~2次。③揉按大敦、水泉、公孙等穴各5~8分钟,每日1~3次。④揉压肾、子宫、生殖腺等反射区各3~5分钟,推揉足心3分钟,每日1~2次。

(三)足部药浴治疗子宫脱垂

组方1:金银花30克,干柿子2个,桃树叶(干品)10克,茴香8克。

组方2:乌梅20克,枳壳、五倍子各10克,柴胡5克。

组方3:益母草20克,黄芩、茯苓各10克,白术8克。

组方4:明矾20克,黄柏、五倍子各15克,石榴皮、枳壳各10克。

组方 5：蒲公英、紫花地丁、苦参、白矾各 15 克，蛇床子、艾叶、防风、雄黄各 10 克。

组方 6：黄柏、苦参、金银花各 20 克，苦参 10 克。

组方 7：白芷 20 克，吴茱萸 30 克，茴香、丹参各 10 克。

组方 8：党参、黄芪各 30 克，生枳壳 15 克，柴胡、升麻各 10 克。

【制作与用法】 上述 8 个组方中任选 1 方，置锅内放水 2 000～2 500 毫升，先用武火煮沸后，后用文火煮 20 分钟左右，捞出中药渣留下备用，把中药液倒入浴足盆内，待药液凉至 50℃ 左右，行双足浸浴，如药液变凉可再加温，每次浴足 20～25 分钟，每日 1～2 次，或在睡前 30 分钟浴足，浴足时可用拇、食、中指在足部擦揉照海、涌泉等穴，按揉肾、子宫、生殖腺等反射区或交替进行。中药液浴完足后，药液不可倒掉，留下次再与药渣同煮沸 5～10 分钟，去药渣浴足，每剂中药可连续使用 2～3 日。

本病组方 8 可头煎药内服，日服 2 次，二三煎药液浴足。每日 1 剂，10 剂中药为 1 个疗程。

(四)足部其他方法治疗子宫脱垂

(1)陈艾绒、蛇床子各 30 克，带壳生木鳖子 2 枚，共研细末，取药末 15 克，用食醋调成糊状，敷双足底涌泉穴，每日换药 1 次，10 次为 1 个疗程。

(2)升麻 20 克，牡蛎 5 克，枳壳 10 克，共研药末，取药末 20 克，用食醋调成糊状，敷双足涌泉穴，外盖敷料固定，每日换药 1 次。

(3)将盛酒、食醋各 150 毫升的容器，置沸水中并继续加热，令患者足跟放在酒醋蒸气之上熏之，每次熏 20～30 分钟，每日 1～2 次。

(4)用烟卷或艾条熏灼大敦、水泉、公孙穴各 2～3 分钟，每日 1～2 次。

经前期紧张综合征

经前期紧张综合征是指少数妇女在月经期前出现一系列临床症状,如乳房(或乳头)胀痛、头痛、腰痛、身痛、疲乏无力,面部及下肢水肿,月经先期,烦躁易怒,精神亢奋或抑郁等。中医认为,本病属"脏躁"范畴,多因肝郁气滞,肾水不足所致。还可累及心、脾,诸症丛生。坚持足部按摩治疗,对该病有一定疗效。

(一)足部按摩治疗经前期紧张综合征

【选　区】 ①肾、输尿管、膀胱、卵巢、子宫、阴道。②肾上腺、肾、输尿管、膀胱、大脑、脑垂体、卵巢、子宫、尿道、阴道、下腹部、腰椎、骶骨、肝。

【手　法】 上述2组反射区任选1组或交替按摩。第一组开始先用中等力度手法揉按前3个反射区各5分钟,再用中、重度手法按压后3个反射区各5～7分钟,按摩时以有酸、胀、痛、麻感为宜。每日1次,每次35分钟。第二组开始先用中度手法揉按前4个反射区各3分钟,再用重度手法按压后10个反射区各3～5分钟,按摩时以有得气感为宜。每日1次,每次40分钟,10次为1个疗程。

(二)足部点穴治疗经前期紧张综合征

【主　穴】 ①涌泉、通谷穴。②太溪、八风穴。

【手　法】 第一组用中等力度按揉通谷、涌泉、然谷穴各3～5分钟,每日2次。第二组用中等力度点揉太溪、八风穴各5～8分钟,每日2次。两组穴均应在来经前7日开始按摩。

(三)足部药浴治疗经前期紧张综合征

组方1:党参、茯苓、姜半夏、白术、泽泻、车前子、薏苡仁各30克,紫苏梗、生姜各15克,柴胡、黄芩各9克。

组方2:当归、柴胡、白芍、香附、川芎各15克,茯苓、益母草各10克,生姜、薄荷、甘草各3克。

【制作与用法】 上述2个组方中任选1方,置锅内加水2 500毫升,煮沸20分钟后,去药渣留下次备用,药液倒浴足盆,待药液凉至50℃左右行双足浸浴,如药液变凉可再加温,每次浴足30分钟左右,每日1~2次,每次浴足,用拇、食指掐压和搓双足涌泉穴和双足跟。浴完足后药液不可倒掉,留下次再与药渣煮沸,去渣浴足。每剂中药可连续使用3~4日,5剂中药为1个疗程。

(四)足部其他方法治疗经前期紧张综合征

(1)当归、柴胡、香附、广郁金各20克,白芍、夏枯草、紫苏子、露蜂房、川楝子、八月札各30克,共研细末,取药末20克,以黄酒、食醋各半调成糊,敷双足涌泉穴上,外盖敷料固定,每日换药1次。

(2)采用坐位,左足踩踏右足趾,并来回搓动,再由右足踩踏左足趾,同样来回搓动,每操作10次交换,每足做50次,每日1~2次,10日为1个疗程,应在来经前5日开始按摩。

(3)双足互搓足跟内侧,每日1~2次,每次10分钟。

更年期综合征

更年期综合征是指妇女在50岁左右,卵巢功能开始衰退,导致内分泌功能紊乱,出现月经不调直至月经闭止,并出现一系列以自主神经系统紊乱为主的症状,称为更年期综合征。临床表现有情绪易激动、烦躁不安、易怒、头晕心悸、潮热出汗、忧郁、颜面与颈部潮红、头痛、耳鸣、失眠多梦等。中医认为,更年期综合征是"七七任脉虚,太冲脉衰少,天癸竭……",为绝经前后诸征,说明多因肾阴亏虚,肾阳衰弱,或肾虚肝旺;或心脾两虚,精血不足,脏腑功能失调等。足部按摩对本病症状有调节和缓解作用。

(一)足部按摩治疗更年期综合征

【选 区】 ①大脑(头部)、颈项、甲状腺、胰、腹腔神经丛、肾上腺、脑垂体、子宫、生殖腺(卵巢)。②肾、输尿管、膀胱、肾上腺、甲状腺、甲状旁腺、心、肝、脾、胰、胃、十二指肠、小肠、膈、胸椎、腰椎、骶骨、尾骨、直肠、肛门、下腹部、胸、上身淋巴结、下身淋巴结、大脑、小脑、脑干、脑垂体、子宫、生殖腺、腹腔神经丛。

【手　法】　上述2组反射区任选1组或交替按摩。第一组先用重度按压大脑、颈项、甲状腺、胰、腹腔神经丛反射区各3分钟，再用中、重手法揉按肾上腺、脑垂体、子宫、生殖腺反射区各5分钟，按摩时以患者有得气感为宜。每日1次，每次按摩40分左右。第二组先用轻度手法按揉肾、输尿管、膀胱反射区各5次分钟，然后用中度手法揉压肾上腺、甲状腺、甲状旁腺、心、肝、脾、胰、胃、十二指肠、膈、小肠、胸椎、腰椎、骶骨、尾骨、直肠、肛门、胸、上身淋巴结、下身淋巴结反射区各5～8分钟，再用重度手法按揉大脑、小脑、脑干、脑垂体、子宫、生殖腺、腹腔神经丛反射区各10次，按摩时以患者有得气感为宜。每日1次，每次60分钟左右，10次为1个疗程。

(二)足部点穴治疗更年期综合征

【主　穴】　①照海、申脉穴。②涌泉穴、心包反射区。

【手　法】　①患者取坐位，一足放在另一大腿上，拇指与食指或中指用中度力量掐捏住足后跟，内踝为照海穴、外踝为申脉穴，反复按揉5～8分钟，每日1～2次；再用相反动作同样操作另一足5～8分钟。②用中度力量对涌泉穴、心包反射区进行揉压3～5分钟，按摩时患者以有酸胀痛麻感为宜，每日1次。③用拇指点按涌泉、泉中、泉顶穴各5分钟，太冲、行间、侠溪、申脉、昆仑、公孙穴各3～5分钟，每日2次。④上下弯曲各个足趾，左右转动足踝，每次20分钟，每日1次。

(三)足部药浴治疗更年期综合征

组方1：柴胡、白芍、香附各20克，枳壳、郁金各30克，陈皮、木香各10克。

组方2：决明子、紫地榆、桑枝各30克，五味子20克。

组方3：浮小麦30克，炙甘草20克，大枣10枚，柏子仁15克，川芎3克。

组方4：首乌、桑寄生各20克，生地黄15克，杜仲、淫羊藿、五味子各10克，生甘草5克。

组方5：酸枣仁、龙齿各20克，五味子、茯苓、丹参各12克，杜仲、远志各8克，川芎5克。

【制作与用法】 上述5组中药方任选1方，置锅内加清水2 500毫升左右，先用武火煮沸，再用文火煮15～20分钟，去掉药渣留下次备用，把中药液倒入浴足盆内，待药液凉至50℃左右，行双足浸浴，如药液变凉可再加温，每次浴足20～25分钟，每日1～2次，或在睡前30分钟浴足时用拇、食、中指在足内踝照海穴、外踝申脉穴、足底涌泉穴进行掐揉，可交替按摩。浴完足后中药液不可倒掉，留下再与药渣同煮沸10分钟，去药渣浴足。每剂中药可连续使用3～4日，10剂中药为1个疗程。

(四)足部其他方法治疗更年期综合征

(1)玄参、珍珠母各30克，当归、生地黄、白芍、川芎各20克，炒枣仁、丹参各15克，杭菊花9克，共研细末，取药末30克，用食醋适量调糊状，敷两足涌泉穴和肚脐上，外盖敷料固定，每日换药1次。

(2)用烟灼法或电热吹风刺激涌泉穴和心包反射区、足跟两侧，每日早晚各1次，每次10～20分钟。

(3)每晚睡前双足底相互搓120次，至足底发热。

(4)每日足踏按摩板2次，每次15分钟。

女性不孕症

不孕症是指育龄妇女婚后同居2年以上，配偶生理正常，性生活正常未避孕，而没有受孕者；或曾有过孕育又间隔2年以上未再怀孕者。前者为原发性不孕，后者为继发性不孕。现代医学认为，不孕的原因多为卵巢功能失调，如月经不调、带下、盆腔炎等，或输卵管不通、子宫病变,以及内分泌紊乱,或先天性缺陷等。还有一些慢性疾病,如结核、甲状腺功能低下、血吸虫病等。中医认为,该病多因禀赋虚弱,肾气不足而冲任亏损、气血失调,或风寒侵袭,寒凝胞脉,或痰湿阻滞胞宫所致。患者若能认真、耐心坚持足部按摩治疗,或许会收奇效。

(一)足部按摩治疗女性不孕症

【选 区】 ①肾上腺、甲状腺、甲状旁腺、肾、输尿管、膀胱、生殖腺(卵巢)、子宫。②肾、输尿管、膀胱、肾上腺、大脑(头部)、脑垂体、甲状腺、甲状旁腺、生殖腺(卵巢)、子宫、腰椎、骶骨、肝、脾、上身淋巴结、下身淋巴结、下腹部。

【手 法】 上述2组反射区任选1组或交替按摩。第一组反射区用中度手法按压前6个反射区各3~5分钟,后用轻、中度手法揉按后2个反射区5~8分钟,按摩时以患者有酸、胀、痛、麻感为宜。每日1~2次,每次40分钟。第二组用轻、中度手法揉按前4个反射区,再用中、重度手法按推压后13个反射区各3~5分钟,按摩时以患者有得气感为度。每日1~2次,每次按摩50分钟左右,10次为1个疗程。

(二)足部点穴治疗女性不孕症

【主 穴】 ①隐白、大都穴;②涌泉、通谷穴。

【手 法】 ①揉压隐白、大都穴各3~5分钟,搓按两足拇趾5分钟,上下左右旋转各个足趾10分钟,每日1~2次。②揉压涌泉、通谷、然谷穴各5~10分钟,每日2次。③用力按揉双足后跟各10~20分钟,每日2~3次。④推按双足跖骨间隙各20分钟,每日1~2次。

(三)足部药浴治疗女性不孕症

组方1:艾叶50克,熟地黄30克,菟丝子、制附子、吴茱萸各20克,肉桂6克。

组方2:当归、益母草各25克,川芎、丹参20克,桂枝10

克,干姜6克,炙甘草5克。

【制作与用法】 上述2个组方中任选1方,置锅内加清水2500毫升,煮沸20分钟,去药渣,留下备用,药液倒入浴足盆内,待药液凉至50℃左右行双足浸浴,如药液变凉可再加温,每次浴足30分钟左右,每日1~2次。每次浴足可用拇指、食指掐按涌泉、然谷、通谷、足后跟等穴,或在睡前30分钟浴足按摩,提高疗效。浴完足后药液不可倒掉,留下次与药渣同煮沸15分钟,去渣浴足。每剂中药可连续使用3~4日。10剂中药为1个疗程。

(四)足部其他治疗女性不孕症

(1)鹿衔草60克,当归、槟榔各15克,熟附子、吴茱萸、高良姜各10克,细辛5克。鲜生姜20克,艾炷10克等。将中药研细末,备用。用时取药末30克,以生姜汁调呈糊状,贴敷双足涌泉穴和肚脐上,足底用敷料盖并固定,每天换药1次。而肚脐的药糊上放生姜薄片,姜片上放艾炷点燃,连灸7壮。每日1次,10次为1个疗程。

(2)用吸尘器软管头对准三阴交、漏谷穴吸附,每穴吸2~5分钟,再吸对侧穴2~5分钟,每日1~5次,每次30分钟。

(3)用按摩以刮痧方式刮足底和上述常用穴位,每日1~2次。10日为1个疗程。

四、小儿科常见病

百日咳

因咳嗽病程较长,可持续3个月以上,故称"百日咳"。本病一年四季均可发病,尤以冬春两季为多,各年龄皆可罹患,但以5岁以下幼儿最多,多由百日咳杆菌感染而发病,传染性较强。临床表现分初期感冒咳嗽,中后期咳嗽加重,可呈阵发性痉挛性咳嗽,咳

体验足疗魅力

后有特殊鸡鸣样回声,最后咳出泡沫样痰而止,多伴有颜面和眼睑水肿,甚则有鼻出血或咯血现象。中医认为,本病属"顿咳"、"天哮"、"鸡咳"、"痉咳"等范畴。多因内蕴伏痰、外感时疫之邪、初染肺卫,而致肺气郁闭、肺气受伤,又与伏痰搏击,阻遏气道,肺失肃降而气上逆,遂发本病。足部按摩对本病恢复很有帮助。

(一)足部按摩治疗小儿百日咳

【选 区】 肾、输尿管、膀胱、肾上腺、大脑(头部)、鼻、肺、支气管、喉、气管、食管、胃、肝、甲状旁腺、胸、胸部淋巴结、颈项、三叉神经、额窦。

【手 法】 开始先用轻度手法揉搓肾、输尿管、膀胱、肾上腺反射区各1~2分钟,再用轻、中度手法揉按大脑、鼻、肺、支气管、喉、气管、食管、胃、肝、甲状旁腺、胸、胸部淋巴结、颈项、三叉神经、额窦反射区各2分钟,按摩时间与手法应依患儿年龄而定,每日按摩1次。

(二)足部药浴治疗小儿百日咳

组方1:百部根50克,杏仁、侧柏叶各20克,桔梗、罂粟壳各6克。

组方2:黄芪、生牡蛎各15克,款冬花10克,川贝母、车前子各10克,白萝卜汁30毫升。

组方3:陈皮、桔梗、荆芥、防风、桑白皮、紫苏叶各10克,生姜6克,葱白4根。

【制作与用法】 上述3个组方中选择1方,置锅内放清水2 000毫升左右,先用武火煮沸,再用文火煮10~15分钟,取出药渣,药液倒入浴足盆内,待温度凉至45℃左右,术者帮助浸浴双足,药液凉时可再加温,术者还可帮助按揉足底涌泉穴、肺和支气管反射区及肺区点,或睡前30分钟浴足按摩,效果更佳,每日浴足1~2次。浴完足后药液不可倒掉,留下再次与药渣同煮沸15分钟后,去药渣浴足。每剂中药可连续使用3~4日,10剂为1个疗程。

(三)足部其他方法治疗小儿百日咳

(1)紫皮大蒜适量。先剥去大蒜瓣的薄外衣,捣烂成泥;再将患儿洗净的双足底涂上薄层猪油或凡士林;然后将大蒜泥贴敷于双足涌泉穴固定,每晚睡前敷药,次晨取下。

(2)生南星、生大黄、胡黄连各等量,研药末,取药末10克,以食醋调为糊状,敷贴足底涌泉穴,每晚1次。

(3)用电热吹风机对准足底吹热风,每足20分钟,注意足部保温。

(4)茵陈、车前子、百合各15克,研细末,用牛乳调涂足心与手心,外盖敷料固定,每日2次。

(5)生南星、生大黄各10克,研细末,用食醋调成糊状,敷双足心,外盖敷料固定,每日1次,即愈。

(6)胡黄连10克,研细末,用人乳调涂足底心,男左女右,每日1次,有神效。

【注意事项】 ①发现感冒、咳嗽应及时治疗。②注意保温,预防受凉,尤其足底受凉。③室内要经常开窗透气,尽可能多在户外活动。④应到医院排除其他疾病,千万别误诊误治。

小儿哮喘

小儿哮喘又称支气管哮喘,四季均可发病。临床表现为突然发作,呼吸急促,胸闷气粗,喉间似有痰哮鸣声,喘息不能平卧,多呈阵发性发作,或伴烦躁、面色苍白、出汗、精神萎靡、发绀等。中医认为,本病多因外感风寒、环境骤变、吸入粉尘、饮食不节等,触动肺内伏痰,痰随气动,阻塞气道,肺气上逆而致哮喘发作。治宜理气、化痰、平喘。足部治疗有效。

(一)足部按摩治疗小儿哮喘

【选 区】 ①肾上腺、肾、输尿管、膀胱、头部、心、脑垂体、甲状腺、甲状旁腺、结肠、上身淋巴结、下身淋巴结、胸部淋巴结、肺、支气管、气管、喉、食管、鼻、胸、肝、脾。②腹腔神经丛、肾、输尿管、膀胱、肾上腺、甲状旁腺、肺、支气管、心、膈（横膈膜）、上身淋巴结、胸部淋巴结。

【手　法】　上述2组反射区任选1组或交替按摩。第一组开始先用轻度手法揉按前4个反射区各5分钟，然后用中度手法按揉中间9个反射区各10～15分钟，再用重度手法按压后9个反射区各15～20分钟，每日1次，每次40～50分钟。小儿以轻度手法为主。第二组开始先用轻度手法揉前5个反射区各3分钟，再用轻、中度手法按揉8个反射区各3～5分钟，按摩时应有得气感。每日1次，每次40分钟左右，均10次为1个疗程。

（二）足部点穴治疗小儿哮喘

【主　穴】　①太溪穴。②涌泉穴。

【手　法】　①点揉7号穴5分钟，点按太溪、17号穴、29号穴各3～5分钟，每日1～2次。②足部热敷15分钟后，立即按揉涌泉穴5～10分钟，每日1次，或用食指单勾法按压足底心5～10分钟，每日2～3次。

（三）足部药浴治疗小儿哮喘

组方1：蜜炙紫菀30克，炙款冬花20克，仙半夏15克，麻黄10克，嫩射干、北细辛、五味子各5克，大红枣10枚，生老姜4克。

组方2：胡颓子叶30克，苏子、橘皮各20克，白果（拍破）10粒。

组方3：灵芝40克，紫苏叶、茯苓各15克，半夏、沉香、厚朴各10克，甘草6克。

【制作与用法】　上述3个组方中任选1方，置锅内加水2 000毫升，煮沸20分钟后，去药渣，药液倒入浴足盆，待药液凉至45℃左右行双足浸浴，如药液变凉可再加温，每次浴足25分钟，每日1～2次，浴足时用拇、食、中指按压足底反射区。浴完足后药液不要倒掉,留下次再与药渣同煮沸20分钟,去渣浴足,每剂中药连续使用3～4日,10次为1个疗程。

(四)足部其他方法治疗小儿哮喘

(1)桑白皮80克,白芥子20克,玄明粉、前胡各15克,甘遂12克,麻黄、细辛各10克。先用桑白皮加水600毫升煮沸40分钟,取药液60毫升;其他中药研细粉与药液混合,调成糊状,分别外敷涌泉(双)、大钟、肺俞、膏肓等穴,每日取2个穴交替敷药,夜间敷,白天休息,外用纱布固定,10次为1个疗程。

(2)用拇、食两指按揉足大拇趾和第四趾各5～10分钟,每日2～3次。

小儿厌食症

小儿厌食症是指小儿长期食欲缺乏,甚至不想吃东西的一种病症。现代医学认为,当体内缺乏某种物质,如锌、钙或患儿偏食,情绪变化等,影响中枢神经系统功能,导致消化功能减退。中医认为,本病多为饮食积滞,胃热津伤,脾胃素虚,使脾运化失健,纳运无权,升降失调所致,在治疗中,除调理脾胃功能外,还应疏导引起厌食症的各种不良因素。足部治疗能有效调整脾胃功能。

(一)足部按摩治疗小儿厌食症

【选　区】　①胃、十二指肠、小肠、横结肠、降结肠、直肠、肛门、甲状腺。②肾、输尿管、膀胱、腹腔神经丛、脾、胃、十二指肠、肝、胰、小肠、直肠、甲状腺、甲状旁腺。

【手　法】　上述2组反射区任选1组或交替按摩。第一组开始采用轻手法按揉胃、十二指肠、小肠、横结肠、降结肠、直肠、肛门、甲状腺反射区各3～5分钟,每日1～2次。第二组用轻、中力度手法按、揉、擦肾、输尿管、膀胱、腹腔神经丛、胃、脾、十二指肠、肝、胰、小肠、直肠、甲状腺、甲状旁腺反射区各3～5分钟,每日1～2次。

(二)足部点穴治疗小儿厌食症

【主　穴】　①解溪穴。②厉兑穴。

【手　法】　①解溪穴用轻度手法,拇指按住该穴,并上下挪动5分钟,最后用力一压,每日1～2次。②用轻度手法压揉厉兑穴3分钟,并搓揉第二趾趾腹5分钟。③搓揉足第二、三趾各5～10分钟,按压心包反射区5分钟,每日2～3次。④点揉足内庭穴5分钟,揉按解溪、内庭、公孙、商丘、然谷穴各3～5分钟。

(三)足部药浴治疗小儿厌食症

组方1:炒神曲、炒麦芽、焦山楂各15克,炒莱菔子10克,炒鸡内金5克。

组方2:山楂、陈皮、白术、枳壳各15克,生香附10克,小茴香8克。

组方3:云母15克,莱菔子10克,槟榔、川厚朴、枳壳各9克,大黄、茯苓各6克。

【制作与用法】　上述3个组方中任选1方,置锅内放水2 000毫升左右,先用武火煮沸,再用文火煮沸15分钟左右,捞出药渣,药液倒入浴足盆内,待温度凉至45℃左右,术者帮助浸浴双足,药液凉时,可再加温,浴足时,术者帮助揉按胃、十二指肠、解溪、厉兑等反射区和穴位,效果会更好。浴完足后药液不可倒掉,留下次再与药渣同煮沸15分钟左右,去药渣浴足,每剂中药可连续使用3～4日。

中药组方1,可水煎服,每日1剂,每日服2～3次。还可共研细末,每次3～5克,温开水送服,每日2～3次。可以浴足;或取药末25克,用温开水调成糊状,临睡前贴敷双足底涌泉穴和肚脐上,外用敷料固定,10次为1个疗程。

(四)足部其他方法治疗小儿厌食症

(1)吴茱萸、白胡椒、白矾各等份,共研细末,取药末20克,用陈醋调成糊状,贴敷于两足底涌泉穴,外用纱布包扎固定,每日换药1次。

(2)烟灼厉兑穴5~8分钟,每日2次。

(3)用足后跟踩踏脚趾。首先用右足的后跟依次从左足拇趾踩到小趾,踩踏5~6次,然后换足,用相同的方法踩右足,如此反复连续操作10~15分钟,每日2次。

小儿腹泻

腹泻是大便次数每日在3次以上,粪便稀薄或水样便,或夹有不消化食物,尤以在夏秋暑湿当令、瓜果乱投之时发病较多,是儿童常见的肠道疾病。其临床表现为腹痛、腹胀等。中医认为,小儿腹泻属"泄泻"范畴,多因外受风寒暑湿居多,或内伤饮食,损伤脾胃所致。采用足部按摩可以有效治疗本病。

(一)足部按摩治疗小儿腹泻

【选 区】 ①腹腔神经丛、肾、输尿管、膀胱、胃、十二指肠、胰、小肠、脾、上身淋巴结、下身淋巴结。②肾上腺、肾、膀胱、输尿管、脑垂体、脾、胃、十二指肠、小肠、下腹部。

【手 法】 上述2组反射区任选1组或交替按摩。第一组开始先用按揉手法刺激腹腔神经丛、肾、输尿管、膀胱反射区各1~2分钟,然后用中度手法按压胃、十二指肠、胰、小肠、脾、上身淋巴结、下身淋巴结反射区各2~3分钟,按摩时间依年龄而定,每日1次。第二组开始也用轻揉手法按肾上腺、肾、输尿管、膀胱反射区各1~2分钟,然后用轻、中度手法揉按脑垂体、脾、胃、十二指肠、小肠、下腹部反射区各2~3分钟,按摩时间依患儿年龄而定,每日1次。

(二)足部点穴治疗小儿腹泻

【主 穴】 ①足三里、三阴交。②止泻穴。

【手 法】 先用中、重力度按压足三里穴2~3分钟,再用中、重力度按压三阴交穴2~3分钟,然后用中、重力度按压止泻穴(足外踝垂线与足底皮肤相交处)2~3分钟,每日1~2次,按摩时间、手法依患儿年龄及耐受而定。

(三)足部药浴治疗小儿腹泻

组方1:白胡椒、艾叶各20克,苍术25克,透骨草15克,吴茱萸6克。

组方2:柞树皮、鬼针草、穿山龙、白头翁、猪苓各20克。

组方3:无花果叶3~5片。

【制作与用法】 上述3个组方中选1方,置锅内放水1500~2000毫升,先用武火煮沸,再用文火煮沸10~15分钟,取出药渣,药液倒入浴足盆内,待温度凉至45℃左右,术者帮助浸浴双足,药液凉时可再加温,浴足时术者帮助按揉胃、脾、十二指肠、小肠、踝关节等反射区(穴),每日1次,每次20分钟,或依年龄而定,10次为1个疗程。

(四)足部其他方法治疗小儿腹泻

(1)苦参、苍术各适量(热重者3倍苦参,湿重者3倍苍术),共研细末,取药末15克,用米醋调成糊状,贴敷双足心涌泉穴,外用纱布固定,4~12小时换药1次,泻缓后可延长换药时间。

(2)术者协助患儿双足内缘互擦5~8分钟,每日1~2次。

小儿疳积

疳积又称疳症,是小儿常见的一种慢性消化性疾病。各年龄段均可患病,尤以1~5岁小儿较多。现代医学称营养不良,其临床表现为进行性消瘦,面黄发枯,食欲缺乏,嗜食异物,甚则腹部胀大如箕,全身虚弱,青筋暴露,生长发育缓慢等。中医认为,小儿疳积多因禀赋较弱,喂养不当,饮食不节,恣食肥甘,损伤脾胃所致,或积滞、厌食等。本病通过足部按摩调理脏腑,效果甚佳。

(一)足部按摩治疗小儿疳积

【选 区】 ①心、肺、肝、脾、胃、十二指肠、小肠、肾、输尿管、膀胱、胸部淋巴结、扁桃体、肾上腺、上身淋巴结、下身淋巴结。②腹腔神经丛、肾、输尿管、膀胱、胃、十二指肠、小肠、脾、胰、上身淋巴结、下身淋巴结。

【手　法】　上述2组反射区任选1组或交替按摩。第一组开始采用轻度手法按揉反射区,其中重点是按揉脾、胃、十二指肠及小肠反射区,以健脾消积,按摩手法,时间视年龄而定,每日1次,10次为1个疗程。第二组开始应用轻揉手法按摩11个反射区,重点相同,手法与时间视年龄而定,每日1次,10次为1个疗程。

(二)足部药浴治疗小儿疳积

组方1:吴茱萸、生香附、芒硝、藿草叶、侧柏叶各20克,小茴香10克,白胡椒6克。

组方2:当归尾、神曲、陈皮、白术各20克,茯苓、白扁豆各10克,生姜6克。

【制作与用法】　上述2个组方中任选1方,置锅内放清水2000毫升左右,先用武火煮沸,再用文火煮10～15分钟,取出药渣,药液倒入浴足盆内,待温度凉至45℃左右,浸浴双足,或术者帮助浴足,药液凉时可再加温,浴足时术者帮助按压脾、胃、十二指肠、小肠等反射区及双足三里穴,每次浴足10～20分钟,每日1次,10次为1个疗程。

(三)足部其他方法治疗小儿疳积

(1)生栀子、丁香各30粒,杏仁10克,白胡椒6克,葱头7个,面粉1匙,共研末,取药末15克,用白酒、鸡蛋清各适量调成糊状,以荷叶为托,贴敷涌泉穴(双)上,每日1次,10次为1个疗程。

(2)在浴足时或睡觉前,术者帮助双足互搓(擦)胃、十二指肠反射区。

体验足疗魅力

小儿遗尿

遗尿俗称"尿床",是指3周岁以上的小儿,在睡眠中小便自遗的一种疾病。睡眠中遗尿,轻者每夜或隔数夜1次,重者每夜尿床2~3次,个别严重患儿可延续10余年。中医认为,小儿遗尿原因很多,常见有先天不足,下焦虚寒,闭藏失职,或肺脾气虚,上虚不能制约其下,均导致水道失去约束而致遗尿,或湿热蕴结膀胱,气化失司所致。治疗应以温补肾阳,固涩下元为原则。足部按摩对该病很有帮助。

(一)足部按摩治疗小儿遗尿

【选　区】　①腹腔神经丛、肾、输尿管、膀胱、大脑、脑垂体、小脑、心、腰椎、骶骨、上身淋巴结、下身淋巴结。②肾、输尿管、膀胱。

【手　法】　上述2组反射区任选1组或交替治疗。第一组用轻度手法按揉上述反射区各3~5分钟,每日按摩1次。第二组手法由轻到重先按揉肾、输尿管、膀胱反射区各3~5分钟,再用拇指各推10次,每日1~2次。

(二)足部点穴治疗小儿遗尿

【主　穴】　①至阴、太冲穴。②涌泉穴。

【手　法】　先用拇、食两指轻揉两足小趾至阴穴,再用拇指指端或指腹按压太冲穴各3~5分钟,然后用食指单勾法按压涌泉穴5分钟。

(三)足部药浴治疗小儿遗尿

组方1:覆盆子、金樱子、菟丝子、五味子、五倍子、仙茅、桑螵蛸、芡实各15克,补骨脂、山萸肉、肉桂各10克。

组方2:地龙、蝉蜕各20克,山韭30克,木莲15克。

组方3:益智仁、覆盆子、白术各15克,桑螵蛸、菟丝子、五味子、乌药、薏苡仁各10克,甘草6克。

组方4:女贞子、川续断各20克,党参、茯苓各15克,甘草5克。

【制作与用法】 上4个组方中任选1方,置锅内加水2 000毫升左右,先用武火煮沸,后用文火煮15分钟左右,取出药渣,药液倒入浴足盆内,待药液凉至45℃左右,术者帮助浸浴双足,药液凉时,可再加温,浴足时术者帮助患儿按揉三阴、太冲和涌泉穴,或睡前30分钟浴足按摩效果更佳,每日1~2次。浴完足后药液不可倒掉,留下次再与药渣煮沸15分钟,去药渣浴足。每剂中药可连续使用3~4日,5剂中药为1个疗程。

(四)足部其他方法治疗小儿遗尿

(1)方1:炮附子、补骨脂各8克,益智仁15克,生姜(另捣)30克。方2:丁香、肉桂、五倍子、补骨脂各10克,黑胡椒6克。方3:五倍子、芡实、桑螵蛸各30克,硫黄20克。上述3方任选1方,共研细末,取药末20克,方1用生姜捣烂调敷;方2用白酒调敷;方3用食醋调成糊状,分别贴敷双足涌泉穴和肚脐上,外盖敷料,胶布固定,每日换药1次,治愈为止。

(2)用烟灼法灼足小趾的至阴穴,每日1~2次,每次5~10分钟。

(3)让患儿盘腿而坐,即坐于床或沙发上,左足置于右腿之上,或右足置于左腿之上,足心向上。一开始不易坐好,只要坚持坐,一定会有效。

婴儿湿疹

湿疹是一种常见的变态反应性皮肤病,有急性与慢性两种。皮肤出现红斑、丘疹、水疱、剧痒,如搔破后则流水、糜烂,甚至化脓感染等。湿疹可反复发作,但皮疹退后,不留永久瘢痕。中医认为,湿疹属"胎风"、"胎赤"、"奶癣"等范畴。多因风热内蕴,外感风邪,侵淫肌肤,或小儿皮肤长期受汗湿浸渍,使湿热客于肌肤所致。除足底治疗外,饮食调理很重要,并要保持局部皮肤卫生和大便通畅。

(一)足部按摩治疗婴儿湿疹

【选 区】 ①肾上腺、甲状旁腺、脾、上身淋巴结、胸部淋巴结、腹部淋巴结、肾、输尿管、膀胱、腹腔神经丛。②肾、输尿管、膀胱、大脑、脑垂体、小脑、脑干、三叉神经、肝、脾、胃、肺、甲状腺、甲状旁腺、胆囊、腹腔神经丛、上身淋巴结、下身淋巴结。

【手 法】 上述2组反射区任选1组或交替按摩。第一组开始先用轻度手法按揉甲状旁腺、肾上腺、脾、上身淋巴结、胸部淋巴结、腹部淋巴结反射区各3～5分钟,再用轻至中度手法揉压肾、输尿管、膀胱、腹腔神经丛反射区各3～5分钟,每日1～2次。第二组开始先用轻度手法揉压前3个反射区各3～5分钟,再用中度手法按摩中间9个反射区各8～10次,然后再用中重度手法揉压后6个反射区,按摩时应有得气感,每日1次,10次为1个疗程,至病愈为止。

(二)足部药浴治疗婴儿湿疹

组方1:荆芥、防风、白鲜皮、地肤子、艾叶各10克,白芷、枯矾各6克。

组方2:熟地黄、白芍、川芎、当归、桂枝各15克,附子、薄荷叶、蝉蜕各5克。

【制作与用法】 在上述2个组方中任选1方,置锅内放清水2 000毫升左右,先用武火煮沸,后用文火煮15～20分钟,取出药渣,药液倒入浴足盆内,待药液凉至40℃～45℃时,术者帮助浸浴双足,药液凉时可再加温,浴足时术者帮助按揉涌泉穴,或睡前30分钟按摩足底肺、肾等反射区。浴完足后药液不可倒掉,留下次再与药渣煮沸15分钟,去药渣浴足。每剂中药可连续使用3～4日,3剂中药为1个疗程。

五、男性科常见病

遗 精

遗精是指不性交而精液自行外泄的一种疾病。遗精有梦遗和滑精之分,有梦而遗精者为梦遗,无梦而遗精,甚至在清醒时动念则精液自出者,为滑精。未婚男子1个月内有2~3次遗精,属正常现象,如超过4次,并出现精神萎靡,腰酸腿软,心慌气喘,多梦失眠等,则需要治疗。中医认为,本病多因烦恼过度,阴血暗耗,多思妄想,恣情纵欲,损伤肾阴,在药物治疗的同时,配合足部按摩治疗,能提高疗效。

(一)足部按摩治疗遗精

【选 区】 ①腹腔神经丛、肾、输尿管、膀胱、肾上腺、甲状腺、心、脑垂体、睾丸。②肾上腺、肾、睾丸、甲状腺、头部、脑垂体、心、肝、脾、下腹部、下身淋巴结。

【手 法】 上述2组反射区任选1组或交替按摩。开始先用中度手法揉按各反射区3~5分钟,按摩时以患者有酸胀痛麻得气感为宜,每次按揉30~40分钟。每日1次,10次为1个疗程。

(二)足部点穴治疗遗精

【主 穴】 ①涌泉、然谷、太溪穴。②三阴交、漏谷穴。

【手 法】 ①揉按涌泉穴5分钟,按压然谷、太溪穴各3~5分钟,每日1~2次。②按压三阴交、漏谷穴各5分钟,每日1~2次。③用拇、食、中指捏住跟腱上下推掐,掐捏时以有酸胀感为宜,每日1~2次。

(三)足部药浴治疗遗精

组方1:玄参、刺猬皮各30克,五倍子20克。

组方2:枸杞子120克,韭菜子、胡麻仁各20克,食盐5克。

体验足疗魅力

组方3:胡核桃、芡实、五倍子、煅龙骨各20克,金樱子、薏苡仁各10克。

组方4:熟地黄40克,泽泻、茯苓、牡丹皮、龟板胶各20克,覆盆子、车前子、枸杞子、菟丝子、五味子各20克。

【制作与用法】 在上述4个组方中任选1方,置锅内放水2 500毫升,煮沸20分钟后,去药渣留下次备用,将药液倒入浴足盆内,待药液凉至50℃左右行双足浸浴,如药液变凉可再加温,每次浴足30分钟左右,每日1次。浴足时,可用拇、食指掐压涌泉穴和足跟,或睡前30分钟浴足按摩,可提高疗效。浴完足后药液不可倒掉,留下次再与药渣同煮沸15分钟,去渣浴足。每剂中药可连续使用3~4日,5剂中药为1个疗程。

(四)足部其他方法治疗遗精

(1)五倍子、煅龙骨、益智仁各20克,菟丝子30克,共研细末,取药末30克,以陈醋适量调成糊状,贴敷于双足涌泉穴和肚脐上,外盖敷料固定,每日换药1次,10次为1个疗程。

(2)两腿相交而坐,用两手握住两足的踝关节,尽力拉足仰头,反复10次,每日2次。

(3)取下蹲位,臀部离地30厘米左右,两手从外侧经膝弯儿下,由小腿伸到足背上,立即用手各握一足的五趾,尽力握1次,使五个趾向内弯,每足如此操作5~10次,每日1~2次。

(4)踩踏按摩板20分钟,每日1~2次。

早 泄

早泄又称早射,是指性交时男子过早射精的病症。早泄是已婚男子在过性生活时发生的一种病变,常表现在阴茎还没有插进阴道就射精,或插进后时间很短就射精,导致阴茎痿软不能进行性交。正常健康的性交为15~45分钟。中医认为,本病属肾虚所致。治疗以固本清源,收敛节制为主,适当以健肾壮阳,足部按摩是较好的辅助治疗。

(一)足部按摩治疗早泄

【选　区】　肾上腺、肾、输尿管、膀胱、腹腔神经丛、大脑(头部)、小脑、脑干、前列腺、生殖腺(睾丸)、下腹部。

【手　法】　先用轻、中度手法按揉前5个反射区各3～5分钟,再用中度手法按压后6个反射区各3分钟,按摩时患者应有酸、胀、痛、麻感为宜。每日1次,每次40分钟左右,10次为1个疗程。

(二)足部药浴治疗早泄

组方1:肉苁蓉30克,巴戟肉25克,枸杞子、五倍子各20克,炙甘草5克。

组方2:淮山药50克,枸杞子20克,金樱子15克。

组方3:贝壳200克,小茴香50克,细辛、丁香各20克。

组方4:蛇床子、细辛、石榴皮各15克,五倍子20克,菊花5克。

【制作与用法】　在上述4个组方中任选1方,置锅内加水2 500毫升,煮沸20分钟左右,去药渣留下次备用,将药液倒入浴足盆内,待药液稍凉行双足浸浴,如药液变凉时可再加温,每次浴足20～30分钟,每日1～2次。每次浴足用拇指与食指捏搓双足跟、揉涌泉、三阴交穴等,或睡前30分浴足按摩,可提高疗效。浴完足后药液不能倒掉,留下次再与药渣同煮沸15分钟,去药渣浴足。每剂中药可连续用3～4日,10剂中药为1个疗程。

阳　痿

阳痿是指男子有性要求,但阴茎不能勃起或举而不坚,不能完成性交过程,即称阳痿。该病大多因少年误犯手淫或房事过度,惊恐紧张,或久病体弱等原因所致。中医认为,本病多因肾虚惊恐,精神刺激,或纵欲过度,精气虚损,或少年手淫,思虑忧郁,或湿热下注,宗筋弛纵等因素所致。尤以肾阳虚和精神因素居多。进行足部按摩疗法,常可奏效。

(一)足部按摩治疗阳痿

【选　区】　①腹腔神经丛、肾上腺、肾、输尿管、膀胱、心、脾、肝、睾丸、前列腺、尿道、腹股沟、脑垂体。②肾、输尿管、膀胱、肾上腺、前列腺、睾丸、颈项、肝、脾、十二指肠、上身淋巴结、下身淋巴结、头部。

【手　法】　上述2组反射区任选1组或交替按摩。第一组先用轻度手法按揉前5个反射区各5～8分钟,然后用中度手法按压揉后8个反射区各3～5分钟,按摩时以患者有酸胀麻痛感为宜。每日1次,每次50分钟,10次为1个疗程。第二组先用轻、中、重度手法揉按前7个反射区各5～8分钟,然后以中度手法压按后6个反射区各3分钟,按摩时以患者有得气感为度。每日1次,每次50分钟,10次为1个疗程。

(二)足部点穴治疗阳痿

【主　穴】　①龟头穴。②涌泉、三阴交穴。

【手　法】　①揉按双足拇趾尖端正中处龟头穴10～15分钟,每日2次。②揉压涌泉穴3～5分钟,揉摩足小趾、足跟各5分钟,压揉太溪、三阴交、中都穴(在内踝尖上7寸,于胫骨内侧中央)各3～5分钟,每日1～2次。③用一只手固定足背和足底,用另一只手的拇指、食指掐捏跟腱,一边按压,一边上下移动5～6次,每日1～2次。④屈伸旋转足拇趾5～10分钟,每日2次。⑤点揉涌泉穴5分钟,按压太溪、公孙穴各3～5分钟,推足正中线3～5分钟,每日1～2次。

(三)足部药浴治疗阳痿

组方1:制附片、当归、白芍、蛇床子、仙茅、韭菜子各20克。

组方2:韭菜根50克,淫羊藿、芦根各20克,松根30克。

组方3:熟地黄、山萸肉、牡丹皮、枸杞子、菟丝子、五味子、泽泻、茯苓各20克,龟板胶15克。

【制作与用法】 上述3组中药方中任选1方,置锅内加清水2 500毫升,煮沸20分钟后,捞出药渣,留下次备用,将药液倒入浴足盆内,等药液凉至50℃左右行双足浸浴,如药液凉时可再加温,每次浴足25～30分钟,每日1次。每次浴足时用拇、食指掐按龟头、涌泉、太溪、三阴交等穴与睾丸、肾上腺、脑垂体等反射区,或睡前30分钟浴足,可提高疗效。浴完足后药液不能倒掉,留下次再与药渣同煮沸20分钟,去药渣浴足。每剂中药可连续使用3～4日,10剂中药为1个疗程。

(四)足部其他方法治疗阳痿

(1)蛇床子、韭菜子、仙茅、硫黄各30克,枸杞子、当归各20克,蜈蚣4条,共研细末,取药末10克,以蜂蜜或黄酒适量调糊状,贴敷于双足涌泉穴和肚脐上,外盖纱布固定。

(2)用烟灼法灼双足拇趾龟头穴,每日早晚各1次。

(3)夫妻彼此伸出足来互相按摩5～10分钟,每日1次。

(4)经常做单足或双足尖直立或行走,每日做10～20分钟。

男性不育症

男性不育症是指成年男子在婚后同居2年以上,未避孕,配偶健康,性生活正常而未使女性受孕者,或是因男子生殖器官的解剖和生理功能异常者,称男子不育症。引起不育症的常见原因有内分泌紊乱,先天性生殖器官发育不良,精子生成障碍或精子生理异常,输精管阻塞等,均可导致不育症。治疗应补肾温阳,舒肝养心,固肾涩精。足部疗法颇有帮助。

(一)足部按摩治疗男性不育症

【选　区】 ①肾上腺、肾、输尿管、膀胱、大脑、甲状腺、脑垂体、心、脾、睾丸、前列腺、下身淋巴结、下腹部、腹股沟。②腹腔神经丛、肾、输尿管、膀胱、肾上腺、脑垂体、睾丸、前列腺、头部、肝、脾、上身淋巴结、下身淋巴结、骶骨、尾骨。

【手　　法】 上述2组反射区任选1组或交替按摩。第一组开始先用中度手法按揉前4个反射区各3～5分钟,然后用中重度手法按压后10个反射区5～8分钟,每日1次,每次按摩50分钟左右。第二组先用中度手法按揉前4个反射区各8～10次,再用中、重度手法按压后11个反射区各10～15次,每日1次,每次60分钟左右,10～15次为1个疗程。

(二)足部点穴治疗男性不育症

【主　　穴】 ①至阴、然谷穴。②三阴交、中封穴。

【手　　法】 ①用点揉至阴、然谷、公孙、太溪等穴,每穴5～10分钟,每日1～2次。②重按三阴交、足五里、足三里、中封、涌泉、龟头等穴,每穴5分钟,每日1～2次。

(三)足部药浴治疗男性不育症

组方1:柴胡、白术、生地黄、当归、茯苓各30克,赤芍、芡实、莲子肉、莲须、茯神、山药、牡蛎、黄柏、车前子各20克,天花粉10克,甘草6克。

组方2:沙苑蒺藜、龙骨、芡实、熟地黄、山萸肉各30克,牡丹皮、泽泻、知母、黄柏、茯苓、牡蛎、莲肉、莲须各20克。

组方3:枸杞子、五味子、覆盆子、车前子、菟丝子、锁阳、狗脊各30克,肉苁蓉、淫羊藿、山茱萸、肉桂、白术、韭子、杜仲各20克。

【制作与用法】 上述3个组方中任选1方,置锅内加水2 000毫升,煮沸20分钟后,去渣,药液倒浴足盆内,待温度适宜行双足浸浴,如药液变凉可再加温,每次浴足30分钟左右,每日1～2次。浴足时用手指按揉至阴、三阴交、涌泉等穴。浴完足后药液留下次再与药渣同煮沸20分钟,去渣浴足。每剂中药可连续使用3～4日,10剂中药为1个疗程。

(四)足部其他方法治疗男性不育症

(1)夫妻彼此伸出足来互相按摩,每次10～20分钟,每日1次。

(2) 经常做单足直立,先用左足尖直立 1~2 分钟,休息 1~2 分钟,再用右足尖直立 1~2 分钟,如此反复进行若干次。

(3) 上下推搓足跟并屈伸足拇趾各 10~20 分钟,交替操作,每日 1~2 次。

六、皮肤科常见病

痤 疮

痤疮又称"粉刺"、"青春痘",是青春发育期常见的一种慢性毛囊与皮脂腺疾病,好发于面部、上胸部、背部等皮脂腺丰富的部位。临床表现,初起如粟米形疙瘩,分散与毛孔一致的小丘疹或黑头丘疹,周围红色肿痛,若挤压有米粒样白色粉汁,疹顶部可有小脓疱、病久则此愈彼起,短期留有小瘢或色素沉着等。中医认为,痤疮多因肺热熏蒸,血热郁滞肌肤,或过食烧烤厚味,脾胃积热,上蒸皮肤所致。采用足部按摩对体内代谢有较好的调节作用,对痤疮有辅助治疗作用。

(一)足部按摩治疗痤疮

【选　区】　①肾、输尿管、膀胱、头部、小脑、脑干、额窦、三叉神经、上颌、下颌、胸部淋巴结、上身淋巴结、下身淋巴结、肺、小肠、胃、肝、脑垂体、前列腺或子宫、生殖腺(睾丸或卵巢)、甲状腺。②肾上腺、肾、输尿管、膀胱、头部、脑垂体、甲状腺、肝、胃、十二指肠、额窦、前列腺、生殖腺、上身淋巴结、下身淋巴结。

【手　法】　上述 2 组反射区任选 1 组或交替按摩。第一组开始先用中等力度手法按揉前 13 个反射区各 5~10 次,然后用重度手法按压后 8 个反射区各 10 次,按摩时应有得气感。每日 1 次,每次 40~50 分钟。第二组先用中等力度手法按揉前 4 个反射区各 2 分钟,再用重度手法按压后 11 个反射区各 3~5 分钟,按摩时,以有酸胀痛麻感为宜。每日1次,每次40分钟。均10次为1个疗程。

（二）足部点穴治疗痤疮

【主　穴】　足窍阴、涌泉穴。

【手　法】　用点揉足窍阴穴3～5分钟,揉压涌泉穴5分钟,每日1～2次。

（三）足部药浴治疗痤疮

组方1:蒲公英、桑叶、紫草各50克,川红花10克。

组方2:金银花、连翘、黄连、黄柏各20克,桂枝、玉竹各10克,薄荷3克。

组方3:生地黄、石膏各20克,龙胆草、大黄各10克,柴胡3克。

【制作与用法】　上述3个组方任选1方,置锅内放清水2 500毫升,煮沸20分钟后,去药渣,药液倒入浴足盆内,待温度适宜行双足浸浴,如药液变凉可再加温,每次浴足25～30分钟,每日浴足1～2次,或在睡前30分钟浴足按摩涌泉、足窍阴穴及脑垂体反射区等,可提高疗效。10剂中药为1个疗程。

（四）足部其他方法治疗痤疮

(1)白果仁、薏苡仁各30克,紫草20克,冰片5克。上药共研细末,取药末30克,用鸡蛋清适量调成糊状,外敷双足涌泉穴和涂患部,每日1次,10次为1个疗程。

(2)双足踩踏按摩板20分钟,每日1～2次。

【注意事项】　注意皮肤卫生,用硫黄皂洗脸,节制饮食,多饮水,多吃蔬菜和水果,同时戒烟酒,忌食辛辣刺激性食物,保持乐观。

荨麻疹

荨麻疹俗称风疹团(块),多在春、秋季发病,可能由某种花粉、

第三章 常见病足部治疗

物质过敏所致。临床表现为皮肤出现鲜红色、或苍白色风团,时隐时现,多为局限性大小不等的扁平隆起,剧痒、灼热,如虫行皮中,疹随瘙痒,抓之增大、增多,甚则融合成片,周围充血红晕,且又随消随现等;慢性者可反复发作,终年不愈等。中医认为,引起本病主要原因有三:①外感风、湿、热之邪,客于肌肤。②饮食不节,湿热内蕴,复感风邪,搏于肌肤。③血虚风燥等因所致。采用足部按摩治疗常可奏效。

(一)足部按摩治疗荨麻疹

【选　区】　①肾、输尿管、膀胱、头部、额窦、小脑、脑干、三叉神经、心、上颌、下颌、喉、气管、食管、脑垂体、胸部淋巴结、上身淋巴结、下身淋巴结、扁桃体、生殖腺(睾丸或卵巢)、胃小肠、腹腔神经丛、肾上腺、甲状旁腺、肝、脾、肺、支气管。②腹腔神经丛、肾、输尿管、膀胱、脑垂体、甲状腺、甲状旁腺、脾、胃、十二指肠、小肠。

【手　法】　上述2组反射区任选1组或交替按摩。第一组开始先用中、重度手法按揉前3个反射区各10次,然后用中度手法揉压中间18个反射区各5～10次,再用重度手法按压后8个反射区各10次,每日1次,每次60分钟左右。第二组先用中度手法按揉前4个反射区各3分钟,再用重度手法按压后7个反射区各3～5分钟,每日1次,每次45分钟,按摩时应有酸胀痛麻感。均10次为1个疗程。

(二)足部点穴治疗荨麻疹

【主　穴】　①涌泉、照海穴。②11号穴、23号穴。

【手　法】　先用中度手法按揉涌泉、照海、大钟、太溪穴各5～8分钟,每日1次,再用揉搓手法点压11号穴、23号穴各5～10分钟。2组可交替按摩治疗。

(三)足部药浴治疗荨麻疹

组方1:蝉蜕、桑叶各30克,牡丹皮10克,大黄、升麻各9克。

组方2:当归、玄参各20克,荆芥、防风各10克,葛根15克,薄荷9克。

组方3：地肤子、浮萍各30克，独活、牛膝、知母各20克，贝母10克，甘草3克。

【制作与用法】 上述3组方剂中任选1方，置锅内放水2 500毫升，煮沸20分钟后，去药渣，药液倒入浴足盆，待温度适宜行双足浸浴，如药液变凉可再加温，每次浴足25分钟，每日1～2次。浴足时用拇、食指掐压涌泉、照海、11号、23号穴，或在睡前30分钟浴足按摩。浴完足后药液留下次再与药渣同煮沸20分钟，去药渣浴足。每剂中药连续使用3～4日，10剂为1个疗程。

(四)足部其他方法治疗荨麻疹

(1)蛇床子、大风子、地肤子、川黄柏、蝉蜕各30克，荆芥、牡丹皮各15克，共研细末，取药末20克，以酒、水各半调成糊状，贴敷双足涌泉穴，外盖敷料固定，每日换药1次，5次为1个疗程。

(2)睡觉前30分钟(或浴足后)双足底互相搓10分钟，休息2～3分钟后，再搓10分钟，每日1～2次，每次20分钟。

【注意事项】 在发病前后，注意寻找发病原因，同时饮食要清淡，不吃鱼、虾、蟹、蛋，忌食生冷与辛辣食物等。

神经性皮炎

神经性皮炎是一种慢性皮肤病，其病因目前还不清楚。该病病程长，病情时好时坏，发作时局部呈阵发性瘙痒，入夜尤甚，皮肤增厚，皮沟加深和多角形丘疹或呈苔藓样变。中医认为，本病属于"顽癣"、"湿癣"、"干癣"、"刀癣"等范畴。多因风、湿、热毒之邪，蕴于肌肤，以致皮肤失于濡养所致，或继发于慢性皮肤病后期而致。患者若能坚持足部治疗，都能取得较好的疗效。

(一)足部按摩治疗神经性皮炎

【选 区】 ①腹腔神经丛、肾上腺、肾、输尿管、膀胱、肺、支气管、小肠、肝、心、大脑、脑垂体。②肾、输尿管、膀胱、大脑(头部)、脑垂体、尿道、阴道、三叉神经、扁桃体、额窦、甲状腺、肺、支气管、心、肝、脾。

【手　法】　上述2组反射区任选1组或交替按摩。第一组先用中度手法按揉前5个反射区各3分钟,然后用重度手法按压后7个反射区各3～5分钟,按摩时要有得气感,每日1次,每次40分钟左右。第二组开始先用中度手法按揉前5个反射区各3分钟,然后用重度手法按压后11个反射区各3～5分钟,按摩时患者应有酸、胀、痛、麻感,每日1次,每次50分钟。均10次为1个疗程。

(二)足部药浴治疗神经性皮炎

组方1:苦参、蛇床子、地肤子、白鲜皮、川黄柏各30克,川椒、明矾各20克,冰片10克。

组方2:黄连、黄芩、龙胆草各25克,独活、半夏、车前子各20克,酸枣仁、木香各10克。

【制作与用法】　上述2个组方中任选1方,置锅内放水2 000毫升,煮沸20分钟后,去药渣,药液倒入浴足盆,待温度适宜行双足浸浴,如药液变凉可再加温,每次浴足25分钟左右,每日1～2次,浴足时用拇食手指掐压涌泉穴和肾、肾上腺、脑垂体反射区,或在睡前30分钟浴足按摩。浴完足后药液不要倒掉留下次再与药渣同煮沸20分钟,去渣浴足,每剂中药连续使用3～4日,10剂中药为1个疗程。

组方1用熏蒸法可治疗神经性、日光性皮炎、急性银屑病、皮肤瘙痒症、干癣、足癣、荨麻疹、慢性湿疹等。若能随证加减,效果更佳。

(三)足部其他方法治疗神经性皮炎

(1)白鲜皮、紫草、薏苡仁各30克,蝉蜕、川牛膝各10克,冰片3克。上药共研细末,取药末20克,用醋调成糊状,敷涌泉穴(双)及皮炎局部,外盖敷料固定,每日换药1次。

（2）樟脑 6 克，硫黄、雄黄各 10 克，白矾 1.5 克，斑蝥 10 只，全蝎 30 克，生草乌 6 克，共研细末，用药前，先将患处用新鲜羊蹄根蘸醋擦至局部红晕为止。如流水者将药末均匀撒于此处，如干性者，则用香油调匀涂患处，每日 1 次，治愈为止。

【注意事项】 患病与治疗期间，应禁忌烟、酒、辛辣等有刺激性食物。

带状疱疹

带状疱疹是一种由病毒引起的急性皮肤传染病。该病以春季发病较多，好发于胸胁部、腰、臂和头面部，愈后不留瘢痕。临床表现，起病突然，局部起带状索，刺痛灼热，水疱大小如绿豆和黄豆样，累累如贯珠，聚集一处或数处，沿神经分布，排列成带状，多局限一侧，基底发红，疱群之间皮肤正常，疱液初为透明，渐浑浊等。中医认为，本病名"缠腰火丹"或"蛇串疮"等。多因肝胆风热或湿热内蕴，客于肌肤所致。用足部疗法坚持治疗会收到意想不到的效果。

（一）足部按摩治疗带状疱疹

【选　　区】 ①肾、输尿管、膀胱、肾上腺、脑垂体、甲状腺、甲状旁腺、扁桃体、肺、支气管、鼻、肝、胆囊、脾、上身淋巴结、下身淋巴结。②腹腔神经丛、肾上腺、肾、输尿管、膀胱、甲状旁腺、脑垂体、额窦、扁桃体、脾、肝、肺、支气管、胸部淋巴结、上身淋巴结、下身淋巴结、腰椎、骶骨。

【手　　法】 上述 2 组反射区任选 1 组或交替按摩。第一组开始先用轻度手法慢速按摩全足反射区 1 遍；再用轻度手法按揉前 3 个反射区各 5 次；然后用中度手法揉压中间 5 个反射区 5～10 次；继用重度手法按压后 8 个反射区各 10 次，按摩时应有得气感，每日 1 次，每次 40～50 分钟。第二组开始用中度手法按揉前 5 个反射区；用重度手法按压后 13 个反射区，按摩时应有酸、胀、痛、麻得气感,每日1次,每次50分钟,均10次为1个疗程。

(二)足部药浴治疗带状疱疹

组方1:蒲公英、马齿苋、龙胆草、土茯苓各30克,柴胡10克。

组方2:黄柏、黄连、栀子、车前子、木通各20克,香附10克,藿香6克。

【制作与用法】 上述2个组方中任选1方,置锅内放水2 500毫升,煮沸20分钟后,去药渣,药液倒浴足盆内,待温度适宜行双足浸浴,如药液变凉可再加温,每次浴足25分钟左右,每日1~2次,浴足时用拇、食指掐压涌泉、侠溪、大敦穴,或睡前30分钟浴足按摩,可提高疗效。浴完足后药液留下次再与药渣同煮沸15分钟,去渣浴足,每剂中药连续使用3~4日,10剂中药为1个疗程。

(三)足部其他方法治疗带状疱疹

(1)雄黄、青黛各15克,明矾10克,蜈蚣(瓦片焙干)5条,冰片3克。上药研末,取药末30克,用香油调成糊状,分3份,2份敷足底涌泉穴,1份敷患处,每日换药1次,10次为1个疗程。

(2)左足踩右侧足背5~10分钟,交换右足踩左侧足背5~10分钟,连续踩3遍。

【注意事项】 患病期间饮食宜清淡,易消化,增加营养,提高免疫力;同时禁忌烟、酒、辛辣等有刺激性食物。

皮肤瘙痒症

皮肤瘙痒症是临床上常见的一种皮肤病,以老年人居多,一般分为广泛性和局限性两种,病因目前尚不明了。本病的临床表现呈阵发性瘙痒,以晚间为重,每次延续数分钟或数小时,局部呈现抓痕,表皮剥落,直至皮破血流、疼痛、潮红、湿润血痂,甚则皮肤增厚。中医认为,本病多因湿热蕴于肌肤,不得疏泄,又因血虚生风、生燥,肌肤失养所致。足部按摩疗法,常可收桴鼓之效。

(一)足部按摩治疗皮肤瘙痒症

【选　区】　①肾、输尿管、膀胱、大脑(头部)、小脑、脑干、额窦、三叉神经、胸、上身淋巴结、下身淋巴结、肺、支气管,脑垂体、肾上腺、甲状腺、甲状旁腺、肝、心。②腹腔神经丛、肾、输尿管、膀胱、大脑(头部)、脑垂体、额窦、甲状腺、肺、支气管、心、肝、脾、上身淋巴结、下身淋巴结。

【手　法】　上述2组反射区任选1组或交替按摩,先用轻度手法快速按摩双足反射区1遍;再用轻度按揉第一组前3个反射区各5次;继用中度手法揉按中间10个反射区各5~10次;然后用重度手法按压后6个反射区各10次,按摩时应有酸胀痛得气感,每日1次,每次50分钟。第二组开始先用轻度手法按揉前4个反射区各3分钟;再用中、重度手法按压后11个反射区各3~5分钟,按摩时应有得气感,每日1次,每次40分钟左右。10次为1个疗程。

(二)足部药浴治疗皮肤瘙痒症

组方1:蛇床子、地肤子、大风子各30克,荆芥、防风、白矾各10克。

组方2:蝉蜕、生半夏、知母、独活各25克,薄荷、大黄各10克。

组方3:黄连、黄柏、丹参、蛇床子各20克,当归、葛根各10克,生姜8克。

【制作与用法】　上述3个组方中任选1方,置锅内加水2 500毫升,煮沸20分钟后去渣,药液倒入浴足盆内,待温度适宜行双足浸浴,如药液变凉可再加温,每次浴足25分钟,每日1~2次,或睡前30分钟浴足按摩,可提高疗效。浴完足后药液不要倒掉,留下次再与药渣同煮沸20分钟,去渣浴足,每剂中药可连续使用3~4日,10剂中药为1个疗程。

(三)足部其他方法治疗皮肤瘙痒症

(1)桃仁、红花、杏仁、生栀子、荆芥、地肤子、白鲜皮各 20 克,细辛 6 克。湿热者加苦参 30 克;血虚者加丹参 30 克。上药共研细末,取药末 30 克,以蜂蜜调成糊状,贴敷双足涌泉穴和肚脐、患部等,外盖敷料固定,每日换药 1 次,10 次为 1 个疗程。

(2)踩踏按摩板,每日 2 次,每次 20 分钟。

【注意事项】 患者应忌辛辣、葱蒜、鱼虾蟹,少饮咖啡、可可、浓茶等,并禁烟、戒酒。

足　癣

足癣是一种常见多发性皮肤传染病。该病主要由毛癣菌、小芽孢癣菌、表皮癣菌,极少数念球菌传染所致。病在足部,始起一侧,渐蔓延双侧,常见足趾之间起鳞屑,易脱落,生小疱或黄头,奇痒,搔抓脱皮出血后舒适,疱破流水,疼痛,有灼热感,顽固难治愈,易复发,相互传染。中医称足癣为"湿脚气",俗称"香港脚"。多因脾胃二经湿热下注,或久居湿地,水浆浸渍,或传染而成。足部疗法能收到很好效果。

(一)足部按摩治疗足癣

【选　区】 腹腔神经丛、肾、输尿管、膀胱、脑垂体、肝、脾、胃、十二指肠、小肠、胸部淋巴结、上身淋巴结、下身淋巴结、额窦。

【手　法】 先用中度手法按揉前 4 个反射区各 3 分钟;再用重度手法按压后 10 个反射区各 3~5 分钟,按摩时以有得气感为宜,每日 1~2 次,每次 50 分钟,5 次为 1 个疗程。

(二)足部药浴治疗足癣

组方:蒲公英、苦参、败酱草各 15 克,百部、黄芩、黄柏各 12 克,明矾、川椒、地肤子、防风各 10 克,丁香 6 克。

【制作与用法】 将上药入锅加水 1 000 毫升,煮沸 20 分钟后,去药渣,药液倒入浴足盆内,待温度适宜行双足浸浴,每日 3~

4次,每次20分钟,每2日1剂,5剂中药为1个疗程。

脱　发

脱发是一种常见皮肤病,主要有斑秃、早秃、脂溢性脱发等。病因尚不清楚,可能与内分泌失调,雄性激素增多,精神因素刺激有关。临床表现,斑秃为无意中发现;脂溢性脱发为头顶部呈不对称性脱落,稀疏变细,多为永久性脱发。中医认为,脱发多系气血亏虚,肾精不足,不能润泽毛发,或思虑过度,劳伤心脾及阴虚热盛,蕴湿积热,湿热上蒸所至发根不固,容易脱落与稀疏等。脱发治疗较难,采用足部按摩治疗有效。

(一)足部按摩治疗脱发

【选　区】①腹腔神经丛、肾、输尿管、膀胱、肾上腺、大脑(头部)、肺、支气管、前列腺或子宫。斑秃加生殖腺(睾丸或卵巢),脂溢性脱发加心、肝、脾。②肾、生殖腺(睾丸或卵巢)、肾上腺、大脑(头部)。斑秃加腹腔神经丛、胃、十二指肠、胰、小肠、横结肠、降结肠、直肠、生殖腺(睾丸或卵巢)。

【手　法】上述2组反射区任选1组或交替按摩。第一组开始先用中度手法按揉前5个反射区各3分钟;再用中、重度手法按压后4个反射区各3～5分钟,每日1次,每次35分钟左右。第二组开始先用中、重度手法按揉前4个反射区各5～8分钟,大脑反射区为重点按揉。斑秃则再用中、重度手法揉压后8个反射区各3～5分钟,每日1次,每次35分钟,按摩时应有酸胀痛麻得气感,10次为1个疗程。

(二)足部点穴治疗脱发

【主　穴】①足第二三趾。②第四趾。

【手　法】若呈U字形脱发者,应揉按足第二、三趾,每次15～20分钟,每日1～2次;若斑秃伴有高血压者,应揉搓足第四趾,每次10～15分钟,每日2次;早秃、脂溢性脱发,伴腰酸乏力、头晕目眩、潮热盗汗者,应压揉足小趾15～20分钟,每日1～2次。

(三)足部药浴治疗脱发

组方1:黑芝麻梗、楮树叶各100克,艾叶、菊花、防风、蒿枝、藿香、甘松、蔓荆子、荆芥、薄荷各10克。

组方2:白芷、川芎各20克,首乌、柏子仁、丹参各18克。

【制作与用法】 上述2个组方中任选1方,置锅内加水2 500毫升煮沸20分钟后,去药渣,药液倒入浴足盆内,待温度适宜行双足浸浴,如药液变凉可再加温,每次浴足25分钟,每日1～2次,浴足时用拇、食指掐按揉双足5个足趾。浴完足后药液不要倒掉留下再与药渣同煮沸15分钟,去药渣浴足,每剂中药可连续使用3～4日,10剂中药为1个疗程。

(四)足部其他方法治疗脱发

红花、干姜、补骨脂各6克,丹参80克,当归、赤芍、紫草根、侧柏叶各30克,蒿枝15克,共研细末,取药末30克,以白酒适量调成糊状,分3份,双足涌泉穴敷2份,局部涂敷1份,外盖敷料固定,每日换药1次,局部涂药每日3次。10次为1个疗程。

冻 疮

冻疮好发于严寒的冬季。多发生在手指、耳郭、手背、足跟、足趾等暴露部位皮肤,开始皮肤表现苍白,继而红肿,大小似蚕豆或钱币样大硬结、斑块,边缘焮红,中央青紫,自觉灼痛、瘙痒或麻木,继则出现紫白色疱,久则溃疡腐烂,流水流脓。中医认为,多因体质虚弱,阳气不足,或静坐少动,肌肤遭严寒侵袭,受冻时间过长,气血运行不畅,遂致气血寒凝瘀滞所致,天气转暖则自愈,易复发。

(一)足部按摩治疗冻疮

【选 区】 肾、输尿管、膀胱、肾上腺、大脑(头部)、脑垂体、肺、脾、甲状腺、上身淋巴结、下身淋巴结。

【手 法】 先用轻手法快速按摩双足反射区各1遍;再用轻、

中度手法按揉前4个反射区各2～3分钟,在肾、肾上腺区按摩至发热为止;然后用中度手法揉压后8个反射区各3～5分钟;最后按双足涌泉穴5分钟,按摩以得气为宜,每日1～2次,每次50分钟,10次为1个疗程。

(二)足部药浴治疗冻疮

组方:赤芍、桂枝各60克,当归、木通、白鲜皮、花椒各30克,杜仲、刘寄奴各50克,干姜150克。

【制作与用法】 将上药共研末,和匀,每袋40克装每次取1袋,加水300～500毫升,煮沸20分钟,浸泡手足或外敷患处,每日1～2次,水温45℃～50℃为宜,5剂中药为1个疗程。

手足皲裂

手足皲裂又名皲裂疮。表现为手足局部皮肤枯槁,缺乏弹力,并有长短、深浅不一的裂隙,深者多伴有出血、疼痛等,好发于足跟、足侧、手掌面,手指尖等处。中医认为,本病多因皮肤,骤受风寒燥之邪气所袭,以致血脉阻滞,肌失濡养,并与经常摩擦、压力、破伤、浸渍等因素有关。采用足部疗法,效果满意。

(一)足部按摩治疗手足皲裂

【选 区】 肾、肾上腺、腹腔神经丛、输尿管、膀胱、脑垂体、肺、脾、胃、十二指肠、甲状腺、上身淋巴结、下身淋巴结。

【手 法】 先用轻度手法快速按揉双足反射区1遍,然后用轻度手法按揉前5个反射区各3分钟,再用中度手法按压后8个反射区各3～5分钟,按摩时应有得气感,每日1次,每次40分钟,10次为1个疗程。

(二)足部药浴治疗手足皲裂

组方:白及20克,明矾15克,马勃10克。

【制作与用法】 取上药每次加水600毫升,煮沸30分钟,滤取药液后再加水煎,连煎3次,将药液混合,加温浴足,每次20分钟,每日早晚各1次,每剂中药可连用4次,3剂中药为1个疗程。同时取此方1剂,研细末,用凡士林50克调成软膏,外涂,每日3次。

【注意事项】 皲裂部或肢体远端,注意保温防冻

七、五官科常见病

鼻　炎

鼻炎是一种鼻腔黏膜和黏膜下层的炎症,临床可分为单纯性急性、慢性鼻炎,肥厚性鼻炎,干燥性鼻炎和萎缩性鼻炎等。急性鼻炎常出现发热、头痛、头昏、乏力、打喷嚏等。中医认为,鼻炎属"鼻塞"等范畴,多因外邪侵犯,脉络受阻,壅塞鼻窍;或脾肺虚弱,肺气失宣,脾失健运,气血瘀滞,客于鼻窍所致。若迁延失治,又可转为慢性。足部按摩治疗既方便,又简单有效。

(一)足部按摩治疗慢性鼻炎

【选　区】 ①肾、输尿管、膀胱、脑垂体、肾上腺、甲状腺、扁桃体、上身淋巴结、下身淋巴结、胸部淋巴结、鼻、肺、支气管、喉、气管、食管、胸。②腹腔神经丛、肾、输尿管、膀胱、鼻、小脑、脑干、大脑(头部)、额窦、三叉神经、肺、支气管、甲状旁腺、生殖腺(睾丸或卵巢)、胸部淋巴结、上身淋巴结、下身淋巴结。

【手　法】 上述2组反射区任选1组或交替按摩。第一组开始先用轻、中度手法按压刺激肾、输尿管、膀胱反射区各5分钟;再用中、重度手法按揉脑垂体、肾上腺、甲状腺、扁桃体、上身淋巴结、下身淋巴结、胸部各淋巴结等反射区各5～10次;然后用重度按压鼻、肺、支气管、喉、气管、食管、胸反射区各10～15次,按摩时患者出现胀痛麻感为宜,每日1次,每次50分钟左右。第二组先用中度按揉手法刺激腹腔神经丛、肾、输尿管、膀胱反射区各2～3分

钟;再用中、重度手法按压鼻、小脑、脑干、大脑、额窦、三叉神经、肺及支气管、甲状旁腺、生殖腺、胸部淋巴结、上身淋巴结及下身淋巴结反射区各3~5分钟,按摩时以患者有酸胀痛麻感为度,每日1次,每次按摩50分钟左右,10次为1个疗程。

(二)足部点穴治疗慢性鼻炎

【主　　穴】　①涌泉穴。②鼻、肺、支气管反射区。

【手　　法】　先用中、重度手法按揉刺激涌泉穴60~100次;再用中、重度食指单勾法点压鼻、肺、支气管反射区5~10分钟,按摩时患者出现酸胀麻痛感为宜,每日按摩1次,两穴交替进行。

(三)足部药浴治疗慢性鼻炎

组方1:苍耳子、辛夷花、白芷、薄荷各20克,细辛5克。急性期加金银花20克,桑白皮10克。

组方2:金银花、鱼腥草、牡丹皮、苍耳子、败酱草、生地黄、辛夷花、白茅根、赤芍各20克。

组方3:赤芍、鹅不食草各25克,艾叶、当归、白芷、红花、苍耳子、麻黄、辛夷花各20克,细辛10克。

组方4:生半夏、生香附各30克。

组方5:生地黄20克,樟脑5克,生姜10克。

组方6:川芎15克,桂枝、麻黄、防己、荆芥各10克,附子、防风、葱白各5克。

【制作与用法】　上述6组中药方任选1方,置锅内放水2500~3000毫升,先用武火煮沸,后用文火煮15分钟左右,捞出药渣留下次用,把中药液倒入浴足盆内,待药液凉至50℃左右,行双足浸浴,如药液变凉可再加温,每次浴足20分钟左右,每日1~2次,或在睡觉前30分钟浴足,浴足时可用拇、食指在足底涌泉穴或双足拇趾外内侧至拇趾甲根位(鼻反射区),中度按揉10分钟左右,能提高疗效。中药液浴完足后,药液不可倒掉,留下次再与药渣再同煮沸5分钟后,去药渣浴足,每剂中药可连续使用2~3日,

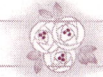

10剂中药为1个疗程。

(四)足部其他方法治疗慢性鼻炎

(1)踩踏按摩板,每日1~2次,每次30分钟左右。

(2)热水浴足同时按揉鼻反射区和涌泉穴,每日1~2次,每次30分钟左右。

(3)取麻黄、细辛、苍耳子、辛夷花、白芷各15克,川芎5克,冰片1克。共研细末,取药末15克,加凡士林调匀成膏状,敷于双足心涌泉穴或肚脐上,外盖敷料固定。

(4)取鲜野菊花、鲜石胡荽、鲜金钱草、鲜鹅不食草各适量,共捣烂呈泥状,取汁滴鼻,每日3次,每次2~3滴,泥状药渣敷于双足涌泉穴。

鼻窦炎

鼻窦炎是鼻窦部发生化脓性炎症。临床上分急、慢性两种,急性者以鼻塞、流脓涕、头痛或头胀为特点,伴有发热畏寒,食欲缺乏,全身不适等症状;慢性者主要为鼻塞,一侧或两侧鼻腔有脓性分泌物,伴有腥鼻味、头痛、头晕、嗅觉减退等症状。中医认为,鼻窦炎属"鼻渊"范畴,多因风邪外袭,郁闭腠理,肺气不和;或阳邪火毒,上客鼻窍;或胆热移于脑;或风寒上扰,郁滞鼻窍所致。采用足部按摩,效果较好。

(一)足部按摩治疗鼻窦炎

【选　　区】　①腹腔神经丛、肾、输尿管、膀胱、肾上腺、鼻、肺、支气管、小脑、脑干、甲状旁腺。②鼻、额窦、大脑(头部)、甲状旁腺、肺、支气管、生殖腺(睾丸或卵巢)、上身淋巴结、下身淋巴结。

【手　　法】　上述2组反射区任选1组或交替按摩。第一组开始先用中度手法按揉腹腔神经丛、肾、输尿管、膀胱反射区各3分钟;再用重手法按揉压肾上腺、鼻、肺、支气管、小脑、脑干、甲状旁腺反射区各3~5分钟,按摩时以患者有得气感为宜,每日1次,每次按摩 40 分钟左右,10 次为 1 个疗程。第二组开始先用重度手法按压鼻、额窦、大脑、甲状旁腺、肺、支气管反射区各 3～5 分钟;再用中度手法揉压生殖腺、上身淋巴结、下身淋巴结等反射区 3～5 分钟,按摩时以患者有酸胀痛麻感为宜,每次按摩 40 分钟左右,10 次为 1 个疗程。

(二)足部点穴治疗鼻窦炎

【主　穴】　①涌泉穴。②头(大脑)、鼻反射区。

【手　法】　用中、重手法按揉压刺激上述 2 组穴,每穴重按 5～10 分钟,每日 1～2 次。也可配合浴足或按摩其他反射区。

(三)足部药浴治疗鼻窦炎

组方 1:黄芩、白芷各 20 克,苍耳子、鹅不食草各 10 克,甘草 6 克。

组方 2:辛夷花 60 克,金银花 50 克,桂枝 10 克。

组方 3:鹅不食草 60 克,麻黄 10 克,川芎 8 克,生姜 15 克。

【制作与用法】　上述 3 组中药方任选 1 方,置锅内放水 2 500～3 000 毫升,先用武火煮沸,后用文火煮 10～20 分钟,捞出药渣留下次用,把中药液倒入浴足盆内,待药液凉至 50℃左右时,行双足浸浴,如药液变凉可再加温,每次浴足 25 分钟左右,每日 1～2 次,或在睡前 30 分钟浴足后,浴足时用拇、中指掐按涌泉穴或足大拇趾趾腹 5～10 分钟。中药液浴完足后,药液不可倒掉,留下次再与药渣同煮沸 5 分钟后,去药渣浴足。每剂中药可连续使用 2～3 次,10 剂中药为 1 个疗程。

(四)足部其他方法治疗鼻窦炎

(1)揉压足大拇趾、第二趾趾腹各 10 分钟,每日 1～2 次。

(2)揉搓足第四趾趾腹 5～10 分钟,推擦或刮足底中线部位 10 分钟,每日 1～2 次。

(3)用热盐水浸浴双足 10～15 分钟,每日 2 次。

(4)取站立位,全身放松,若是右鼻孔阻塞,身体就朝左方扭动,如果左鼻阻塞,身体就朝右方扭转,一般持续练5～10分钟。

(5)紫皮独头蒜1个(3～5克),去外衣,切片或捣烂,将大蒜片或蒜泥适量贴敷双足底涌泉穴,并包扎固定,每日或隔3日1次,直至病愈。

过敏性鼻炎

过敏性鼻炎是因对自然界某种物质(花粉、粉尘、气候等)过敏,而出现如喷嚏频作,鼻流清涕,鼻塞咳嗽,或伴寒热,类似伤风感冒症状的疾病,有时间、地点、季节性特点,也可多次反复发作,不易根治。中医认为,过敏性鼻炎多因外感风寒或风热之邪而致营卫失和、腠理郁闭、上客鼻窍所致。发作时采用足疗,也很有效。

(一)足部按摩治疗过敏性鼻炎

【选　穴】①腹腔神经丛、肾、输尿管、膀胱、肾上腺、鼻、肺、支气管、喉、甲状腺、肝、小肠、上颌、下颌、脾、上身淋巴结、下身淋巴结、胸部淋巴结、气管、食管。②肾上腺、肾、输尿管、膀胱、鼻、肺、支气管、喉、气管、食管、扁桃体、脾、脑垂体、大脑(头部)、上颌、下颌、甲状腺、颈项、上身淋巴结。

【手　法】 上述2组反射区任选1组或交替按摩,开始先用轻、中度手法按揉第一组腹腔神经丛、肾、输尿管、膀胱、肾上腺反射区各2～3分钟;然后用中、重度手法揉压鼻、肺、支气管、甲状腺、肝、脾、小肠、上颌、下颌、上身淋巴结、下身淋巴结及胸部淋巴结、喉、气管、食管反射区各3～5分钟,按摩时以患者有酸胀痛感为宜,每日1次,每次按摩50分钟左右。第二组开始先用轻度手法按揉肾上腺、肾、输尿管、膀胱反射区各3分钟;然后用中重手法揉压鼻、肺、支气管、喉、气管、食管、脾、脑垂体、大脑、扁桃体、上颌、下颌、甲状腺、颈项、上身淋巴结反射区各3～5分钟,尤其对肾、肾上腺、脾、肺反射区要轻揉多按。按摩时患者要有酸胀痛感为宜,每日按摩1次,每次按摩50分钟左右,10次为1个疗程。

(二)足部点穴治疗过敏性鼻炎

【主　穴】　①涌泉穴。②肾上腺、鼻反射区。

【手　法】　先用中、重度手法按揉涌泉穴5~10分钟,每日1次;再用中、重度食指单勾法点压肾上腺、鼻反射区5~10分钟,每日按摩1次,按摩时以患者出现得气感为宜,2组交替治疗,10~12次为1个疗程。

(三)足部药浴治疗过敏性鼻炎

组方1:黄芪30克,白芍、桂枝各10克,辛夷花、蝉蜕、乌梅各6克,炙甘草5克,大枣6枚,生姜3克。

组方2:黄芪、白术、防风各20克,苍耳子15克,泽泻、猪苓各10克,细辛5克。

组方3:防风、党参、茯苓各20克,砂仁、蔓荆子各10克,川芎、白芷各6克,甘草3克。

组方4:黄芪、党参、紫车河、紫苏子各20克,当归、秦艽各10克,香附、地龙各6克。

【制作与用法】　上述4组中药方任选1方,置锅内放清水2 500~3 000毫升,先用武火煮沸后,再用文火煮10~20分钟,捞出药渣留下次用,把中药液倒入浴足盆内,待药液凉至50℃左右,行双足浸浴,如药液变凉可再加温,每次浴足20~25分钟,每日1~2次,或在睡前30分钟浴足,浴足时可用食、中指在足底涌泉穴或双足拇趾趾腹外侧至趾甲根部,用重度掐压5~10分钟。中药液浴完足后,不可倒掉,留下次再与药渣同煮沸5分钟后,去药渣浴足,每剂中药可连续使用3~4日,10剂中药为1个疗程。

(四)足部其他方法治疗过敏性鼻炎

(1)踩踏按摩板,每日1~2次,每次30分钟左右。

(2)黄芪、辛夷花、丝瓜络、鹅不食草各30克,川黄柏、明矾各15克,蝉蜕、葶苈子各10克,生姜(另用)6克共研细末,每次取细末30克,用生姜捣烂,再加食醋适量调匀成糊状,敷于双足涌泉穴和肚脐上,外用敷料胶布固定,每日换药1次。

(3)黄柏10克,生地黄12克,共研细末,用黄酒适量,调成糊状,外敷双足涌泉穴,外盖敷料,胶布固定。

咽 炎

咽炎为咽部黏膜、黏膜下及淋巴结组织的弥漫性炎症。临床有急性、慢性咽炎之分,为上呼吸道炎症的一部分。临床表现,咽喉红肿疼痛,吞咽困难,或微红、微肿、微痛、滤泡增生(淋巴结),或痒痛不适,或有异物感。中医认为,本病属"喉痹"范畴,多因嗜食辛热,过度饮酒,热毒蕴积脾胃,上蒸咽喉所致。若急性失治,迁延日久,又可转为慢性,形成阴虚火旺之证。用足部按摩对该病有治疗效果。

(一)足部按摩治疗咽炎

【选 区】 ①肾、输尿管、膀胱、颈项、颈椎、耳、胸、小肠、腹腔神经丛、肾上腺、甲状腺、上身淋巴结、下身淋巴结、喉、气管、食管、肺、支气管、上颌、下颌、扁桃体。②腹腔神经丛、肾上腺、肾、输尿管、膀胱、大脑(头部)、喉、气管、食管、肺、支气管、扁桃体、上颌、下颌、颈项、脾、胃、胸、上身淋巴结。

【手 法】 上述2组反射区任选1组或交替按摩。第一组开始先用轻、中度手法按揉肾、输尿管、膀胱反射区各5次;然后用中、重度手法揉压颈椎、颈项、耳、胸、小肠、腹腔神经丛、肾上腺、甲状腺、上身及下身淋巴结反射区5~10次;再用重度手法揉按喉、气管、肺、支气管、食管、上颌、下颌、扁桃体反射区各10次,按摩时以患者有得气感为宜,每日1次,每次40~50分钟。第二组先用中度手法按揉腹腔神经丛、肾上腺、肾、输尿管、膀胱反射区各3~5分钟;然后用中、重度手法按压大脑、喉、气管、支气管、肺、扁桃体、食管、胃、胸、上颌、下颌、颈项、脾、上身淋巴结反射区各5~8分钟。急性宜重按,慢性者稍轻,按摩时以患者有酸胀痛感为宜,每日1次,每次40～50分钟,10次为1个疗程。

(二)足部点穴治疗急慢性咽炎

【主　穴】　①涌泉穴。②照海、列缺穴。

【手　法】　先用中度手法揉压涌泉穴5～8分钟,每日1～2次;再用重度手法掐按照海、列缺穴,每日1～2次,掐按时患者要有酸胀痛得气感为宜。

(三)足部药浴治疗急、慢性咽炎

组方1:白芷、吴茱萸各20克,茴香10克,蒲公英15克。

组方2:生地黄、连翘、赤芍、玄参各10克,麦门冬、山豆根、射干各8克。

组方3:金银花、丝瓜子各20克,精盐10克,石榴皮10克。

组方4:板蓝根、川牛膝、石斛各20克,牛蒡子10克,葱白6克。

【制作与用法】　上述4组中药方任选1方,置锅内放水2 500～3 000毫升,先置武火煮沸后,再用文火煮15分钟左右,捞出药渣留下次用,把中药液倒入浴足盆内,待药液凉至50℃左右,行双足浸浴,如药液变凉可再加温,每次浴足20～25分钟,每日1～2次,或在睡前30分钟浴足,浴足时可用食、中指在足底涌泉穴按压,在照海穴擦揉5～10分钟。中药液浴完足后,不可倒掉,留下次再与药渣同煮沸5分钟,去药渣浴足,每剂中药可连续使用4～5日,10剂中药为1个疗程。

(四)足部其他方法治疗急、慢性咽炎

(1)生附子、吴茱萸各30克,共研细末,用时取药末15克,用食醋调成糊状,于每晚睡前敷于双足涌泉穴,外盖敷料固定,每日换药1次。

(2)生吴茱萸30克,肉桂30克,大蒜汁、面粉各适量。将前2药研粉,各取1克与蒜汁、面粉调成稀糊,贴敷涌泉穴,每晚贴敷1穴,两足交替,外敷料覆盖,胶布固定。

(3)用按摩棒按摩足底或踩踏按摩板,每日1~2次,每次30分钟左右。

急性扁桃体炎

急性扁桃体炎,主要是由乙型或甲型溶血性链球菌引起的腭扁桃体的急性非特异性炎症。这些细菌平时存在于人体咽部和扁桃体隐窝内,在正常情况下,扁桃体外表完整,黏液腺不断分泌,将这些细菌从隐窝口排出,保持了机体健康。当人体抵抗力减弱,即可出现一侧或两侧的扁桃体红肿,表面可有黄白色脓点,有时渗出物可融合为膜状,并有疼痛,吞咽困难,伴有发热畏寒、头痛、咳嗽,多为急性或慢性发作,常伴有颌下淋巴结肿大等。中医认为,扁桃体炎为"乳蛾",多因内有积热,复感风热之邪,风热相搏,气血壅滞,结于咽旁等。足部治疗本病,收效甚快,常1~2次即可见效。

(一)足部按摩治疗急性扁桃体炎

【选 区】 ①肾、输尿管、膀胱、扁桃体、颈项、耳、上身淋巴结。②肾、输尿管、膀胱、肾上腺、大脑(头部)、小脑、脑干、扁桃体、喉、气管、食管、肺、支气管、肝、胃、甲状旁腺、耳、鼻、颈项、上颌、下颌、上身淋巴结。

【手 法】 上述2组反射区任选1组或交替按摩。开始先用中度手法按揉刺激第一组肾、输尿管、膀胱反射区各5~8分钟;然后用重度手法按压扁桃体、颈项、耳反射区各3~5分钟;再用重度掐捏刺激上身淋巴结反射区1~3分钟,按摩时以患者有得气感为宜,每日按摩1~2次,每次40分钟左右,至病愈。第二组开始先用轻、中度按揉手法刺激肾、输尿管、膀胱、肾上腺反射区各2~3分钟;然后用中、重手法按压刺激大脑(头部)、小脑及脑干、扁桃体、喉、气管、食管、肺、支气管、肝、胃、甲状旁腺、耳、鼻、颈项、上颌、下颌、上身淋巴结反射区3~5分钟。急性、实证用泻法,手法宜重;慢性、虚证用平补平泻法,手法宜轻。按摩时以患者有酸胀痛麻感为宜,每日1~2次,每次按摩50分钟左右,10次为1个疗程。

(二)足部点穴治疗急性扁桃体炎

【主　穴】　①涌泉穴。②扁桃体区。

【手　法】　对2组2个穴均采用重度手法按压揉刺激,每次每穴5~8分钟,或交替治疗,每日1~2次,按摩后用热水或热药液浴双足,睡前半小时按揉、浴足效果更佳,病愈即止。

(三)足部药浴治疗急性扁桃体炎

组方1:板蓝根40克,芦根30克,大黄15克,薄荷(后下)10克。

组方2:蒲公英、大青叶各30克,防风20克,麻黄5克。

组方3:黄连、黄柏、黄芩各20克,荆芥、防己各10克,葱白8截(15克)。

组方4:生大黄10克,金银花30克,甘草6克。

【制作与用法】　上述4组中药方任选1方,置锅内放清水2 500~3 000毫升,先用武火煮沸后,再用文火煮10~15分钟,捞出药渣留下次用,把药液倒入浴足盆内,待药液凉至50℃左右,行双足浸浴,如药液冷却可再加温,每次浴足20~25分钟,每日1~2次,或在睡前30分钟浴足,浴足时用拇、中指掐按涌泉穴或扁桃体反射区,每穴或区掐按5~8分钟。中药浴完足后,不可倒掉,留下次再于药渣再同煮沸5分钟后,去药渣浴足,每剂中药可连续使用2~3日,5剂中药为1疗程。

(四)足部其他方法治疗急性扁桃体炎

(1)揉搓足小趾、第四趾趾腹各3~5分钟,推擦足拇趾2分钟,按压第二趾趾根处5分钟,每日2次。

(2)按压然谷穴5~8分钟后,可用烟灼束骨、通谷穴各3~5分钟,每日1次。

(3)点按涌泉、太溪、照海穴各5分钟,每日2次。

(4)吴茱萸30克,研细末,取药末10克,用食醋调匀成糊状,贴敷于双足底涌泉穴,外盖敷料并固定,每日换药1次。

(5)踩踏按摩板,每足10~15分钟,每日1~2次。

(6)取热水2 000毫升,放食盐40克,将双足浴热盐水,每日1~2次。

口腔溃疡

口腔溃疡是口腔黏膜上发生浅表性溃疡点,亦称"口腔炎"。初起时口腔黏膜上有小米粒大小的水疱,迅速自行破溃,形成圆形或椭圆形边缘整齐的黄白色溃疡,周围呈红晕。本病常有诱因而反复发作,如消化不良、便秘、精神紧张、睡眠不足等因素。中医认为,该病一般分虚、实证两大类。虚证多以阴虚、津液停滞、寒湿客于口腔而发病;实证多以因过食辛辣厚味,嗜饮醇酒,致心脾积热,复感风火、燥邪,内外之热邪相搏等而致病。治疗以清热泻火为主。足部按摩治疗对口腔溃疡是一种简便有效的方法。

(一)足部按摩治疗口腔溃疡

【选 区】 ①腹腔神经丛、肾上腺、肾、输尿管、膀胱、额窦、胃、脾、胆囊、肝、十二指肠、小肠。②肾、输尿管、膀胱、肾上腺、头部、三叉神经、额窦、上颌、下颌、扁桃体、颈项、下身淋巴结、脾、胃、心。

【手 法】 上述2组反射区任选1组或交替按摩。第一组开始先用中度手法按揉前5个反射各2~3分钟;然后用中、重度手法揉按后7个反射区各3~5分钟,按摩时应有得气感,每日按摩1次,每次40分钟。第二组开始先用轻、中度手法按揉前4个反射区各2~3分钟;然后用中、重度手法揉压中间8个反射区各3~5分钟;再用重度手法按压后3个反射区各3~5分钟,按摩时应有得气感,每日1次,每次40~50分钟,均10次为1个疗程。

(二)足部点穴治疗口腔溃疡

【主　穴】　①涌泉穴、足底。②口区点、脾区点。

【手　法】　①先用食指单勾法按压涌泉穴10分钟;再用手的鱼际部用力擦足底5分钟;然后活动足踝及各个足趾共10分钟。②按压奇穴口区点、脾区点、胃区点、大肠区点、小肠区点各3~5分钟,每日1~2次。

(三)足部药浴治疗口腔溃疡

组方1:川黄连、生大黄、黄芩各15克,牛膝10克,甘草6克。

组方2:女贞子、玄参各30克,金银花20克,薄荷10克,番泻叶3克。

组方3:石膏40克,龙胆草、桂枝、连翘各20克,玉竹、车前子各10克,细辛3克。

【制作与用法】　上述3个组方中任选1方,置锅内加水2 000毫升,煮沸20分钟后去药渣,药液倒浴足盆,待药液凉至50℃左右行双足浸浴,如药液变凉可再加温,每次浴足25分钟,每日1~2次,浴足时用拇、食指按压足底涌泉穴和口区、胃区、脾区各点。浴完足后药液不要倒掉,留下次再与药渣同煮沸15分钟,去药渣浴足,每剂中药可连续使用3~4日,5剂中药为1个疗程。

(四)足部其他方法治疗口腔溃疡

方1:吴茱萸、紫花地丁各12克。方2:附子、吴茱萸、肉桂各12克。任选1方,共研细末,取药末12克,以醋调成糊状,敷双足涌泉上,外用敷料包扎固定,每日换药1次。

牙　痛

牙痛是口腔科最常见的症状之一。牙痛主要由龋齿、牙周炎、智齿冠周炎、急性牙根尖周围炎、牙本质过敏等引起。中医认为,牙痛有实、虚之分,实痛多因胃火引起牙龈红肿、大便秘结、口臭等症;虚痛多由肝火上炎或风热、火毒上攻;或肾阳亏虚、浮阳上越所致。用足部按摩,一般 10～20 分钟,多能缓解。

(一)足部按摩治疗牙痛

【选 区】 ①肾、输尿管、膀胱、胃、肠、肝、甲状旁腺、肾上腺、上颌、下颌、三叉神经、上身淋巴结、下身淋巴结、额窦、小脑、脑干。②腹腔神经丛、肾上腺、肾、输尿管、膀胱、胃、十二指肠、小肠、上颌、下颌、三叉神经、颈项、上身淋巴结、大脑(头部)。

【手 法】 以上 2 组反射区任选 1 组或交替按摩,手法大致相同。开始先用轻、中、重顺序手法按揉各反射区 5～8 次,上颌、下颌是全口牙齿反射区的总称,应为重点揉压,每日 1～2 次。第二组按摩各反射区 3～5 分钟,按摩时患者应有酸胀痛麻为宜,每日 1～2 次,每次 40 分钟左右,病愈即止。

(二)足部点穴治疗牙痛

【主 穴】 ①太溪、昆仑穴。②12 号、13 号穴。③隐白、大都穴。④八风穴。

【手 法】 ①患者取坐位,术者用拇、食指对捏足跟太溪、昆仑穴各 1 分钟,点按内庭、下关穴各 1 分钟。②先揉压 12 号、13 号穴及小肠区点、肾区点、内踝尖、外踝尖、八风穴各 3～5 分钟;再按揉内庭、太溪、大钟、金门、冲阳穴各 3～5 分钟。③牙龈肿痛或牙神经痛者,掐压隐白、大都、太白、冲阳等穴各 3～5 分钟。④用拇、食指腹对合用力掐八风穴 3～5 分钟。

(三)足部药浴治疗牙痛

组方 1:大黄、黄芩、牡丹皮、牛膝各 20 克。风热牙痛加薄荷(后下)30 克;风寒牙痛加细辛 6 克、白芷 9 克;虚火牙痛加玄参 30 克;胃火牙痛加生石膏 50 克;肾虚牙痛加补骨脂、熟地黄各 30 克;虫牙痛加百部 30 克;牙过敏加蝉蜕、乌梅各 15 克。

组方 2:五倍子、地骨皮各 25 克,淡竹叶 20 克。

组方 3:牡丹皮 20 克,紫花地丁、白蒺藜、生地黄、黄芩、牛蒡子、金银花、连翘、知母各 15 克,薄荷、淡竹叶各 10 克。

组方 4:生石膏 25 克,生地黄 20 克,牡丹皮、防风、小青皮、荆芥各 6 克,生甘草 3 克。

组方 5:生石膏 50 克,地骨皮 45 克,菊花 15 克,防风、知母各 8 克。

组方 6:当归、川芎、黄芩、荜茇、独活各 10 克,细辛 3 克,丁香、甘草各 2 克。

【制作与用法】 上述 6 组中药方任选 1 方,置锅内加入 2 000～2 500 毫升水,先用武火煮沸后,改用文火煮 15～20 分钟,去中药渣,中药液倒入浴足盆内,待温度凉至 50℃左右,行双足浸浴,如药液变凉可再加温,每次浴足 25 分钟左右,每日 1～2 次,每次浴足时可用拇、食指对掐足跟昆仑、太溪穴 3～5 分钟,或睡前 30 分钟浴足按摩,以提高疗效。浴完足后中药液不可倒掉,留下次再与药渣同煮沸 15 分钟,去药渣浴足。每剂中药可连续使用 3～4 日,5 剂中药为 1 个疗程。

(四)足部其他方法治疗牙痛

(1)生附子、生毛茛根各 15 克。先将生附子研细末,与生毛茛根共捣烂如泥状,取药泥 6 克,分 2 份各贴敷涌泉穴,外用纱布固定,每日换药 1 次。

(2)牙周炎疼痛时,按压或用烟灼仆参、第二仆参反射区各 3～5 分钟;或按压足心、足小趾、然谷穴各 2～3 分钟。

(3)用左足跟踩右足拇趾和 4 个足趾,再调换用右足再踩左足拇趾和 4 个足趾,各踩 60 次。

眼疲劳

眼疲劳是指视物不能持久,久则视物昏花,头痛眼胀,或前额拘紧,或眼睑无力,或眼朦、干涩等,多见于老年人,与职业有关。中医认为,本病多因肾阴不足,兼夹肝经郁热所致。治则以滋阴补血,养肝护肾,坚持足部疗法,很有裨益。

(一)足部按摩治疗眼疲劳

【选　区】　腹腔神经丛、肾、输尿管、膀胱、眼、肝、脾、头部、颈椎、肩。

【手　法】　先用轻度手法按摩前4个反射区；再用中、重度手法按揉压后6个反射区各3～5分钟，按摩时应有得气感，每日1～2次，每次40分钟左右。

(二)足部药浴治疗眼疲劳

组方：丹参、熟地黄各30克，当归、柴胡、枸杞子、杭菊花各10克。

【制作与用法】　将上药加清水300毫升煮沸20分钟后，头煎内服，每日2次；第二三次煮沸浸足30分钟，每日1～2次，每日1剂，10剂中药为1个疗程。

面神经麻痹

面神经麻痹亦称"面瘫"，多见于青壮年。由于某种原因，致使面部神经管发炎肿胀，而压迫面神经致麻痹。临床上出现口眼㖞斜，或口㖞斜，眼不能闭合，病侧呈松弛状态，口歪向健侧，尤在做鼓腮、吹哨、露齿、笑时口角㖞斜更加明显。中医称本病为"口眼㖞斜"。多因面部着凉受风，风邪阻遏经络所致。本病用足部按摩治疗有较好的疗效。

(一)足部按摩治疗面神经麻痹

【选　区】　①肾、输尿管、膀胱、脑垂体、肾上腺、甲状腺、上身淋巴结、下身淋巴结、脾、前列腺或子宫、生殖腺(睾丸或卵巢)、尿道、阴道、大脑(头部)、小脑、脑干、额窦、三叉神经、眼、耳、鼻、上颌、下颌、颈椎、颈项。②腹腔神经丛、肾、输尿管、膀胱、大脑(头部)、眼、鼻、三叉神经。

【手　法】　上述2组反射区任选1组或交替按摩。第一组开始先用中度手法按揉前3个反射区各5次；然后用中、重度手法揉按压中间10个反射区各5~10次;再用重度手法按压后12个反射区各10次。第二组先用中度手法按揉前4个反射区各3~5分钟;然后用中、重度手法揉按压后4个反射区各5分钟,按摩时均要有酸胀痛麻感为宜,每日1次,每次40~50分钟,10次为1疗程。

（二）足部点穴治疗面神经麻痹

【主　穴】　①厉兑、解溪穴。②涌泉、太溪穴。

【手　法】　①先用拇、食指捏住第二足趾外侧;再按揉厉兑、内庭、冲阳、解溪穴各3~5分钟,每日1次。②用食指单勾法按压涌泉、照海、太溪穴各3~5分钟,每日1次。

（三）足部药浴治疗面神经麻痹

组方1：生麻黄、五加皮、防风、蝉蜕、白附子各20克,艾叶、干姜各10克。

组方2：当归、柴胡、白芍各30克,茯苓、陈皮各10克,细辛、干姜、甘草各6克。

【制作与用法】　上述2个组方中任选1方,将中药研成粗末,装入布袋内封口,置锅内加水2 000毫升,煮沸20分钟,药液倒入浴足盆内,待温度适宜时行双足浸浴,药包待温度适宜时热敷病变局部,药液和药包凉后可再加温,每次浴足、热敷30分钟左右,每日1~2次。浴足时用拇、食指掐压足大拇趾外侧5~8分钟,按压厉兑、解溪、涌泉、太溪等穴,每剂中药可连用3~4日,5剂中药为1个疗程。

（四）足部其他方法治疗面神经麻痹

(1)白附子、白芥子、细辛、蓖麻子各20克,全蝎2克,共研细末,取药末10克,以陈醋调成糊状,敷双足底涌泉穴上,外盖敷料固定,每日1次,10次为1个疗程。

(2)用按摩锤或发夹钝头刺激涌泉穴、三叉神经反射区。

(3)用中量磁片贴三叉神经反射区,每日贴12小时,休息12

小时。

三叉神经痛

三叉神经痛是指在三叉神经分布范围内反复出现阵发性、闪电样、刀割样或烧灼样疼痛，无感觉缺乏等神经功能障碍，检查无异常的病症。主要表现为三叉神经痛多发于三叉神经第二支或第三支，单发第一支较少见，发作频率，1日数次，或1分钟数次不等，或因谈笑、刷牙时诱发。疼痛多从上下唇、鼻翼、眼眶等处开始向外放射。中医认为本病属"外感和内伤"，多因风寒、风热阻络或肝火上逆、气虚痰阻等因所致，或因邻近器官病变、病毒感染引起。足部按摩治疗可缓解症状，减轻疼痛。

（一）足部按摩治疗三叉神经痛

【选　区】　①肾、输尿管、膀胱、三叉神经、眼、鼻、头部、上颌、下颌。配穴：合谷、太阳穴（健侧）。②肾、输尿管、膀胱、三叉神经、头部、眼、腹腔神经丛、颈椎、甲状腺、颈项。

【手　法】　上述2组反射区任选1组或交替按摩。第一组先用轻度手法点揉前3个反射区各5次；然后用中、重手法按揉后6个反射区和配穴合谷、太阳各3～5分钟。第二组先用轻度手法点揉前3个反射区各5次；然后用中、重手法按揉后7个反射区各3～5分钟，按摩时均应有酸胀痛麻得气感，每日1次，每次30分钟左右，均10次为1个疗程。

（二）足部点穴治疗三叉神经痛

【主　穴】　①厉兑、解溪穴。②至阴、通谷穴。

【手　法】　①揉按厉兑、内庭、冲阳、解溪等穴5～10分钟，每日1～2次。②按至阴、通谷、京骨、金门、昆仑等穴各5～8分钟，每日1～2次。

（三）足部药浴治疗三叉神经痛

组方1：生川乌、生南星、生草乌、生白附子、地龙、延胡索各30

克。

组方2：当归尾、独活、丹参、桃仁各30克，桂枝、川芎、细辛各20克。

组方3：黄芪、五味子、葛根、羌活各30克，杜仲、玉竹、木香、木通各10克，延胡索、甘草各5克。

【制作与用法】 上述3个组方中任选1方，研成粗末，装入1～2个布袋封口，置锅内加水2 000毫升，煮沸20分钟，去药渣，药液倒入浴足盆内，待药液凉至50℃左右行双足浸浴，每次浴足30分钟，浴足时用手指点按足部穴位，以帮助提高疗效。浴完足后药液再与药袋同煮沸20分钟，去渣浴足、热敷，每剂中药可连续使用3～4日。5剂中药为1个疗程。

(四)足部其他方法治疗三叉神经痛

(1)白芍120克，穿山甲、川厚朴各100克，生南星、生半夏、生白附子各30克，地龙、甘草各15克，冰片5克。上药共研细末，取药末30克，用乳香、没药酒浸液、鸡屎藤挥发油各半，调成糊状，分别敷在双足底涌泉穴和面部痛点上，外盖敷料固定，每日换药1次，10次为1个疗程。

(2)双足互踩足趾，每次15～20分钟，每日1～2次。

耳鸣、耳聋

耳鸣、耳聋是指听觉异常的一种自觉症状。耳鸣是指患者在其环境中并无任何相应的声源却闻耳内或头内有音响的主观感觉；耳聋是指听觉系统的感音功能异常所致的听觉障碍。耳鸣有低音调与高音调之分，前者如风吹，后者似蝉鸣；耳聋多由耳鸣发展而来，轻者听不真，重者听而不闻。耳鸣、耳聋多是一种疾病的两种不同的表现。中医认为，耳鸣、耳聋有虚实之分，虚证多因肾虚精少，责在肾，而实证多因痰火，责在肝胆阳明。坚持足部综合治疗对本病有较好的改善作用。

第三章 常见病足部治疗

(一)足部按摩治疗耳鸣、耳聋

【选　区】　①肾、输尿管、膀胱、脑垂体、甲状腺、睾丸和卵巢、小肠、腹腔神经丛、胸部淋巴结、上身淋巴结、下身淋巴结、头部、小脑、脑干、额窦、三叉神经、耳、内耳迷路、脾、胃、心、肝、胆囊。②腹腔神经丛、肾、输尿管、膀胱、头部、额窦、甲状腺、甲状旁腺、小脑、脑干、三叉神经、内耳迷路、胸部淋巴结、上身淋巴结、下身淋巴结、耳反射区。

【手　法】　上述2组反射区任选1组或交替按摩。第一组开始先用中度手法按揉前3个反射区各5次;然后用中、重度手法按揉压中间13个反射区各5～10次;再用重度手法按压后7个反射区各10次,每日1次,每次50分钟左右。第二组先用中度手法按揉前4个反射区各3分钟;然后用中、重度手法按揉压中间4个反射区各3～5分钟,再用重度手法点压后8个反射区各3～5分钟,按摩时均应有得气感,每日1次,每次按摩50分钟左右,均10次为1个疗程。

(二)足部点穴治疗耳鸣、耳聋

【主　穴】　①涌泉、太溪穴。②大敦、三阴交穴。

【手　法】　第一组用点揉法按压涌泉、太溪穴各5～10分钟,每日1～2次。第二组用按揉法按大敦、三阴交穴各5～10分钟,每日1～2次。

(三)足部药浴治疗耳鸣、耳聋

组方1:枫果30克,石菖蒲20克,柴胡、川芎、制香附各20克,川红花10克。

组方2:牡丹皮、当归各40克,芍药、防风、熟地黄、夜交藤、蝉蜕各20克,桑枝10克,干姜6克。

【制作与用法】　上述2组方中任选1方,置锅内加水2500毫升,煮沸20分钟后,去药渣,药液倒浴足盆内,待药液稍凉浸浴双足,如药液变凉可再加温,每次浴足30分钟左右,每日1～2次,浴足时用拇、食指掐按足三里、涌泉、太溪、大敦、三阴交等穴。浴完足后药液与药渣留下次再煮沸15~20分钟,去渣浴足,每剂中药可连续使用3~4日,10剂中药为1个疗程。

(四)足部其他方法治疗耳鸣、耳聋

(1)石菖蒲30克,乌头(烧灰)50克,蝉衣10克,共研细末,取药末15克,以20克牛膝煮水100毫升,煨至40毫升调成糊状,敷双足涌泉穴,外盖敷料固定,每日1次,同时取药末2~3克,用纱布包裹塞入患耳内,每日1~2次,10次为1个疗程。

(2)每晚睡前双足互踩足趾,各200次,每日1~2次。

第四章 足部的保健

一、足（脚）的保健法

当人体在站立和行走时，双足负载着身体的全部重量，足下的皮肤垫、足弓、足趾等，对身体起着缓冲、平衡和保护作用，这些作用对全身的任何部位都是至关重要。

曾有人估计，一个人在一生中走过的道路，等于环绕地球4圈，如一位50岁中年人，已经环绕地球大约2次。因此，会出现老化和磨损，双足皮肤垫的弹性减退，足弓的强度和高度也会降低，足部关节间隙和韧带，均发生了改变，26块骨骼，有些出现磨损（退行变），使组织受到损害，血管硬化使血液流通不畅。这些均能导致足部的组织发生退化、炎症、疼痛，甚至变形等。因此，在日常生活、工作中，对足部的保健必须重视以下几点：

1. 选择穿着合适的鞋子 选择鞋时一定要不大不小，不肥不瘦，通风要好，鞋头与拇趾应有一定的空隙，使各个足趾有充分活动的余地，以防止甲沟炎和腱鞘炎等。女性选择高跟鞋时，高度要适中，鞋跟的大小要适当，因为高跟鞋会对跖部施以很大压力，久之会引起胼胝形成，削弱足弓，产生槌状趾；鞋跟过细，则行走不稳，容易陷住、扭伤脚或摔跤等。

2. 注意足部卫生 要经常修剪趾甲，保持双足清洁、干燥。汗脚者可外用乌洛托品粉或玉米粉，或加用鞋垫等；如双足过于干燥，可涂抹少许凡士林等。

3. 足病及时治疗 对有顽固性甲沟炎、足癣，足部皮肤颜色变化，以及发凉、麻木、肿胀、沉重、跳痛、疼痛者，应及时到医院就诊,查找原因,及时治疗。

4. 足浴时间 对长时间行走或长时间站立的职业及工种,如理发员、售货员、餐饮服务员等。晚上睡觉前应用30℃~40℃热水浴足,按摩双足,以消除韧带的紧张,缓解肌肉疲劳,抬高双下肢,促进下肢血液循环等。

二、足部浸浴、按摩预防保健

人们生活水平提高之后,对身体健康要求越来越迫切,不断寻求与探索自我保健的最佳方式。长期实践证明,以中医理论与现代科学研究为基础的结合,用热水(或中药)浸足与传统足部按摩技术为基本内容,立足局部,调节整体,以外治内,自然疗法,是较为理想,安全有效,又有益身体健康,又防病治病,又延年益寿的预防保健方法。它的最大特点是人人可做,人人会做,而不受条件限制,完全可依靠自己的力量,对自己的机体进行迅速有效的调节,调动自己体内潜力去战胜病邪,调和阴阳,增强体质,不断提高机体免疫力,以达到健康长寿的目的。

中医学认为,人体是一个统一的整体,人的脏腑、器官、四肢、百骸,相互依存,相互制约和相互关联,若人体某一组织发生病变,有可能影响到其他部位,而足是人体的组成部分,全身的疾病可以影响到足,同样足的病变也会影响全身。

热水浸浴双足,具有促进气血运行,温煦脏腑,通经活络的作用,从而起到调节内脏器官功能,促进全身血液循环,加强机体新陈代谢的作用。使人体感到轻松愉快,消除疲劳,给身体健康带来莫大裨益。"春天洗足,升阳固脱;夏天洗足,祛湿除暑;秋天洗足,润肺濡肠;冬天洗足,丹田温灼"。

曾有学者研究证实,不同温度的水,与足部接触会有不同的治疗效果。水温在20℃~25℃之间时,人体激素分泌升高;水温在

第四章 足部的保健

30℃～35℃之间时,对皮肤无明显刺激,同时对身体影响较小;水温在37℃左右时,可降低痛觉传导作用,提高造血和免疫功能;水温在40℃左右时,热水泡脚,对末梢神经有封闭作用,可减轻局部疼痛,对肌肉、关节等有良好的止痛作用,同时有缓解肌肉痉挛和神经紧张而起镇静安神等作用。

足浴与按摩,是一种足部良性刺激,无任何不良反应的自然物理疗法,在很大程度上可以替代针刺和药物治疗,也是一种标本兼治的全身疗法,尤其对一些常见病的预防,自我保健,以及某些慢性疾病治疗有其独特疗效,若能持之以恒,坚持浴足按摩,必日见其功,受益良多。

三、自我浴足按摩全身保健法

足浴按摩是自我保健最佳方法,适合于各个年龄层次的人士,尤其适合中老年人及患病者,为了尽快康复和健康长寿,就应从现在做起,持之以恒,坚持浴足按摩,可以起到调节神经功能,协调脏腑作用,改善血液循环,促进新陈代谢,调整人体阴阳,使之达到相对平衡,增强机体免疫力,以实现增强体质,预防疾病,延缓衰老,延年益寿的目的。

1. 热水浴足 夏天温度37℃左右,冬天40℃左右,用2 000～2 500毫升水没过踝关节,每日睡前30分钟浸足1次,每次20～30分钟。浴中按摩足部,根据自身健康现状,如胃肠炎、失眠、多梦或腰腿疼痛不适等,每次选择相应的穴位或反射区2～3个,进行揉按、掐压或擦搓5～10分钟,交替进行,效果良好。

2. 足部按摩

(1)选区:肾、输尿管、膀胱、肾上腺、腹腔神经丛、胃、胰、脾、肝、小肠、头部、脑垂体、胸部淋巴结、上身淋巴结、下身淋巴结、两足中心线、内侧线(各脊椎)、足阳明胃经、足太阴脾经、足太阳膀胱经、足少阴肾经、足少阳胆经和足厥阴肝经和涌泉、足三里等穴。

(2)手法：每次选择3～5个反射区,开始快速的在足部轻轻按摩反射区或穴位,先左足,后右足;再用轻手法揉按重点刺激反射区各3～5分钟;然后用轻、中、重度手法从远端至近端按擦刺激;最后揉按涌泉穴(双)和双侧足三里穴各3分钟。按摩时应有得气感为度,每日1次,每次25～30分钟左右,并持之以恒,坚持按摩,必日见其功。"一年四季不间断,阎王老子奈我何"。

四、头部保健浴足按摩法

头为诸阳之会,与足相距最远,是人的最高"统帅"机关,又是信息处理或控制中心,对人体生命活动至关重要。头部保健,尤其是脑力劳动者,选择足部相关反射区进行按摩、浸浴,对预防和治疗各种神经系统疾病或职业病有较好的疗效,并能改善头部血液循环,增进大脑功能,提高工作效率,使人精力充沛,思维敏捷等。

1. 选区 肾、肾上腺、输尿管、膀胱、大脑(头部)、小脑、脑垂体、额窦、脑干、三叉神经、心、肺、肝、脾、支气管、胸部淋巴结、上身淋巴结、眼、耳、鼻、脊椎各段(足内侧线)。

2. 手法 开始用轻手法按揉前4个反射区各1～3分钟;再用轻、中度手法按压中间11个反射区各3～5分钟;然后用轻手法按揉擦后6个反射区各1～3分钟,每次按摩重点为大脑、肝、肾、脾等反射区,按摩时应有酸胀痛麻得气感,每次浴足、按摩同时进行,共30分钟左右,坚持按摩浴足,对头部有良好的保健作用。或者每次选3～5个反射区行中、重度手法交替按摩,效果也很好。

第四章 足部的保健

五、颈部保健浴足按摩法

颈是头部与躯干连接部,也是头部转动的轴心,颈椎内部有人体重要的生命中枢通道。因此,颈部保健非常重要。颈在足部反射区经持久浴足、按摩有较好的预防和治疗作用,能改善颈部血液循环,增强颈部肌力,促进颈部功能等。

1. 选区 肾、输尿管、膀胱、颈项、颈椎、斜方肌、甲状腺、喉、气管、支气管、肺、食管、扁桃体、胃、十二指肠、肩、肩胛骨、上颌、下颌、额窦。

2. 手法 开始先用轻手法按揉前3个反射区各2~3分钟;再用轻、中度手法按揉压中间12个反射区各3~5分钟;然后用中度捏揉后5个反射区2~3分钟。重点手法应揉捏颈项、颈椎、斜方肌、肩、肩胛骨、甲状腺等反射区,按摩时应有酸胀麻痛得气感,每日1次,每次30分钟左右,浴足、按摩同时进行。

六、胸部保健浴足按摩法

胸部,身体的重要器官都在胸内,对胸部保健非常重要,胸在足部反射区经持久浴足、按摩,对胸部疾病有较好的防治效果,能宽胸理气,宣肺通气,和胃消积,还能安五脏,通百脉,胸襟坦荡,心情舒畅等。

1. 选区 肾、腹腔神经丛、肾上腺、输尿管、膀胱、胸、心、肺、支气管、肝、胆囊、脾、胰、肋骨、横膈膜、颈椎、胸椎、胸部淋巴结、脑垂体、头部、胃、十二指肠、腰椎、上身淋巴结。

2. 手法 开始先用轻手法按揉前5个反射区各2~3分钟;再用轻、中度手法按压揉中间13个反射区各2~5分钟;然后用中度手法按压后6个反射区。重点按揉胸、胸椎、胸部淋巴结、肋骨、心、肺等反射区。浴足同时进行按摩,按摩时要有得气感,每日1次,每次30~40分钟。

七、腹部保健浴足按摩法

腹部也是躯干的重要组成部分之一,腹内有很多重要器官,每个器官有其特殊的作用。因此,腹部保健非常重要。腹部在足部的反射区和经穴,若能持久的浴足按摩,可调整内脏功能,改善脾胃与胃肠的作用,又可补脾胃,健胃肠,消食滞,益中气,通二便。

1. 选区　肾、腹腔神经丛、肾上腺、输尿管、膀胱、脾、胃、胰、十二指肠、小肠、结肠、直肠、肛门、下腹部、上身淋巴结、下身淋巴结、肝、胆、横膈膜、腹股沟、脑垂体、头部。

2. 手法　开始先用轻手法按揉前5个反射区各2~3分钟;用中度手法按压中间11个反射区各2~5分钟;然后用轻手法揉按后6个反射区各2~3分钟。重点按摩肾、脾、胃、肝、胰等反射区,按摩时应有酸、胀、痛、麻得气感,每日1次,每次30~40分钟,浴足、按摩同时进行。坚持按摩,必日见其功。

八、背腰部保健浴足按摩法

"腰为肾之府,肾主骨"。背腰是人类直立的支柱,是躯体重要组成部分之一。因此,对背腰部的保健作用至关重要。背腰部在足的反射区和经穴,若能持久浴足、按摩,可调节内脏功能,壮腰益肾,强筋健骨,滑润关节,还能改善腰背部血液循环,消除腰肌疲劳与痉挛,减少下肢疾病。

1. 选区　肾、输尿管、膀胱、肾上腺、腹腔神经丛、脊椎各段、肋骨、肝、横膈膜、头部、脑垂体、甲状腺、上身淋巴结、下身淋巴结、脾、胃、十二指肠、下腹部、生殖腺(睾丸或卵巢)、前列腺、髋关节、

第四章 足部的保健

坐骨神经。

2. 手法 开始先用轻度手法按揉前5个反射区各2~3分钟;再用轻、中度手法按压揉中间9个反射区各2~5分钟;然后用中度手法揉压后8个反射区各2~3分钟。重点按摩胸椎、腰椎、骶骨、脑垂体、甲状腺、肝、肾等反射区,按摩时应有得气感,每日1次,每次30~40分钟,坚持进行浴足、按摩,对背腰部有良好的预防保健作用。

九、四肢保健浴足按摩法

四肢是指双上肢、双下肢。人类在进化过程中,除了能直立和四肢运动灵巧,并且有各自的特殊功能。上肢在进化后表现灵活,强健有力;下肢在人类活动中主要为全身负重、保持平衡稳健行走等。因此,上肢保健使肩、肘、腕、指关节和肌肉活力增强,少受肌肉、关节疾病之苦;下肢保健能使肌肉发达,关节稳健平衡,保证全身的日常活动,减少平时腰腿痛之苦。

1. 上肢保健

(1)选区:肾、输尿管、膀胱、头部、颈椎、肩胛骨、肩、肘、三叉神经、额窦、肝、脾、胃、十二指肠、甲状腺、上身淋巴结。

(2)手法:开始先用轻手法按揉前3个反射区各2~3分钟;再用中度手法按压揉中间9个反射区各2~5分钟;然后用轻揉手法按后4个反射区各2~3分钟。上肢重点按揉肝、肾、颈椎、肩、肘等反射区,按摩时应有得气感,并与浴足同时进行。

2. 下肢保健

(1)选区:肾、肾上腺、腹腔神经丛、输尿管、膀胱、髋关节、膝、腰椎、坐骨神经、骶骨、尾骨、肝、下身淋巴结、头部、脑垂体、脾、下腹部、腹股沟、前列腺、生殖腺(睾丸、卵巢)。

(2)手法:开始先用轻手法按摩前5个反射区各2~3分钟;再

用中度手法按压揉中间8个反射区各2～5分钟;然后用轻、中度手法按揉后7个反射区各2～3分钟。下肢重点按揉腰椎、骶骨、尾骨、肝、肾、脾、髋关节、膝部反射区,按摩时应有酸胀痛麻得气感为宜,与浴足同时进行,每日1次,每次30～40分钟。坚持浴足、按摩,并持之以恒,定有大益。

十、五官保健浴足按摩法

五官是人类十分重要的器官。通过五官把外界信息发送到大脑,大脑作出正确判断再传递给各器官完成动作的表达。对五官的保健,就是对生活的保障。

1. 眼 中医认为"肝开窍于目"。对眼在足部的反射区进行浸浴、按摩,能增进眼部血液循环,增强眼部肌肉的弹性,改善视神经的营养,预防眼疾,提高视力均有较好的效果。

(1)选区:肾、肾上腺、输尿管、膀胱、眼、肝、胆囊、脾、胃、大脑(头部)、脑垂体、颈椎、鼻、耳、三叉神经、额窦。

(2)手法:先用轻手法按摩前4个反射区各2～3分钟;再用中度手法按压揉中间7个反射区各2～5分钟;然后用轻、中度手法按揉后5个反射区各2～3分钟。眼部重点按揉肾、肝、头部、脾、眼等反射区,按摩以有得气感为度,浴足、按摩同时进行,每日1次,每次30～40分钟。

2. 耳 中医认为"肾开窍于耳"。对耳在足部反射区进行浸浴、按摩能促使耳部血液循环,刺激听神经,调节中枢神经,能使耳聪不聋,增强听力,对耳疾有较好的防治作用。

(1)选区:肾、输尿管、膀胱、肾上腺、大脑(头部)、耳、肝、脾、肺、脑垂体、内耳迷路、三叉神经、颈椎、颈项、眼、鼻、额窦。

(2)手法:先用轻手法按摩前4个反射区各2～3分钟;再用轻、中度手法按压揉中间9个反射区各3～5分钟;然后用轻度手

第四章 足部的保健

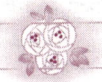

法揉按后4个反射区各2～3分钟。耳部重点按揉大脑（头部）、肾、肝、脾、耳、颈椎等反射区，按摩要有得气感，按摩与浴足同时进行，每日1次，每次30分钟左右。

3. 鼻 中医认为"肺开窍于鼻"。对鼻的足部反射进行浸浴、按摩能改善鼻部的血液循环，增强上呼吸道抗病能力，保持嗅觉灵敏和鼻部健康。

（1）选区：肾、输尿管、膀胱、大脑（头部）、脑垂体、扁桃体、鼻、喉、气管、支气管、肺、食管、肝、脾、额窦、上颌、下颌、眼、耳、颈项。

（2）手法：开始先用轻手法按揉前3个反射区各2～3分钟；然后用轻、中度手法按压揉中间11个反射区各2～5分钟；再用轻手法揉按后6个反射区各2～3分钟。鼻部的按摩重点是头部、脑垂体、鼻、额窦、咽喉、肺等反射区，按摩时应有酸胀痛麻感为宜，浴足、按摩同时进行，每日1次，每次30分钟左右，持之以恒，日久见功效。

4. 牙齿 中医认为"肾主骨，齿为骨之余"。牙齿居口腔，在口腔的足部反射区进行浸浴、按摩能改善口腔内血液循环，增强咀嚼肌的韧性，可使牙齿坚固，颞颌关节强健有力。

（1）选区：肾、肾上腺、输尿管、膀胱、大脑（头部）、颈项、额窦、三叉神经、上颌、下颌、扁桃体、肝、脾、肺、胃、食管、支气管、鼻、喉、气管。

（2）手法：先用轻手法按揉前4个反射区各2～3分钟；再用中度手法揉压按中间7个反射区各2～5分钟；然后用轻度手法揉按后9个反射区各2～3分钟，按摩应有得气感，浴足、按摩同时进行，每日1次，每次30～40分钟。牙齿重点按摩有头部、上颌、下颌、额窦、肾、肾上腺、肺、胃等反射区，同时加叩齿或咀嚼100次，坚持浴足、按摩，日久见功效。

5. 咽喉 中医认为"咽喉位居口中方寸之地，是生命活动中的一个要冲，虽是饮食、气息出入之门户，但也是个多事之区，是病邪入内之关卡"。在咽喉的足部反射区进行浴足、按摩能促进咽喉部的血液循环,增强上呼吸道的抗病能力,增强抗病之门户,保持呼吸、饮食通畅,使声音洪亮,持久进行有很好的防治效果。

(1)选区:肾、输尿管、膀胱、喉、气管、支气管、肺、扁桃体、食管、鼻、胃、十二指肠、颈项、脑垂体、额窦、上颌、下颌、颈椎、三叉神经。

(2)手法:开始先用轻手法按揉前3个反射区各2~3分钟;再用轻、中度手法揉按压中间10个反射区各3~5分钟;然后用轻手法揉按后6个反射区各2~3分钟。重点按揉咽喉、扁桃体、气管、肺、胃、肾、脑垂体等反射区,按摩时应有酸胀痛麻等得气感为宜,浴足、按摩同时进行,每日1次,每次30~40分钟。坚持治疗,日久见功效,对咽喉部的保健有良好作用。

十一、抗衰老浴足按摩保健法

衰老是指人体功能由青壮年之后进入老年前期的征兆,由于几十年的风风雨雨,人的生理、心理都进入衰老阶段。因此,人类在长期的生活实践过程中,探索出各种抗衰老方法,足部治疗就是其中之一。俗话说"树老根先老,人老脚先老",此话不无一定道理。脚是人体远离大脑和心脏的器官之一,也是最辛劳的器官之一,所以对脚(足)的保健,是抗衰老、延年益寿的有效方法。

1. 选区　肾、肾上腺、腹腔神经丛、输尿管、膀胱、大脑(头部)、小脑、脑干、脑垂体、甲状旁腺、心、肝、脾、肺、胃、小肠、前列腺、生殖腺(睾丸、卵巢)、胸部淋巴结、上身淋巴结、下身淋巴结。

2. 手法　先用中度手法按揉前5个反射区各2~3分钟;然后用中、重度手法按压揉中间11个反射区各2~5分钟;再用中度手法揉按后5个反射区各2~3分钟,按摩时应有酸胀痛麻得气

第四章 足部的保健

感,按摩、浴足同时进行,每日1次,每次30分钟左右。同时,要注意心胸开朗,心情舒畅,注意劳逸结合,起居有常,增加营养,适量运动,不可偏废,综合锻炼才有助于抗衰老。

体验足疗魅力

附录　开足疗店应具备的条件

2002年联合国世界卫生组织向全世界人民提出"给生命以时间,给时间以生命"的口号。随着我国社会经济的发展,人们生活有了较大的改善和提高,饮食结构也有了新的变化,人们希望健康养生,减少疾病,延年益寿已经成为生活的重要内容。按照医学全息论的观点,足是全身的缩影,足部分布着全身相应组织器官的反射区,是治疗疾病、强身健体的主要部位之一,足部按摩、浸浴、熏蒸等是用现代医学与传统的中医相结合,采用局部与全身疾病治疗相结合的方法,为人们提供价廉、安全、实用的方法,以达到康复与保健的目的。

开足疗店的宗旨应是对生活能自理的一些中、老年人的慢性疾病及手术、创伤后遗症进行康复、保健,并可休闲健身。

足疗是随着社会发展是将古老传统疗发扬光大。据在一些都市调查和实地考察,开办一个足疗店是就业、是做老板的途径之一,其优点是:①技术难度不高,只要初中以上的文化水平,就能阅读理解本书和其他一些参考书籍的内容,基本技术就能掌握,易学易懂;不吃药,不打针,无任何不良反应,容易让人接受。②开办经费不多。根据市场调研和实地考察,办一个一般的足疗店,经费在2 000元左右,如购买足浴盆、足熏木桶、电动蒸气器、毛巾、部分中药、电源开关、水管、刷子等物品。③所需场地不大。作为一个足疗店,可以在都市内的医院或社区,也可以办家庭足疗按摩等,尤其在社区较容易发展,在社区等于是送医、送药到家,下楼或出门就可以进行足疗,不用排队挂号、不需往来乘车,节省时间,本人不害怕,子女不担心安全,治疗后休息片刻就能回家。在社区内房租便宜,面积可小可大,一般6平方米以上就基本够用。同时还可

附录 开足疗店应具备的条件

以建家庭足疗病房,上门服务。万事开头难,只要做到对待顾客如中老年人,尤其是有病的患者热情、耐心、仔细、体贴关怀,仔细、诚信,就必须了解患者的病情和实际困难;注意了解病情的长短、诊疗、服药情况是否有效,对生活、饮食、睡眠有什么影响,行动有什么困难,如上、下楼梯的感觉,可以作一个简单的记录,这样有利于患者的病情观察,以便修改治疗方案,加快康复的进程,为足疗店作好宣传。

金盾版图书,科学实用,
通俗易懂,物美价廉,欢迎选购

书名	价格	书名	价格
临床烧伤外科学	99.00元	精装)	58.00元
新编诊疗常规(修订版·精装)	88.00元	新编常用药物手册(第三版·平装)	32.00元
乡村医生手册(精装)	39.00元	新编简明药物手册	21.00元
乡村医生手册(平装)	36.50元	常用进口药物手册	21.00元
新编心血管内科诊疗手册(精装)	36.00元	药物治疗处方手册(精装)	35.00元
性病防治图解手册	13.50元	护士手册(精装)	28.00元
新编常用药物手册(第三版·精装)	37.00元	常见病前兆早知道	32.50元
中华名医方剂大全(精装)	59.50元	癌的早期信号防治与逆转	11.00元
		疲劳综合征预防50招	8.00元
临床实用中药辞典(精装)	88.00元	冠心病高血压脑血管病科学用药问答	13.00元
新编实习医师手册(精装)	59.00元	心肌梗死防治470问(修订版)	22.00元
常见眼病诊断图谱(精装)	58.00元	肝炎的诊断及防治	17.00元
临床皮肤病性病彩色图谱(精装)	130.00元	农民小伤小病自我防治手册	8.00元
		高血压防治(修订版)	9.50元
急诊抢救手册(修订版·精装)	27.00元	高血压病早防早治	7.50元
		高血压中西医防治	13.00元
内科急诊救治速查手册	7.00元	高血压病自然疗法	9.00元
消化系统疾病诊断及治疗(精装)	39.00元	高血压病患者饮食调养	4.50元
新编妇产科临床手册(精装)	32.00元	血压异常的危害及其防治	9.50元
临床药物手册(修订版·		冠心病防治320问	

书名	价格	书名	价格
（第二版）	8.50 元	偏瘫患者运动疗法	5.00 元
冠心病早防早治	12.00 元	糖尿病防治 200 问	
中老年冠心病防治	6.00 元	（第二版）	7.00 元
动脉粥样硬化防治	6.50 元	糖尿病早防早治	8.00 元
心绞痛自我防治	6.00 元	糖尿病家庭康复	4.50 元
心脏病患者饮食调养	6.50 元	实用糖尿病防治手册	15.00 元
心律失常防治 150 问	7.00 元	新编糖尿病防治指南	15.00 元
心肌梗死自我防治	5.50 元	糖尿病的胰岛素治疗	6.50 元
风湿性心脏病防治 200 问	6.00 元	糖尿病药膳	12.00 元
中老年人心血管急症的防治	8.50 元	糖尿病饮食调养（修订版·另有 VCD）	12.00 元
老年心血管病防治与康复	6.50 元	糖尿病并发症防治 400 问	10.00 元
心血管病防治用药知识 160 问	7.00 元	糖尿病防治误区 110 问	6.00 元
		糖尿病自然疗法	6.00 元
心脑血管疾病用药知识	9.50 元	糖尿病自我防治	14.50 元
常见心血管疾病家庭康复	5.50 元	糖尿病患者用药知识	10.00 元
常见心脑血管疾病的早期信号与预防	6.00 元	高脂血症防治 100 问（修订版）	4.50 元
老年常见病先兆及预防	28.00 元	高脂血症早防早治	6.50 元
心脑血管病的自我预防与康复	6.50 元	高脂血症中西医防治 153 问	6.50 元
心脑血管疾病饮食调养（另有 VCD）	7.50 元	高脂血症患者饮食调养	5.00 元
		贫血自我防治	8.00 元
脑血管病防治 200 问（第二版）	7.50 元	放化疗病人的调养与护理	11.50 元
脑血管病自我防治	5.50 元	白血病防治 200 问	6.00 元
脑血栓防治 200 问	7.50 元	实用常见肾脏病防治	8.00 元
脑梗死防治 260 问	11.00 元	肾炎防治（修订版）	8.00 元
脑血栓自然疗法	9.00 元	肾脏疾病饮食调养（另有 VCD）	5.50 元
脑瘤诊治 200 问	6.00 元	肝炎预防 50 法	12.50 元
中风防治 200 问	7.00 元	实用肝病中西医防治	15.50 元
中风患者家庭康复	6.50 元		

书名	价格	书名	价格
肝炎防治400问(第二版)	11.50元	咳嗽防治	7.50元
乙型蚂蚁疗法	12.00元	消化系统常见病防治260问	7.00元
乙型肝炎防治	5.50元		
乙型肝炎防治30法	9.50元	胃肠疾病自我防治	9.50元
乙型肝炎病毒携带者必读	5.50元	胃溃疡防治200问	6.50元
实用肝病自然疗法	4.50元	溃疡病自我防治	5.50元
脂肪肝防治	6.50元	慢性胃炎自我防治	5.00元
脂肪肝早防早治	5.50元	慢性胃炎治疗60法	6.00元
肝胆常见病防治240问	5.50元	萎缩性胃炎防治	4.00元
肝癌防治270问	6.00元	十二指肠溃疡防治200问	6.50元
肝病饮食调养150问(另有VCD)	6.00元	腹泻患者饮食调养	5.00元
胆石症防治240问	6.00元	胃肠道疾病饮食调养144问(修订版)	14.00元
人体结石病防治	9.00元		
呼吸系统常见病防治320问	7.50元	胃肠道疾病饮食调养110问(另有VCD)	5.50元
		胃癌防治150问	6.00元
呼吸系统疾病中西医防治	8.00元	胃病用药不良反应及处理	13.00元
结核病用药不良反应及处理	5.00元	急性腹痛诊治	6.00元
		便秘患者饮食调养	5.00元
肺结核防治(修订版)	4.80元	便秘防治170问	6.00元
肺结核自我防治	9.00元	痔的防治120问(修订版)	6.50元
肺癌防治(修订版)	10.00元	常见肛肠病防治250问	7.00元
支气管炎防治150问	6.00元	肛管直肠疾病诊治	12.50元
慢性支气管炎自我防治	5.00元	尿路结石防治150问	5.00元
感冒患者饮食调养	5.50元	中老年夜尿频繁怎么办	10.00元
实用哮喘病防治	4.50元	尿路感染防治120问	3.50元
哮喘饮食调养	6.00元	尿路感染防治	7.50元

以上图书由全国各地新华书店经销。凡向本社邮购图书或音像制品,均可享受9折优惠;购书30元(按打折后实款计算)以上的免收邮挂费,购书不足30元的按邮局资费标准收取3元挂号费,邮寄费由我社承担。邮购地址:北京市丰台区晓月中路29号,邮政编码:100072,联系人:金友,电话:(010)83210681、83210682、83219215、83219217(传真)。